国家卫生健康委员会"十四五"规划教材
全国高等学校教材

供 研 究 生 护 理 学 专 业 用

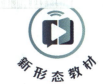

新形态教材

高级护理实践

第 4 版

主　　　编	吴欣娟　李惠玲	
副　主　编	赵丽萍　安力彬　张玉侠	
数字资源主编	吴欣娟	
数字资源副主编	许　勤　李惠玲　安力彬	

人民卫生出版社
·北 京·

图书在版编目（CIP）数据

高级护理实践 / 吴欣娟, 李惠玲主编. -- 4 版.
北京：人民卫生出版社，2025. 5. --（第四轮全国高等学校新形态研究生护理学专业规划教材）. -- ISBN 978
-7-117-37969-4

Ⅰ．R47
中国国家版本馆 CIP 数据核字第 20255CA150 号

| 人卫智网 | www.ipmph.com | 医学教育、学术、考试、健康，购书智慧智能综合服务平台 |
| 人卫官网 | www.pmph.com | 人卫官方资讯发布平台 |

高级护理实践
Gaoji Huli Shijian
第 4 版

主　　编：吴欣娟　李惠玲
出版发行：人民卫生出版社（中继线 010-59780011）
地　　址：北京市朝阳区潘家园南里 19 号
邮　　编：100021
E - mail：pmph @ pmph.com
购书热线：010-59787592　010-59787584　010-65264830
印　　刷：人卫印务（北京）有限公司
经　　销：新华书店
开　　本：850×1168　1/16　印张：15.5　插页：1
字　　数：448 千字
版　　次：2008 年 12 月第 1 版　2025 年 5 月第 4 版
印　　次：2025 年 6 月第 1 次印刷
标准书号：ISBN 978-7-117-37969-4
定　　价：72.00 元

打击盗版举报电话：010-59787491　E-mail：WQ @ pmph.com
质量问题联系电话：010-59787234　E-mail：zhiliang @ pmph.com
数字融合服务电话：4001118166　E-mail：zengzhi @ pmph.com

编 者（以姓氏笔画为序）

王钧正　香港理工大学护理学院

甘秀妮　重庆医科大学附属第二医院

尼春萍　空军军医大学护理系

朱雪娇　杭州师范大学公共卫生与护理学院（兼秘书）

安力彬　大连大学护理学院

许　勤　南京医科大学护理学院

李素云　华中科技大学同济医学院附属协和医院

李惠玲　苏州大学苏州医学院护理学院

吴欣娟　中国医学科学院北京协和医院

张凤英　四川大学华西护理学院

张玉侠　复旦大学附属中山医院

邵　静　北京回龙观医院

赵丽萍　中南大学湘雅二医院

柏亚妹　南京中医药大学护理学院

桂　莉　海军军医大学护理系

郭爱敏　中国医学科学院北京协和医学院护理学院

郭锦丽　山西医科大学护理学院

薄海欣　中国医学科学院北京协和医院（兼秘书）

数字资源编者

第四轮修订说明

全国高等学校研究生护理学专业规划教材自 2008 年第一轮教材出版以来，历经三轮修订，教材品种和形式不断丰富、完善，从第一轮的 1 种教材到第四轮的 13 种教材，完成了全国高等学校研究生护理学专业"十一五""十二五""十三五""十四五"规划教材的建设，形成了扎根中国大地、立足中国实践、总结中国经验、彰显中国特色的全国高等学校护理学研究生国家规划教材体系，充分展现了我国护理学科和护理研究生教育的发展历程，对我国护理学专业研究生教育教学发展与改革及高层次护理人才培养起到了重要引领作用。为满足新时代我国医疗卫生事业发展对高级护理人才的需求，服务"健康中国""数字中国"国家战略需求，人民卫生出版社在教育部、国家卫生健康委员会的领导与支持下，在全国高等学校护理学类专业教材评审委员会的有力指导下，在全国高等学校从事护理学研究生教育教师的积极响应和大力支持下，经过对全国护理学专业研究生教育教学情况与需求进行深入调研和充分论证，全面启动了第四轮全国高等学校新形态研究生护理学专业规划教材的修订工作，并确定了第四轮规划教材编写指导思想：强化思想政治引领，落实立德树人根本任务；满足人民需要，服务国家战略需求；紧扣培养目标，培育高层次创新人才；体现护理学科特色，突显科学性与人文性；注重学科交叉融合，打造高质量新形态教材。

第四轮规划教材的修订始终坚持以习近平新时代中国特色社会主义思想为指导，全面贯彻党的教育方针，全面贯彻落实全国教育大会和全国研究生教育会议精神，以及教育部、国家发展改革委、财政部发布的《关于加快新时代研究生教育改革发展的意见》（教研〔2020〕9 号）的要求。认真贯彻执行《普通高等学校教材管理办法》，加强教材建设与管理，推进教育数字化，以提升研究生教育质量为核心，推动全国高等学校护理教育高质量、高素质、创新型、研究型人才的培养。

第四轮规划教材的编写特点如下：

1. **坚持立德树人　课程思政**　坚持以习近平新时代中国特色社会主义思想为指导，落实立德树人根本任务，深入推进习近平新时代中国特色社会主义思想和党的二十大精神进教材进课堂进头脑。树立课程思政理念，发挥研究生教育在培育高层次护理创新人才中的引领作用。牢记"国之大者"，坚持正确的政治方向和价值导向，严守研究生教育意识形态阵地，强化护理学专业研究生职业素养教育，重点培养研究生知识创新、实践创新能力，助力卓越护理人才培养，推动卫生健康事业高质量发展。

2. **坚持学科特色　专业引领**　立足学科前沿和关键领域，积极吸纳国内外的最新研究成果，科学选取、系统梳理具有护理学科特色的知识体系。在精准把握教材研究性与实践性的基础上，注重科学技术与人文精神的融合，展现护理学科丰富的人文内涵和属性，提升护理学专业研究生的科学素养和综合人文素质，满足人民群众全方位全生命周期的健康服务需求。加强老年护理、重症护理、安宁疗护等专科护理人才培养，为积极应对人口老龄化、全面推进健康中国建设提供坚实人才支撑。

3. 坚持交叉融合　守正创新　依据《教育部关于深入推进学术学位与专业学位研究生教育分类发展的意见》《研究生教育学科专业目录（2022年）》，坚持学术学位与专业学位研究生教育两种类型同等地位，紧扣两类人才培养目标，分类加强教材建设。调整优化教材结构与布局，紧盯护理学专业研究生教育多学科交叉融合发展的趋势，新增《老年护理理论与实践》《实验护理学》两本教材，适应护理学科发展趋势及新时代人才培养需求，更好地服务高层次护理创新人才高质量培养。

4. 坚持技术驱动　数智赋能　在教育数字化和数智出版深度推进的背景下，积极构筑新形态护理学专业研究生教材高质量发展的新基石。本套教材同步建设了与纸质教材配套的数字资源。数字资源在延续第三轮教材的教学课件、文本、案例、思考题等内容的基础上，拓展和丰富了资源类型，以满足广大院校师生的教育数字化需求，服务院校教学。读者阅读纸书时可以扫描二维码，获取数字资源。

本套教材通过内容创新、形态升级与质量保障，将为培养具有国际视野、科研能力和人文素养的高层次护理人才提供坚实支撑。也希望全国广大院校在教材使用过程中能够多提宝贵意见，反馈使用信息，以逐步完善和优化教材内容，提高教材质量。

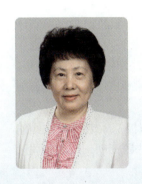

吴欣娟，主任护师、教授、博士研究生导师，国务院政府特殊津贴专家，美国护理科学院院士，北京协和医院护理委员会主任委员，北京协和医学院护理学院副院长，中华护理学会理事长，中国研究型医院学会护理分会会长，北京护理学会副会长，中华全国妇女联合会第十一届、第十二届、第十三届执行委员会委员，教育部高等学校护理学类专业教学指导委员会副主任委员，国家卫生健康委护理标准委员会副主任委员，国家护理专业质控中心专家委员会副主任委员，《中华护理杂志》主编，《护理研究》总编辑，《中华现代护理杂志》副总编辑等，荣获第四十三届南丁格尔奖、泰国西娜卡琳达王太后护理奖、首届全国创新争先奖、十佳全国优秀科技工作者提名奖、全国优秀科技工作者等荣誉。

主编专业书籍 70 余部，以第一作者或通信作者发表中文核心及 SCI 期刊论文 240 余篇，主持"国家公益性行业科研专项"等科研课题 20 余项。

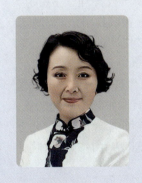

李惠玲，教授、主任护师、博士研究生导师，苏州大学苏州医学院护理学院院长。国家二级心理咨询师、三级健康管理师，教育部高等学校护理学类专业教学指导委员会委员，中华护理学会高等护理教育专业委员会副主任委员，江苏省护理学会护理教育专业委员会副主任委员，苏州市护理学会护理教育专业委员会主任委员，中国生命关怀协会常务理事、人文护理专业委员会主任委员、理论学组组长，中国老年学和老年医学学会护理和照护分会副主任委员、讲师团团长，健康中国研究中心"护理实践操作技能水平评价项目"专家委员会常务委员。

主要研究方向为老年护理与安宁疗护、护理管理与教育。主持国家自然科学基金 2 项，国家社会科学基金重大项目子课题 1 项，获得省部级奖项多项。在权威核心期刊发表论文百余篇，主编教材 20 余部。现任《中华护理教育》杂志、《中国实用护理杂志》副主编，《军事护理》杂志、《中国护理管理》杂志、《护理研究》杂志、《护理学杂志》等编委。

副主编简介

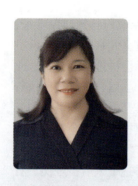

赵丽萍，博士、主任护师、博士研究生导师，中南大学湘雅二医院临床护理学教研室主任，湖南省卫生健康高层次人才（学科带头人）。湖南省老年医学学会副会长、照护专业委员会主任委员，湖南省科普作家协会常务理事、科普宣传专业委员会主任委员，人民卫生出版社医药学标准出版与文化创新智库专家，《高级护理实践》（第 3 版）副主编。

主要研究方向为老年外科护理实践及临床研究。积极探索老年人跌倒的预防策略和管理方案，近 5 年在相关领域获得 7 项省级课题资助，发表相关论文近 50 篇，主编相关书籍 5 部。

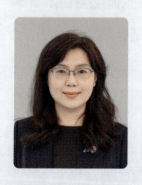

安力彬，博士、大连大学护理学院二级教授、博士研究生导师。国家"高层次特殊人才支持计划"（国家"万人计划"）教学名师，国务院政府特殊津贴专家，吉林省教学名师和辽宁省教学名师。1986 年毕业于原白求恩医科大学医疗专业，曾经担任吉林大学护理学院和大连大学护理学院院长。现兼任教育部高等学校护理学类专业教学指导委员会副主任委员、中国妇幼保健协会助产士分会副主任委员等。

主要研究方向为护理教育和妇产科护理。主编《妇产科护理学》《助产学》等教材，主持国家社科基金项目和省级科研项目等，曾获首届全国优秀教材二等奖和国家级一流本科课程、省级教学成果奖及省科技进步奖等。

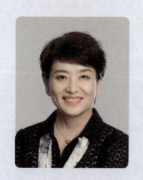

张玉侠，博士、博士研究生导师、复旦大学教授、主任护师、美国护理科学学院院士、复旦大学附属中山医院护理部主任、复旦大学护理学院副院长。现任中华护理学会项目管理委员会副主任委员、中国研究型医院学会护理分会副会长、中国医药教育协会理事及护理分委会副主任委员以及中国现代医院管理智库护理分委会委员等。

主要研究方向为护理管理、重症护理、健康信息学。近 5 年承担中华人民共和国科学技术部子项目、上海市科学技术委员会和上海市哲学社会科学规划项目、上海市公共卫生重点学科建设三年行动计划等多个项目，发表学术论文 150 余篇，其中 SCI 论文 30 余篇，牵头发布《护理高质量发展专家共识》《住院患者护理服务体验评价规范》《儿童静脉输液治疗临床实践循证指南》等多篇共识、指南和标准，主编《儿科护理学》《实用新生儿护理学》以及《实用临床护理规范系列》等多部著作。

前　言

面向高科技的发展和日益增长的健康服务需求，医疗服务提供者需要不断改革创新，才能主动适应《"健康中国 2030"规划纲要》提出的大健康目标。围绕生命全周期、健康全过程的护理服务需求，高级护理实践的范围在不断拓展，内涵也在不断深化，护理领域专业化发展也日益加速。高级实践护士是高级护理实践的执行者，对护理专业发展起到了积极的推动作用。

为培养"厚理论、硬技术、善关怀、强胜任"的高级实践护士，基于《高级护理实践》（第 3 版）教材的理论基础，结合国内外关于高级护理实践和高级实践护士的经典理论，在深入探索中国特色的护理理论和实践之后编写了《高级护理实践》（第 4 版）。本书共分九章，分别介绍了高级护理实践的概念、发展历史、内涵和价值以及我国专科护士发展的情况，同时阐释了高级护理实践的相关理论及高级实践护士的培养、管理与评价，高级护理实践研究，个体化高级护理实践、群体化高级护理实践的工作方法，还有基于全生命周期静脉治疗、伤口造口失禁、重症监护、血液净化和肿瘤等领域的典型高级护理实践案例，从而形象直观地介绍了我国高级护理实践专科护士的培养过程及实践成果。

本书自启动编写工作后，团队按照新形态研究生教材的相关规范，对样章进行了反复研讨与打磨；分配编写任务时，充分考虑专家们的研究方向，每位编者均结合自己的研究成果及实践经验，查阅大量文献，旁征博引，力求为读者提供更前沿、更有价值的学习资源。这本研究生教材适合以下三类读者：一是护理学硕士专业学位的研究生及指导老师；二是追求不断进步的专科护士及有志于高级护理实践的同道；三是计划开拓高级护理实践的医院或社区领导及护士。为满足读者的需求，在内容设计上，我们力求做到理论与实践相结合，既有深入的理论阐述，也有具体的实际案例。希望读者通过阅读本书，既能够掌握专业的知识和技能，还能够理解这些知识和技能在实际工作中的应用。此外，我们还特别注重培养读者的创新能力和批判性思维能力。在每章的章末，我们还设置了一些思考题，希望读者通过思考，学会运用所学知识解决实际问题，形成自己的见解。

感谢所有参与编写本书的专家们，是你们的严谨求实、辛勤工作和无私奉献，使得本教材能够如期交稿。感谢所有的读者，是你们的支持和鼓励，给予了我们持续前进的动力。期待这本书能够成为你们学习和工作的好帮手，也希望它能为推动护理事业的发展作出贡献。诚然，由于编者能力及时间所限，本书难免有不当之处，敬请广大读者提出宝贵建议，以臻完善。

最后，感谢上版教材主编黄金月、夏海鸥教授领衔的编写团队奠定的教材基础，感谢秘书团队披星戴月的辛勤付出和严格把关。文不厌改，精益求精，愿此教材在不断地改版和建设中能够经得起历史的锤炼和检验。

吴欣娟　李惠玲
2025 年 1 月

主编说教材

目　录

第一章

绪论

面对高科技的发展和日益增长的健康服务需求，医疗服务提供者需要不断改革创新，才能主动适应《"健康中国 2030"规划纲要》提出的实施需求。围绕生命全周期、健康全过程的服务需求，高级护理实践的范围在不断拓展，内涵也在不断深化，护理领域专业化发展也越来越快。高级实践护士（advanced practice nurse，APN）是高级护理实践的执行者，对护理专业发展起到了积极的推动作用。虽然不同国家的高级实践护士服务角色及形态有所不同，但其护理目标和价值是一致的，厚理论、硬技术、善关怀、强胜任的高级实践护士广受护理对象及医务人员欢迎和接受。

第一节 概 述

高级护理实践是引领临床、社区、居家护理和照护的实践模式，也是护理专业发展的必然路径。在健康中国建设和突发公共卫生事件救护中，高级实践护士承载着主力军和突击队的作用。

一、高级护理实践

（一）高级护理实践的概念

高级护理实践（advanced nursing practice）是指高级实践护士的临床护理实践、研究、管理及教学等活动。高级护理实践活动是建立在优质的基础护理之上，为服务对象提供生理、心理、社会、精神和文化的全面照顾，以提高个人、家庭、社区的整体健康水平。高级护理实践的特点表现为高级实践护士具有专家型的高级实践模式，能独立自主地处理相关领域的复杂问题，体现在临床护理实践、教育、管理和科研的结合与贯通。

（二）高级护理实践的内涵

高级护理实践与基础护理一脉相承，高级护理实践源于基础护理并不断进步发展。这里所指的基础护理不局限于护理操作，如测量生命体征、打针发药等，而是泛指所有普通注册护士都应拥有的专业信念和能力，即除操作外，还有执行医嘱、按照护理程序评估护理对象的护理问题并解决问题的能力，包括护理道德与法律、伦理意识、健康评估与沟通技巧、临床思维与决策能力等。

1. **高级实践护士是专家型高级护理领袖** 作为高级护理实践的执行者，高级实践护士相对于普通护士而言，其理论及临床知识需求更加广博，护理经验更加丰富，处理疑难复杂护理问题的能力更加精准、果断。我国人口老龄化带来的健康管理需求快速增长，赋予了高级实践护士更多的职业内涵和外延，也更加需要高级实践护士具有心怀天下、雪中送炭、铁肩担道义的君子儒情怀，能将理论、实践和经验融会贯通，在决策方面独具慧眼，敏锐洞察，拥有个人独立思考和系统理论知识，独立解决护理领域以及本专科的疑难复杂问题，成为临床、社区以及居家护理工作中厚理论、硬技术、善关怀、强胜任的专家型高级护理领袖。

2. **发展为高级实践护士的五个层次** 护理专业、学科及专科的发展历程中，需要不断接受时间和经验的积累。Patricia Benner（1984 年）描述由一名新护士发展成为护理专家的历程有五个层次（图 1-1）：①第一层次是专业初起步者（novice，初级新手），基本上只懂得按常规去完

笔记栏

1

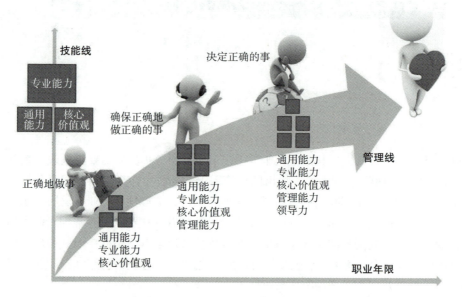

图 1-1　Benner 的职业发展进阶图

成工序。②第二层次是资深起步者（advanced beginner，高级新手），开始在常规实践中认知一些不同情境的变化。③第三层次是专业实践者，一般已积累经验，能够在有关专科实践中达到有能力（competent，能手）的阶段，可以处理临床日常情境。④一名护士真正进入专家型，至少要到第四层次，即熟练的专业实践者（proficient，专科护士），此层次的护士对患者的整体处境有所把握，具有一定的临床批判能力，能够把各种常规放于某一特定处境中考虑。⑤最高层次是专家型的实践者（expert，专家），已超越用常规去分析服务对象的整体处境，有很强的直觉感，能够把握整体情境，对于不熟悉或新的情况，护理专家会用很细致和高技巧的分析，作出精准的临床护理决策。

目前普通护士在相关专科领域不断学习并通过专科强化训练而有能力在该专科独立进行日常工作的，一般可达到第三或第四层次；也有少数优秀卓越的专科护士或管理者、教育者，经过自身不断努力、勤奋刻苦在本职岗位以及相关教学科研中作出卓越奉献的，最终成为引领护理专科或学科领域的专家，如我国历届南丁格尔奖章获得者大部分都是专家型护理实践者、管理者和教育者。

（三）高级护理实践的价值

高级护理实践的价值来自为人类健康提供最佳护理服务的成果及对护理学科自身价值的肯定。高级护理实践的首要特点在于高级实践护士实践的水平、广度和深度均高于一般注册护士，他们可以对专科或交叉领域的知识作出评判性认识，有责任、有能力在复杂临床环境中发展或变革护理实践。

1. 维持患者的最佳健康状态　高级实践护士护理的患者主要分为两大类：一类是正接受治疗的患者，他们的身体、心理、社会和精神往往同时面临诊断、治疗带来的诸多反应，如癌症患者在接受肿瘤摘除手术后，可能还需要化疗、放疗等后续治疗，治疗过程漫长且复杂；另一类患者是治疗后病情已稳定，但需要严格跟随服药和健康生活模式的指导，如糖尿病、高血压患者等。高级实践护士对维持两类患者的最佳健康状态均可发挥积极作用，因为他们拥有相关的专科知识、技能和团队支持，可让患者接受身心整体高水平护理与照护。来自不同国家的研究已证实，高级实践护士对协助病患控制症状、预防并发症和提升生活质量均有显著的积极作用和及时解决复杂问题的高水平护理实践。

2. 促进护理学科的纵深发展　国务院学位委员会于 2011 年将护理学列为一级学科，这意味着护理要改变多年来依附临床医学的关系，发展护理学科自身内涵。我国一级护理学科博士点、学术型硕士学位点的申报和建设都有了良性而快速的发展，到2023年，护理二级学科方向逐步成熟。截至2024年护理硕士专业学位点已快速增加到135个，很多院校抓住这个机遇，积极申报专业学位硕士点，拟订贴合高级护理实践的研究生课程，培养高级护理人才。高级实践护士的临床培养环节正好契合这个方向，让临床实践与教育互动衔接，从而促进护理专科的高级研究与实践，进一步丰富和完善护理学科建设。

3. 提升护理团队的整体水平　高级实践护士作为护理专科实践的带头人，除了为复杂个案提供直接护理服务外，还肩负着一定的教育、管理和研究重任。他们具有建设强专科团队、培植该实践领域护士、继续深入研究带领团队苗壮成长等重任在肩的使命感和责任感。高级实践护士在专科课程设计、教学以及督导方面积极参与，建设专科教育和评审标准，督导专科培训的护士具备所需的才能，同时不断更新知识与技能，持续提升护理团队的水平。

4. 助力健康系统的整合建设　高级实践护士要成为整个医疗团队的重要一员，首先要有明确的服务理念和导向，借助具有专科优势的团队，助力健康生态系统的发展。树立救死扶伤的服务理念，在院内与医疗、药剂、检验、后勤、信息团队有效沟通，让其他医疗团队成员认识到高级实践护士在专科团队内所发挥的独特作用。例如，创伤高级护理实践的过程起始于搜集资料、检伤分类，通过检查创伤群体的年龄、性别、受伤地点等去审视在该阶段是否需要护理干预，在计划创伤患者的整个护理流程时，由入院急危重症期间的护理延伸至住院围手术期及术后快速康复、出院延续护理等全过程，其间需要和多学科团队、多部门协作沟通，争分夺秒抢在黄金时段内协助医生作出准确的临床决策，进行必要的手术与相关治疗；病情稳定后，制订转介康复和居家疗养的方案。整个流程体现了创伤高级实践护士的能力，包括对个人、群体及家庭实施身体、心理、社会、精神和文化方面的整体照护。高级实践护士通过协调多专业团队的参与，确保护理流程顺畅并达到既定的服务标准，并定期评估干预的成效。

5. 促进社会经济效益双赢　在医疗成本不断上涨的今天，很多国家和地区都通过医疗服务的重新设计，减少医疗开支，特别是降低再住院率和减少住院天数方面。研究已证明，高级实践护士可以通过护士门诊的服务或出院后随访，成功地减少住院天数和再住院率，一定程度上降低了医疗成本和患者、家人及单位的经济负担。欧洲一项研究在1 222位患者中应用由高级实践护士主导的护理，根据住院率的降低估计，每年为医院节省医疗成本1 927 648欧元，由高级实践护士护理的患者生活质量得到显著提高，从而以经济效益带动了社会效益的双赢。

6. 增加患者和护士的综合满意度　人们在患病时感觉很无助，特别是当病情复杂危重时，更加需要高级实践护士给予专业而人文的护理与照护。高级实践护士工作的特色是专病专护，凭借整体照护的基本护理信念，在患者有健康问题期间，提供全方位和全程的照护，提升其满意度。同时，由于护患关系是互动的，护士在提供照护中自我实现的需要得到满足，工作满意度得以提升。护理是一个生命影响另一个生命的工作，高级实践护士能够帮助患者重获健康，自身也会感到欣慰和快乐，护士工作的综合满意度已成为重要的服务质量评价指标之一。

二、高级实践护士

（一）高级实践护士的定义

1. 国际护士会对高级实践护士的定义　国际护士会（International Council for Nurses，ICN）将高级实践护士定义为拥有深厚的专业知识、复杂问题的决策能力及扩展临床实践的才能的注册护士，其特点取决于授予其执业资格的国家和/或地区。ICN同时推荐高级实践护士的准入条件应包括具有硕士研究生及以上学历（学位）。随着护理人员角色、职能的变化和对高水平人才的迫切需求，高级实践护士的发展逐渐成为护理学界关注的焦点。

2. 美国护士协会对高级实践护士的定义　美国护士协会（American Nurses Association，ANA）

笔记栏

对高级实践护士的定义较为详细，认为高级实践护士应具有研究生学历，能够为服务对象进行全面健康评估，其护理实践高度自主，拥有专家型知识及技巧，能诊断和处理个人、家庭及社区对现存或潜在健康问题的复杂反应，能针对急性或慢性健康问题作出临床决策，促进健康；高级实践护士在临床实践中能以其教育、科研、管理、领导和咨询的能力，与其他医务人员包括护理同行、医生、其他医疗专业人士等建立团队共事关系。

3. 中国对高级实践护士的定义　我国目前对高级实践护士尚未明确界定，但一致的认知是，高级实践护士首先要源于实践，不脱离临床，不是其他类型医务人员的替身，其实践范围是基于护士的专业定义、在护理实践范围内进行延伸及扩展，目的是通过"厚理论、硬技术、善关怀、强胜任"的学习和实践过程，掌握科学的实践方法，能够通过较为科学精准的健康评估及时发现患者现存或潜在的问题，提供最佳的护理干预措施，去分析和解决问题，最终增进人类的健康。很多积极投身于临床护理工作的护士，通过不断学习，成长为高级实践护士。他们掌握了高级健康评估、高级病理生理、高级药理学、高级护理实践以及循证护理研究等科学的理论和实践研究方法，对当前的护理实践作出反思，提出很多新构想，努力改善护理服务和品质，从而在团队中建立了较高的影响力和领导力，能够站在理论的高度，看得更深、走得更远。

 知识链接

高级护理实践的典范：章金媛——2023年国际成就奖获得者

2000年，71岁的章金媛老师组织17名退休护士自发成立"江西省红十字志愿护理服务中心"，2007年又倡议成立中国南丁格尔志愿护理服务中心，同年成立南昌市红十字南丁格尔志愿服务队爱心工作室，章金媛老师的这一模式逐步发展成全国推广的模式，她被广大群众称为"当代中国的南丁格尔"。

章金媛老师有30多项临床发明，输液、尿湿报警器，移动背负输液架等均出自她的想法，她的巡回护理制等理论还被选入教科书，"S"形铺床法更成为医学院护士入门学习的第一课。章金媛老师还撰写了护理论文100余篇，研究与改革课题37项，在全国29个省市自治区讲学1 000余场。

她在护理工作中不断发明创新，运用运筹学、人体平衡学、美学等原理创新研究出了节力铺床法、内折叠拆铺床法，至今仍在临床沿用。她还用统计学得出结论：使用内折叠拆铺床法，扬起的灰尘比使用普通方法减少了55.2%。输液患者上卫生间"方便"是一件很不方便的事情，需要陪护高高地举着输液瓶，否则就会有血液回流的危险，有时陪护还会碰上"男女有别"的尴尬。虽说这种事大家早已熟视无睹，但章金媛老师指导护士们成功设计出了"移动背负输液架"，解决了患者的一个大问题。章金媛老师在退休以后，还指导年轻护士成功地设计出了"三位一体开瓶器"，既省时间，又便于安全操作。

章金媛老师从事临床护理工作40余年，退休后还组织起近两万名志愿者的志愿护理服务队伍，活跃在志愿服务一线。2003年，她获得第39届国际南丁格尔奖章。2023年4月，获全球护理界"国际成就奖"，这是中国人第一次获得此项殊荣。

章金媛老师的高级护理实践历程诠释了高级实践护士对护理事业的忠诚担当以及在实践过程中的科学的创新、变革思维，以患者和百姓需求为中心的管理、教育理念，以及终身学习、不断创造护理价值和雪中送炭的职业精神，这也正是一名卓越护理专家具有的精湛技术、温度和情怀。

（二）高级实践护士的工作角色与范围

高级实践护士的工作范围涉及很多方面。以服务地点分类，有医院、门诊、家庭和社区四个方面；以服务对象分类，包括个人、群体和系统。在不同的工作范围内，高级实践护士担当着不同的角色。

1. 高级护理实践的提供者　为患者提供直接的护理服务是高级实践护士的首要任务，可以说没有对患者的服务就没有高级实践护士存在的价值。由于高级实践护士特有的经验及专科才能，其精力和时间会更多贡献给比较复杂的个案。如一位伤口造口领域的高级实践护士，其日常工作不应该仅仅局限于常规伤口换药，而是应该处理更复杂、疑难的伤口，及时和医生一起作出准确的临床护理决策，包括决定选用什么敷料、采用何种先进清创技术、如何缓解患者在换药过程中的疼痛和不适、给予温而有效的安慰与沟通，还要兼顾其经济承受能力，决定换药的选材以及间隔时间，指导患者自我照护等，这些实践过程将综合体现高级实践护士为患者提供生理、心理、社会文化护理的整体素养。

2. 护士和其他医疗团队的临床顾问　高级实践护士为了使患者得到最佳的医疗护理，可根据患者及医疗团队服务需求接受临床会诊单，以方便咨询者做临床转介时使用。启动顾问过程，一般应具备两个先决条件：首先，要有一个需要获取专家意见的临床情境，这个情境涉及改善患者健康状况、改良服务程序、增强一线护理工作者的知识和临床能力；其次，要有咨询者看重专家意见，启动顾问过程。顾问的方式可直接对患者进行评估，然后就评估情况提出专家意见，或者只向所照顾患者的医护人员（即咨询者）提出专家的观点。无论哪一种方式，咨询者都有权决定是否接受顾问的专家意见。因此，高级实践护士的顾问能力取决于他们的专业公信力和解决临床问题的实战能力。

3. 所属专科范畴的领导者　高级实践护士在其所属专科领域，带领护理团体提供最佳的护理服务。作为领导者，高级实践护士首先应以自己的才能及德行服众，如果同时有正式的领导或管理工作职位，则应按照计划、组织、执行、评价的管理原则进行科学管理。对于具有高级护理实践能力的领导者而言，除了有过硬的技术本领和良好的沟通能力，更需要有广阔的视野，既能把当前的事务做好，也能带动整个团队往更高处攀登。高级实践护士的领导力还表现在个人层面是否能激励团队内的成员释放能量，最大限度发挥潜力；在系统层面，能够带领团队成员制订达到成功的目标和规范，组织创新研究相关专科领域的指南和规范，凸显所属专科护理对人类健康的贡献。

4. 护理变革和创新的推动者　变革和创新是高级实践护士职业进阶和团队成长的原动力。高级实践护士需要不断审视护理现状的问题，打破惯性思维，在保障临床护理安全的前提下，超越常规，从而找到护理创新的领域和空间，解决护理难题，提高护理成效和效益，提高护理在医疗健康系统内的贡献度。高级实践护士的创新护理更多体现在院前院后的预警和康复延续照护的研究上。有些患者通过治疗病情已稳定，但后续仍然需要维持良好的生活习惯、正确用药以及定期查看症状的控制和并发症的预防等。高级实践护士可以通过互联网＋等一系列创新举措，指导社区护士或家庭非正式照护者在这些方面发挥更大的作用。

5. 循证护理的实践者　高级实践护士是循证护理的研究者和证据应用的执行推广者。循证是为临床实践提供最佳的证据，而最佳的证据始于懂得提出关键的问题并清晰发问。一个临床问题包括 PICOT 五个英文字母，其中 P 指 population，即患者或群体，如糖尿病患者、老人等；I 指 intervention，即实践某一整体干预或部分干预，亦可针对某些服务项目、产品等；C 指 comparison，即与项目或干预的比较，如常规护理、安慰剂等；O 指 outcome，即干预后预计达到的效果或希望得到的成效，如减少疼痛量表的得分、减轻照顾者负担程度等；T 指 time，即时间段，如干预项目为期 4 周，4 周后的效果怎样，再过 12 周效果又如何等。高级实践护士可以带领团队根据这些问题寻找答案，并提供依据说明现存问题及推出最佳证据进行护理的积极意义和成效。

6. 健康与疾病护理的教育者　高级实践护士教育的对象有患者及其家人、护士和其他医疗

笔记栏

队伍的人，其开展的教育具有专科性、策略性和效益性。在临床上有时会误认为高级实践护士出现后，所有相关的专科患者教育都可以转给高级实践护士。如病房有一名刚确诊为糖尿病的患者，病房护士如果立刻转介这位患者给糖尿病高级实践护士，让高级实践护士提供患者教育，这就缺失了高级实践护士作为教育者的独特作用。因为患者教育是任何一位护士都应履行的专业职责，而高级实践护士所担当的教育职能应该专注于较为复杂的情况，发挥其处理疑难个案的专长。普通护士如果不执行常规的专科的患者教育，很容易出现技术下降甚至失却（deskill）的情况。高级实践护士的教育具有策略性和效益性，需要根据教育对象的具体情况来设计教育内容、教学方法以及评估教育成效。如一名慢性病患者在学习处理自己的健康问题时，不但要学习知识、技能，还要掌握疾病与生活的配合，让疾病成为整体生活的一部分。这种与病共存模式的慢性病管理教育，既要求高级实践护士拥有临床专科技术，更需要有人际关系艺术和特别的教导才能，如能运用动机访谈（motivational interview）、赋权（empowerment）、同伴支持（peer support）等指导技巧，为更有效地传递所积累的经验和专长提供指导和示范。

（三）高级实践护士的核心能力

高级实践护士的核心能力包含其胜任高级护理实践工作所必须具备的知识、技能和态度。近年来，全球多个国家或地区建立了适宜当地医疗与文化环境的高级实践护士核心能力框架，但其适用性因国家或地区而异。

1. ICN 公布的高级实践护士核心能力 目前，ICN 正在推动对高级实践护士的定义、核心能力和实践标准建立国际共识，以期增强角色清晰度，为全球高级实践护士发展提供规范指引。ICN 公布的高级实践护士核心能力构架，包括临床照护、领导与管理、教育、专业发展、法律与伦理、质量提高 6 个方面。

2. ANA 公布的高级实践护士核心能力 ANA 公布的高级实践护士核心能力构架，涵盖了直接提供临床护理服务、领导与决策、带教与健康指导、科研 4 个方面。

3. 中国公布的高级实践护士核心能力 国内学者立足我国高级实践护士岗位需求，分析其核心能力要素，形成了包含照护、咨询、协调、领导、教学、研究六大维度的高级实践护士核心能力框架。除了提供专科护理和承接多学科合作的任务外，在人口老龄化的社会背景下，高级实践护士在老年疾病管理方面显现出极大的优势，包括日常药物、运动、饮食等管理、降低并发症和住院率等。

（四）高级实践护士的认证与监管

国外对高级实践护士的认证已有较为完善的体系。以美国为例，由于各州对高级实践护士资质认定的要求和法律不同，因此诞生了许多认证机构。由最初的 ANA 负责认证，转变为其下属单位美国护士认证中心负责进行大方向的认证，并且 ANA 允许各专科协会的认证委员会对各自领域内的高级实践护士进行认证。在监管方面，护理委员会主要负责对高级实践护士在实践活动上是否超出实践范畴、是否出现欺诈或道德败坏行为、是否持证上岗、是否滥用药物等方面进行监查。

第二节 高级护理实践的发展

随着医学诊疗水平的不断提升、医学分科的细化及护理专业的快速发展，高级实践护士在世界各地均受到医疗界的高度重视，有关专科的高级护理实践发展广泛且快速。究其原因，有来自专业内部及外部的诱因在促进高级实践护士的需求，但也存在一些阻碍高级护理实践发展的因素。

一、高级护理实践的起源与发展

很多国家和地区都在发展高级实践护士，虽然在发展的起点、进度以及促进发展的优势和困

笔记栏

难方面存在不同，但其中有很多共同的发展因素。将高级实践护士引进医疗系统，主要目标和推动力在于提高人类健康整体护理与照护水平。

高级实践护士在欧美国家起步较早，大致可分为4类，高级助产护士（certified nurse midwives，CNMs）、高级麻醉护士（registered nurse anesthetists，RNAs）、临床护理专家（clinical nurse specialist，CNS）和开业护士（nurse practitioner，NP）。CNMs的实践范围主要在产科，负责接生、围产期护理等方面的工作；RNAs主要负责协助麻醉医生工作，在麻醉期间照护患者，转交麻醉后的患者等工作；CNS主要是为特定疾病人群，如糖尿病、肿瘤患者提供医疗服务；NP则可以为全科患者提供服务，也可以专注于某一特定领域。

CNMs是在助产士的基础上发展而来的，20世纪70年代后CNMs得到了有效的发展；RNAs起源于19世纪，由于当时缺乏合适的麻醉师，促使护士担当起这一角色，但直到1956年，才对经过培训获得了证书的护士麻醉师采用RNAs这一称号。1956年，Hildegard Peplau建立的学校中诞生了第一个专注于临床实践的护理硕士学位课程的毕业生，这被许多人认为是CNS的起源。NP源于1965年，起初是通过对护理人员进行短期的培训，让他们负责一部分儿科医生的工作，以解决当时的卫生资源问题。2008年，ICN首次提出了高级实践护士的定义，同时高级实践注册护士联合对话小组制作了高级实践注册护士共识模型，包括高级实践护士的许可、认证、教育等方面的内容。

由于各个国家及地区的高级实践护士起源背景、发展水平及实践方式不同，其具体的角色类型也有所不同。目前，美国的高级实践护士由上述4种角色共同组成，其中NP最为普遍，其次是CNS；加拿大有CNS和NP两个公认的高级实践护士角色；英国68%的高级实践护士为CNS。在我国，大陆地区的高级实践护士处于探索阶段，尚未明确区分各类角色。

目前，我国高级实践护士以专科护士培养为主。我国专科护士的培养、考核主要由中华护理学会及各省市护理学会负责，也有部分省市由省市卫生健康委授权，各省市护理学会进行培养。在专科护士处方权问题上，目前个别省市正在进行试点。中华护理学会2023年启动专科护士再培训工作，并初步界定专科护士再培训周期为5年，2024年开始试点高级实践护士培养工作。

二、高级护理实践发展的促进因素

（一）国家及地方政策的有力支持

1. 国家政策的支持　只有在政策的引导和保障下，护理服务才能更好地满足人民群众的需求，推动医疗卫生事业的持续发展。在我国，政府及有关部门通过制定和实施一系列政策法规，为高级护理实践发展创造了良好的环境。自2005年以来，中国护理事业发展规划便一直把发展专科护理当作护理事业发展的重要工作任务并作出了明确规定。《全国护理事业发展规划（2021—2025年）》提出，要结合群众护理需求和护理学科发展，有针对性地开展老年护理、儿科护理、重症监护（intensive care unit，ICU）、传染病护理、急诊急救、康复护理、中医护理等紧缺护理专业护士的培训。2018年国家卫生健康委员会等11个部门联合印发的《关于促进护理服务业改革与发展的指导意见》提出，要创新护理服务模式，持续开展优质护理服务，逐步推进延续性护理服务，大力发展社区和居家护理服务。2020年国家卫生健康委办公厅发布《关于进一步加强医疗机构护理工作的通知》，要求医疗机构根据功能定位和任务要求，结合医学技术发展和患者护理需求，加强护士专科护理能力建设。这些政策的出台，不仅为高级护理实践的发展提供了必要的资源和保障，同时也为护理行业的转型升级注入了新的动力。

2. 地方政策的支持　我国一些地区积极探索符合当地实际情况的高级护理实践发展路径，不仅有利于推动地区护理事业的快速发展，也为全国范围内的高级护理实践提供了有益的借鉴和参考。香港特别行政区是我国高级护理实践发展的模范地区，香港医院管理局自1993年开始设立临床专科护士一职，2000年成立了由护士主导的护理专科门诊，2003年确定高级实践护士职位，

2021 年 1 月推出专科护士自愿认可计划，为建立高级实践护士法定注册制度奠定了基础。内地已有广东省等发布有关通知，进行牵头组织专科护士认证委员会、组织系统化专科护士培训、在规定的目录范围内赋予专科护士处方权等活动。这些地方政策充分体现了地方政府在护理事业发展中的积极作用，为高级护理实践的本土化发展提供了强有力的政策支持。

（二）社会及患者的需求增长

1. 医疗服务需求的增长 医疗服务需求特别是针对特定疾病和人群需求的日益增长，直接促进了高级护理实践的发展。研究显示，出院后患者在社区有稳定病情、强化健康行为的需要，如果病情转变则需要转诊回医院或接受进一步的医疗服务。高级实践护士在协助康复期的患者维持健康、降低医疗支出方面有很大的贡献，可以作为个案管理者为患者出院后的延续照护做准备，以减少住院天数和降低再住院率。以老年护理为例，随着老龄化社会的到来，对老年护理的需求也呈现出爆炸性增长。为此，高级护理实践不断探索和创新，在临床护理照护外大力发展延续护理，如发展家庭访视服务、开展长期照护和健康教育等服务，使老年人在家中也能享受到专业的护理服务，提高生活质量。

2. 对医疗服务期望的变化 社会及患者对服务的期望也在推动高级护理实践的发展。患者不再满足于传统的疾病护理模式，他们期望在疾病治疗过程中得到更多的心理支持、情感关怀和健康教育。这种期望促使高级护理实践更加注重与患者的沟通与交流，倾听他们的需求，提供全方位的护理服务。例如在癌症护理中，高级护理实践不仅关注患者的疼痛管理和药物治疗，还注重提供心理支持、营养指导和康复训练等服务，以帮助患者全面应对疾病带来的身心挑战。

（三）护理与照护内涵的演变

《"健康中国 2030"规划纲要》指出，全民健康是建设健康中国的根本目的。2020 年第七次人口普查结果显示，我国 ≥ 60 岁及 ≥ 65 岁的老年人分别占 18.70% 和 13.50%，2035 年前后我国将迈入重度老龄化阶段。随着老龄化进程的加速，人口健康问题日趋凸显，对医疗保健服务的需求持续增长，高级实践护士的实践领域不断拓展。他们不仅在初级医疗保健中可提供与医生相似的服务，而且在复杂的医疗保健环境中发挥着重要作用。作为高级实践护士，其价值越来越多地体现在专业判断与决策方面，而非单纯的程序操作。护士的专业性不断提高，慢慢形成一个金字塔形状。部分基层的普通护士随着实践能力的不断深入，逐步向上成长为相关专科护理的骨干，最终可望成长为信念坚定、理论扎实、技术过硬的高级实践护士。

（四）护理实践应用的创新发展

随着医疗技术不断进步和创新，高级护理实践也在不断探索新的应用领域。高级护理实践可以利用信息技术和远程监护技术实现对患者的远程监测和管理，提高护理服务的效率和质量。这种创新为患者提供了更加便捷、个性化的护理服务。护理领域的不断拓展和患者需求的多样化，催生了护理专科门诊（nurse-led clinics，NLCs）、高级护理实践工作坊、延续护理等新型护理实践方式。这些新型护理实践方式能更好地提升护士专业能力，为护士提供深入学习和交流的平台，促进多学科协作；也能为患者提供科学化、系统化、专业化的护理服务，满足患者需求，为高级护理实践提供更广阔的发展空间。

（五）护理教育层次的提高与护理专业学位研究生教育的蓬勃发展

人才储备是发展高级实践护士的关键，目前国际上高级实践护士角色较为成熟的国家普遍将硕士学位作为其准入标准之一。不同层次护理教育的发展和完善，为高级护理实践的发展提供了更坚实的人才基础。1992 年北京医科大学（现北京大学医学部）开始招收护理学硕士研究生；2004 年第二军医大学等开始招收护理学博士研究生；2011 年国务院学位委员会将护理学科列为一级学科，同年教育部批准护理硕士专业学位研究生教育。目前我国已形成了专科、本科、研究生3 个层次的护理教育体系，以及覆盖院校教育、毕业后教育、继续教育 3 个阶段的培养体系，为实施多层次、全方位培养护理人才提供了基本条件。护理硕士专业学位研究生教育是培养临床护理实践高层次人才的有效途径，将其与专科护士职业资格相衔接，符合我国护理专业化、高层次化的需求，对我国未来高等护理教育和专科化护理发展的意义深远。2024 年 1 月，中国学位与研究生教育学会公布的《研究生教育学科专业简介及其学位基本要求（试行版）》中，首次明确了护理学作为一级学科下设 8 个二级学科，并明确提到多学科应相互渗透，理论互补、方法互恰、技术互鉴，让护理学科范围不断发展和完善。也有学者提出，对护理硕士专业学位研究生开展专科化培养，需要搭建院校与专科护士培训基地之间的资源共享平台，推动学校教育与职业资格有效对接，并构建与护理教育相对应的专科护士层级体系。

（六）临床专科护士的选拔与培训力度加大

为满足患者更高层次的需求，医院对专科护士的需求及培养力度不断增加，专科护士的种类和数量逐渐增长，其中以重症监护、手术室、急诊、静脉治疗、血液净化、伤口造口、糖尿病、助产专业最多。选拔护理人才时，用人单位多关注学历、职称、工作年限、专科工作经验、科研能力等条件。培养护理人才则主要以医院或学校为培养单位进行院院或院校联合培养。通常在完成了相应的理论培训和实践培训、通过各种考核后即可获得相应的专科护士培训合格证书。

三、高级护理实践发展的阻碍因素

（一）高级护理实践活动的劳动价值尚未得到全面认可

当前，高级护理实践活动的劳动价值未能通过清晰的成本核算得到社会认可。当医嘱、治疗、药物使用成为经济的主要来源以维持医院的日常运作和员工工作的回报时，执行医嘱主体的高级实践护士处于不被重视的地位，这也在一定程度上制约了高级护理实践的发展。

（二）高级实践护士执业范围尚不明晰

全球公认高级实践护士的执业范围主要包括诊断、开具药方、开具治疗处方、进行评估、患者入院与转介等组成部分。我国现有的高级实践护士主要是指专科护士，通过护理专科门诊等形式实施护理。现阶段我国临床高级护理实践提供的服务趋向于多元化，涵盖了健康咨询、治疗处理、健康评估、心理支持等多个方面，但缺少处方权或处方权有限仍是高级实践护士在工作中遇到的最大困难，与之紧密相关的无法自立收费项目、缺乏政策法律保护等问题同样成为阻碍。未来应从处方护士的教育培养、注册认证、实践管理及法律政策等方面，借鉴先进经验进行更多的本土研究和实践论证，以期促进我国护士处方权的落地，满足新时期居民高品质的健康需求，推动我国护理事业的高质量发展。

（三）护理专业发展进程存在地域差异

由于经济发展水平的不平衡，有的地区护理发展相对滞后。由于护士人力资源比较匮乏，有些地区的护理工作仅能满足患者的基本护理需求；而在教育方面，大部分的护士受训于中高职专科层次，缺乏成熟条件发展高级实践护理。护理专业发展是一个动态全员的过程，如果全国护士都能主动进行自我提升，那么我国高级护理实践发展则会更加快速。

（四）护士的职业信念和发展规划亟待强化

第一代的高级实践护士是先行者、创业者，没有其他榜样可参照。在摸索阶段，高级实践护士的路程难免迂回曲折，既要冲破现存工作界限，展示自己与普通护士的不同，又要建立专科威信，以过人之处来说服其他专业人员。在过渡期，高级实践护士角色容易被人质疑，甚至本人也会觉得孤立无援。现阶段由于我国尚未建立通过学位教育培养并认证高级实践护士的体系，发展高级实践护士主要考虑从具有研究生学历（指取得硕士／博士学位者）的注册护士中选拔。但我国研究生学历护士的职业自我定位存在"重科研、轻临床"的状况，就业后多向管理、科研、教学类岗位发展，偏离了临床护理方向。在现有制度下可以达到高级实践护士教育和能力标准的人员通常已转岗为专职护理管理者，而承担临床护理工作的研究生学历护士相对年轻，临床经验积淀不深，在一定程度上制约了我国高级实践护士的发展。

笔记栏

四、我国高级护理实践的发展

（一）我国高级护理实践发展的现况

我国在 1959 年就已出现专科护士这一概念，当时认为护士的职能不只是一般化的护理工作，护士应该学习更加专业的知识和技能，发挥职业潜力。之后的学者们意识到护士的潜能尚未完全开发，但并未将专科护士与高级实践护士这两种概念进行细化和深入转换。

1. 高级护理实践在台湾地区的发展 台湾地区发展较完善、有法律保障的高级实践护士为护理助产师及专科护理师。专科护理师在主管机关认定公告的医院进行至少 6 个月、至多 12 个月的学科与临床训练，其中学科训练至少 184 小时，课程内容包括：医疗质量、法规与伦理责任、专科护理师角色与职责、健康促进质量管理、高级药理学、高级生理病理学、高级健康评估、健康问题诊断与处置等科目；临床训练约 504 小时。台湾护理学会根据护理专业角色进阶发展的需求，于 2012 年成立进阶护理委员会以推动进阶护理师（Advanced Practice Nurse，APN）的发展，并于 2016 年开始办理进阶护理师认证工作。进阶护理委员会将进阶护理师定义为：在护理领域中具备专业职能、复杂情境决策与扩展专业领域实践能力，并提出护理晋升由 N1 为基本护理、N2 为重症护理、N3 为教学与整体性护理、N4 为研究与专科护理，最后达到 APN 进阶护理师的概念架构。进阶护理委员会对 APN 执业范畴能力规划如下：①建构及发展创新照护技术、知识及标准。②执行复杂、特殊及困难患者的整合性护理评估，并应用实证拟订照护计划、执行和评价照护成果。③记录所执行的评估、处置和监测治疗及后续追踪的照护。④处理患者及家属照护咨询及说明。⑤与医疗团队成员以协同合作方式一起照顾患者，发挥临床照护的最佳效益。⑥提供医疗团队专业照护之咨询、教育训练与指导。⑦分析民众健康照护需求，规划整合性照护计划、执行及评价照护成效。⑧推动民众教育活动，提升民众对疾病照护及健康促进的认知及自我效能；⑨优化统合运用社会资源，促进民众健康与生活质量。⑩其他宜由进阶护理师执行的照护行为。

2. 高级护理实践在香港特别行政区的发展 香港护士管理局在 2020 年指出，如果注册护士（registered nurse，RN）具备以下前三条之一和第四条的条件，则有资格申请认证为 APN：①在 RN 注册后获得相关专业的护理/健康科学临床硕士学位。②获得健康相关专业硕士学位并已完成注册后证书课程/医院管理局专业护士认可的课程证书/认可者，在职培训至少 80 小时。③香港护理学院成员或同等学力。④在申请前具有 6 年的 RN 注册后全职护理经验，其中最近 4 年必须在相关专业领域任职。根据香港医院管理局 2020—2021 年度报告，香港目前大约有 5 000 名 APN。

3. 高级护理实践在大陆地区的发展 国家卫生与计划生育委员会发布的《中国护理事业发展规划纲要》从 2005 年开始已提及专科护理是中国护理发展的方向。在 2011—2015 年的规划纲要中，明确提出到 2015 年培养临床专科护士 2.5 万名，特别是在重症监护、急诊急救、血液净化、肿瘤、手术室等领域，并制订统一的培训大纲和培训标准，加强培训基地建设，同时制订具体培训计划，规范培训内容和要求。《全国护理事业发展规划（2021—2025 年）》文件中，明确指出要培养一批专业化临床护理骨干，帮助提高护士队伍专业技术水平，大力发展专科化护理骨干队伍，配合政府打造《"健康中国 2030"规划纲要》，建立覆盖城乡居民的基本医疗卫生制度，人人享有基本的医疗卫生服务。

目前，高级实践护士在我国个别医院设立试点岗位，开展了高级专科护士的角色工作，如专科护士门诊、承担集体查房、床边教育、家庭随访、门诊健康教育等。也有医院成立护理会诊中心，科室主管向护理会诊中心递交会诊申请单，提出难以解决的护理问题，由护理会诊中心组织护理专家到有关科室会诊，护理专家所提出的意见及建议，都会被详细记录，由科护士长及会诊中心成员负责督促会诊意见及新护理计划的落实。

（二）我国高级护理实践发展的人才储备

我国高级护理实践发展的人才储备包括具有研究生教育背景的高学历护士及以专科护士为代表的资深临床护士。

1. 具有研究生教育背景的高学历护士　在全球范围内，研究生教育是培养高级实践护士的主要途径。多个国家开发了培养高级实践护士的硕士学位研究生教育项目，要求申请入学者具备 1 ~ 5 年的临床工作经验，项目的理论与实践课程围绕高级实践护士的核心能力进行设计，学员毕业后通过考核与认证成为高级实践护士。目前我国专门培养高级实践护士的硕士教育项目还在探索中，尚未建立通过学位教育培养并认证高级实践护士的体系，现阶段发展高级实践护士主要考虑从具有研究生学历的注册护士中选拔。随着我国高等护理教育规模不断扩大，人才供给能力不断增强，2021 年我国注册护士中具有研究生学历者约 1.5 万人，为发展高级实践护士储备了一定的人才。

2. 以专科护士为代表的资深临床护士　ICN 发布的《高级护理实践指南（2020）》指出，由于各国医疗环境和护理教育水平的差异，部分国家选拔了具有丰富实践经验的资深临床护士，通过短期课程培训使其在某专科护理领域作为专家（specialized nurse）执业，其能力和实践层次介于普通护士和高级实践护士之间，还需要接受进一步教育才能发展为成熟的高级实践护士，这是培养高级实践护理人才的另一种途径。在我国现有的护士队伍中，专科护士的角色与上述特征较为吻合，提示以专科护士为代表的资深临床护士（指未经历研究生教育但临床工作经验丰富的护士，目前国内尚未形成关于其工作年限或技术职称的统一标准）也可作为发展高级实践护士角色的储备人才。

（三）我国高级护理实践发展面临的困难和展望

北京大学 – 美国中华医学基金会（China medical board，CMB）于 2019 年联合建设的首个双轨制在职 NP 培养项目，目前仍处于探索阶段。2021 年，四川大学华西医院在外科、内科、肿瘤科设立了首批高级实践护士岗位；2024 年 1 月 1 日起，根据《深圳市专科护士培训和管理办法》规定，专科护士可以根据医疗机构授权，在专科护理门诊或者社区健康服务机构按照市卫生保健部门公布的目录开具检查申请单、治疗申请单和外用类药品，这些探索为具有我国特色的高级实践护士培养、实践和管理奠定了基础。但是，在我国大力推行健康中国战略背景下，面对人民群众日益增长的健康需求，高级护理实践的发展还面临困难与挑战。

1. 困难与挑战　资深临床护士和具有研究生学历的护士并行培养，但两类人才的培养及使用均未与高级实践护士接轨，其教育背景与实践经历还不能有效满足我国发展高级护理实践的需求，具体呈现的困难与挑战如下：

（1）目前我国具有研究生学历的注册护士占比仍相对较低，还需加大高学历护理人才培养和引进的力度。

（2）护理学科正处于快速发展期，具备研究生学历的护士及资深临床护士普遍承担较多的教学、科研、管理及学术任职等任务，繁重的任务可能影响他们有足够的时间和精力兼顾临床。

（3）在培养、认证、使用等方面均处于探索阶段。

2. 展望　分析国际上高级实践护士的培养历程，欧美国家的高级实践护士教育经历了从短期培训过渡到标准化学历教育的转变。美国针对各州高级实践护士的教育标准和培训课程不统一的问题，于 2008 年发布了高级实践注册护士共识模型，要求高级实践护士必须接受教育部认证的硕士或博士学位教育，并且制定了高级实践护士教育项目的评审标准，以引导高级实践护士教育项目的开发、实施和评价。亦有一些国家正在探索通过短期培训发展专科护士的途径，进一步发展高级实践护士角色，例如智利正在推动部分专科护士继续接受该专科领域的硕士学位教育，使其实践能力提升至高级实践护士的水平。

国内有研究者提出将专科护士培养与护理硕士教育并轨发展的设想，主要有两种思路：一是以高级实践护士的岗位职责和核心能力为指导开发硕士教育课程，以高等护理教育的标准对高级

笔记栏

实践护士培训体系进行规范，在专科护士培训后衔接硕士学位教育，或在获得硕士学位后进一步接受专科护士培训；二是学校和医院联合，将专科护士培训课程融入护理硕士学位教育，建立两者并轨的双向认可机制，推动护理硕士教育与专科护士资格认证有效衔接，从而更好地将临床护理实践能力与科研能力培养相结合。

综上所述，发展高质量、高水平的高级实践护士角色是一项长期而具有挑战性的工作，资深临床护士和具有研究生学历的护士两类人才并行培养，是一种在高级实践护士角色发展初期实施的以在职护士毕业后教育为基础的培养模式，未来还需要建立和完善高级实践护士人才培养、认证、管理和使用体系，进一步探索适合我国国情的高级实践护士的发展模式，在教育和实践中不断促进高级实践护士储备人才的能力成长，吸纳更多优秀护理人才加盟高级实践护士队伍，推动我国护理事业长足发展。

第三节　我国专科护理人才的培养与发展

随着我国医疗卫生事业的快速发展和人民群众健康需求的日益增长，专科护理人才的培养与发展已成为推动医疗服务质量提升的关键环节。本节将全面介绍我国专科护理人才的培养历程、培养现状、面临的挑战，探讨专科护士培养与高级护理实践之间的联系及其未来的发展前景。

一、专科护士的历史发展与概念

（一）专科护士概念解析

1. 美国对专科护士概念的解析　专科护士的概念始于20世纪初的美国，英文表述通常为 specialist nurse（SN）或 clinical nurse specialist（CNS）。从广义上看，SN 指代的是在特定护理领域内专注于专科护理工作的护士。由于美国护理教育层次不断提高，培养了大量的临床护理硕士或博士，在"专科护士"群体中，出现了一批包括 CNS 在内的高级护理实践专业人才。因而除了这些经过高级学历教育培养的专业人才外，那些通过短期培训或继续教育方式培养并认证的"专科护士"则被冠名为 SN。在美国，SN 常被视作非高级（non-advanced）专科护士，以区别于经过硕士或博士阶段深造的高级（advanced）专科护士。

2. 中国对专科护士概念的解析　中国对于专科护士（SN）和临床护理专家（CNS）的定义尚无明确的界限。但根据当前专科护士的培养现状以及对 SN 和 CNS 的概念分析，目前我国的专科护士概念更接近于 SN。他们通常是在某一护理专科领域内，具备扎实的护理理论知识和熟练的临床操作技能，通过完成专科护士所需的全部理论学习和临床实践考核，被认证为合格的专科护士。这些专科护士并不等同于临床护理专家（CNS），而是专注于某一护理领域，致力于提升护理实践的质量和专业水平。

（二）专科护士的起源与发展

1. 国际专科护士的起源与发展　20世纪初，医学知识与技术进入飞速发展的时期，医疗服务的专科化趋势日渐明显。护理学作为医疗服务的关键组成部分，也开始逐步专科化和专业化。护理专科化开始在业界引起讨论，20世纪30~40年代，美国开始尝试培养专科护士。这一时期主要是医院在特定专科领域为护士提供学徒式的继续教育培训。20世纪50~60年代，医学技术的进步和民众健康需求增长的背景下，美国开始进入专科化的大规模发展阶段，专科护士的培养逐渐深入，涉及专科领域也更为广泛。1990年，美国学者 K. DeWitt 在《美国护理学杂志》上首次明确提出专科护理的概念。20世纪60年代起，加拿大、英国等国家也开始实施专科护士培养制度，并根据自身需求设置相应的培训课程。随着时间的推移，专科护士的概念逐渐得到了全球范围内的认可与发展。亚洲的日本、新加坡、韩国等也相应地开始了专科护理活动。

2. 我国专科护士的培养与发展 20世纪末，台湾地区、香港特别行政区发展了符合当地实情的专科护士培养制度。内地的专科护理发展起步较晚。进入21世纪后，随着医疗服务的日益专业化，护理界也开始呼吁加快护理专业的分化与发展，许多医院和机构开始尝试培养专科护士。如2000年，浙江邵逸夫医院在国内率先设立了糖尿病专科护士和伤口（造口）专科护士。2002年，中华护理学会与香港危重病学护士协会合作，举办了首届危重症护理学业文凭课程班，标志着我国专科护士培养与认证工作的正式起步。此后，北京、上海等地相继开展了重症监护、糖尿病、老年病等专科护士的培训和认证工作。

随着专科护理实践的开展以及国家对护理事业发展的重视，相关政策文件也相继出台。2005年，《中国护理事业发展规划纲要（2005—2010年）》明确提出了在重点临床专科护理领域开展专业护士培训的计划。2007年，卫生部发布《专科护理领域护士培训大纲》，大纲中详细列出ICU、手术、急诊、器官移植及肿瘤五项专科护士培训的主要内容，为我国专科护士的培训提供了官方指导，标志着我国专科护士规模化培养的开端。如今，我国专科护士的培训已涵盖内科、外科、重症、急诊、新生儿、妇儿保健、助产、老年护理等多个领域，为提升护理质量和满足人民群众的健康需求作出了积极贡献。国家卫生健康委发布的《全国护理事业发展规划（2021—2025年）》更进一步强调了专科护士队伍的建设与发展，为我国护理事业的持续发展注入了新的活力。

二、我国专科护士培养现状

（一）专科护士培养体系的核心主体

目前，我国已构筑起一套相当完善的专科护士培养体系，这一体系涵盖了多个核心主体，共同致力于专科护理人才的培养与发展。

1. 政府机构 政府机构制定相关政策、法规和标准，规范专科护士的培养过程，提升专科护士培养的质量。同时，政府机构还积极投入资金和资源，为医疗机构和护理学会等组织提供支持。

2. 专业护理学会和协会 如中华护理学会和各省级护理学会，他们定期组织举办各类专科护士培训班、研讨会和学术交流活动，为护士们提供最新的专科护理知识和技术更新，同时也为护士提供职业发展的指导和支持。

3. 大型综合医院和医疗机构 是专科护士培养的阵地。他们通过设立专科护士培训基地、出台临床导师制度等方式，为在职护士提供专科护理的进阶培训和实践机会，帮助他们提升专业技能和临床实践能力。

（二）准入标准

目前，我国专科护士的准入标准主要包括学历、工作年限、职称等方面的条件。总体来看，准入标准较为宽泛，不同的机构或同一机构的不同专科在具体要求中存在差异。具备准入条件的注册护士，在取得所在医疗机构允许后均可报名参加专科护士培训。

1. 基本条件 注册护士身份是专科护士培训准入的基本条件。在学历要求上，大多要求具有大专及以上学历，但是亦有部分要求本科及以上学历，目前尚未要求研究生学历。

2. 工作年限 多数要求具备5年以上的临床工作经验，以及3年以上的专科工作经验，还有机构要求3年及以上临床护理工作经验即可。

3. 职称要求 在职称准入方面，未做要求或要求护师及以上职称。

（三）培养形式与内容

1. 培训周期 专科护士培训周期多为2~3个月，形式较为灵活，包括全脱产、半脱产和不脱产三种形式。为保证培训质量，目前多数机构要求护理人员全脱产进行完整的专科培训。

2. 培训内容 自2007年卫生部颁布《专科护理领域护士培训大纲》以来，各培训机构以此为参考制定了本机构的专科护士培训大纲。培训内容基本上包括理论学习和临床实践两部分，两者培训时间比例为1∶1或1∶2。

笔记栏

（1）理论学习：理论课程主要包括通科课程和专科课程两部分，由相关领域知名专家进行授课。通科内容包括专科发展、护理人文、护理管理、护理教学、护理研究等板块。通科理论与专科理论相结合，以实现专科护士护、教、研、管、专的全方位培育，全面提高专科护士的专科知识、临床技能、循证管理等综合素质。理论授课的形式以讲授为主，近年来充分利用互联网资源，出现了线上与线下相结合的混合授课模式，使护士能够更灵活地安排学习时间和地点，提高了培训效率。

（2）临床实践：在相应专科培训基地（多为医院）完成，基地医院以临床导师负责制的方式提供专科护理技能培训、个案护理等培训内容。

（四）考核认证

各培训机构在完成培训后，对护士进行理论、操作考核，部分机构还会增加英语考核、结业答辩及论文综述的撰写。只有通过全面考核的护士，才能获得相关专科护士资格认证。

目前，中国大陆地区尚未设立统一的专科护士认证机构和标准。各地区或医院均按照自我制订的标准进行认证。认证机构多数为省或市级卫生健康委员会联合省或市级护理学会，也有少数由医院自行认证。

在考核认证方面，学员在完成理论和实践课程后，需提交临床案例记录和个案护理报告，并通过毕业答辩方可获得专科护士毕业证书和资格证书。达到专科护士能力且通过考核认证的学员可同步颁发专科护士资格证书（学员须参加专科护士考核认证，未通过的可以多次重复申请个案汇报和答辩）。在广东省，对于已经获得专科护士资格证书的护士，还提供了高级实践护士认证的机会。这一认证要求专科护士在获得认证后一年以上的时间内，完成一定数量的临床案例记录和个案护理报告，并通过相应的考核。

三、我国专科护士培养的成果与挑战

（一）培养的成果

20多年来，中华护理学会以及各省护理学会、医院大力开展专科护士的培养，专科护士队伍逐渐壮大。截至2023年底，中华护理学会的专科护士培训工作已覆盖28个专科领域，累计培养专科护士4.4万余名，全国共有1 211个临床教学基地。专科护士在提高专科护理质量、提升护理服务能力等方面发挥了专业价值。经过专科培训认证的护士回归临床工作后，虽然原有岗位没有改变，但是他们的护理工作内容都发生了一定的变化，主要体现为工作内容的扩展和工作重点的改变。2021年中华护理学会的调查结果显示，超过90%的专科护士仍然从事临床护理工作，但更多的是专注于专科护理领域。此外，专科护士还承担医院的护理教学、专科护理会诊等工作。近年来，部分医院开设专科护理门诊，如广东、武汉等多家医院选拔符合资质的专科护士坐诊，涵盖伤口造口护理、经外周静脉穿刺置入的中心静脉导管护理、引流管护理等多个护理专科，并结合"互联网+"的护理模式，为患者提供了远程护理和居家护理的便捷服务，进一步拓宽了专科护理服务的边界。

（二）面临的挑战

尽管我国专科护士培养取得了显著成效，但是也存在诸多问题和挑战，不仅影响了专科护士的专业成长，也制约了我国护理服务的整体发展。

1. 学历层次有待提升　由于我国高等护理教育开始较晚，目前的专科护士中研究生比例相对较少。

2. 培训质量参差不齐　由于缺乏统一的培训教材及培训机构管理，导致专科护士培训质量参差不齐，再认证缺失和缺乏统一的认证机构也影响了专科护士的专业认可度和职业发展。

3. 岗位设置及职责尚不明确　目前我国多数医疗机构中，专科护士的管理与使用缺乏明确的目标和制度保障，导致其工作内容与普通护士无明显差异，造成了"重培养、轻使用"的现象。此外，我国大部分专科护士只承担了临床工作者角色，其他角色和能力没有充分发掘。这不仅浪费了专科人才资源，也未能充分发挥专科护士的专业价值。

4. 绩效考核制度不尽完善　绩效考核是决定薪资待遇的关键环节。当前，我国专科护士的岗位薪酬与普通护士相比无明显提高，仅少数医院给予专科护士特殊津贴或提高奖金系数。绩效考评标准的不完善、薪资待遇与工作岗位的不匹配等问题，严重影响了专科护士的工作积极性。

四、我国专科护士培养与发展展望

在当前医疗护理领域面临诸多挑战和变革的背景下，基于我国专科护士培养与发展的现有问题和护理学科的发展趋势，我国的专家学者对专科护士的培养与发展前景提出建议，以期能够构建出更加完善、高效的专科护士培养和发展体系，满足未来医疗服务的需求。

（一）深化专科护士引领的多学科协作延续护理模式

随着医疗服务模式的转变，专科护士在护理服务中发挥着日益重要的作用。未来的护理模式将更加注重以专科护士为主导，构建多学科协作的延续护理体系。这种模式的核心在于充分发挥专科护士的专业知识和技能，通过与其他学科人员的紧密合作，共同解决复杂的临床问题。同时，专科护士将不仅局限于院内服务，还将延伸到院外，为患者提供全方位的护理支持，从而提高护理服务的连续性和有效性。

（二）完善专科护士岗位管理和使用机制

1. 精准设置专科护士岗位管理体系　为更好地满足临床专科护理需求，需要科学设置专科护士专职岗位，确保专业技能的有效应用。这要求医疗机构根据专科护理工作的实际情况，有计划地设立专科护士岗位，明确其职责和权限，使专科护士能够在特定领域发挥专业优势，为患者提供更高质量的护理服务。

2. 规范专科护士职业晋升与绩效考核　为了激发专科护士的工作积极性和职业认同感，医院应明确专科护士的晋升路径，形成明确的职业成长阶梯。同时，完善绩效考核和薪酬分配制度，将专科护士的专业价值与其薪酬挂钩，确保专科护士在发挥专业作用的同时获得相应的回报。

（三）整合教育资源，实现专科护士与护理硕士并轨培养

当前，护理专业硕士培养与专科护士培养之间存在一定的脱节现象。为实现护理教育的连续性和高效性，应积极探索护理专业硕士与专科护士的并轨培养模式。这种模式旨在通过整合院校与临床资源，实现学历教育与临床实践的紧密结合，为专科护士提供更高层次的教育和培训机会，提高其整体素养和社会认可度。为实现这一目标，可以借鉴国际先进经验，从国家层面规范专科护理岗位角色的设置和管理，将专科护士培训纳入护理硕士专业学位研究生临床实践能力培养中。同时，加强卫生行政部门与医院管理部门的协作，为专科护士发展提供更多的政策支持和法律保障，规范开展专科护士的资格认证与再认证工作。此外，通过扩大专科护士的工作自主权和授予处方权等措施，提高专科护士的专业地位和社会声誉，进一步推动专科护士的职业发展。

综上所述，通过政府机构、护理学会和协会、医疗机构等多方共同参与、协同发力，我国已建立起一套完善的专科护士培养体系。这一体系在保障专科护士培养质量的同时，也促进了护理专业的不断创新与发展。然而，面对医疗卫生事业的快速发展和人民群众健康需求的日益增长，专科护士培养仍面临诸多挑战。如何进一步优化培养体系、提升培养质量、加强与国际接轨等问题，需要我们不断探索和实践。展望未来，专科护士培养将继续向专业化、精细化、国际化方向发展。期待通过不断地努力和创新，培养出更多具备高级护理实践能力、临床循证科研能力、跨学科跨领域沟通协作能力的高级护理人才，为推动我国护理事业的持续发展贡献更大的力量。

（吴欣娟　李惠玲　薄海欣　尼春萍　赵丽萍　王钧正）

笔记栏

本章小结

　　高级护理实践是指高级实践护士的临床护理实践、研究、管理及教学等活动。本章通过界定高级护理实践的概念，阐释其发展历史、内涵和价值，强化了高级护理实践在当今医疗卫生健康服务以及生命全周期、健康全过程中的重要地位和作用。通过探究影响其发展的促进因素和阻碍因素，展示了我国高级护理实践的发展现状及趋势。此外，本章还重点介绍了我国以专科护士为核心的高级护理实践队伍发展、技术支持以及管理机制。通过十多年的建设发展和实践研究论证了专科护士的地位和作用，并借此开创厚理论、硬技术、善关怀、强胜任的研究生学历与专科护理技术并蓄的中国式高级护理实践的人才队伍及其管理机制，促进中国高级护理实践逐步与国际接轨。

• • • •　思考题　• • • •

1. 简述高级实践护理的内涵以及高级实践护士的工作角色和范畴。
2. 结合文献谈谈我国专科护士的发展历程对你的职业规划的意义和影响。

第二章

高级护理实践的相关理论

理论和实践是人类认识和行动的两个重要方面，是相互依存、相互联系、相互促进的整体。因此，任何一门学科都应建立在指导实践的理论基础上，高级护理实践同样必须在理论的指导下才能规范发展。一方面，护理理论为临床实践提供了解决方法和路径，使护理实践具有方向性和目标性，实践过程更专业、科学且有效；另一方面，护理实践为护理理论的形成和发展提供了大量资料和数据，理论的产生源于实践经验的积累，护士通过对日常具体和零散工作的积累、归纳和分析总结，产生概念和假设，丰富了理论的实证经验和基础，通过实践反馈，理论得以不断完善。护理学专业在发展过程中，既引用一些相关学科的理论，如社会学、心理学和医学理论，也不断地形成和发展护理自身独特的理论，引导护士在护理过程中明确方向，运用护理理论开展实践并达到目的；同样，护理理论对护理教育和护理管理的实践也具有重要的指导作用。本章第一节将主要介绍高级护理实践的理论基础，第二节介绍相关理论在高级护理实践中的应用。

第一节　高级护理实践的理论基础

高级护理实践离不开理论作为支撑与指导。护理理论和实践互相依存、互相促进，形成了动态循环，实践不断推动理论的更新和发展，而理论又持续为实践提供新的思考和指导。护理理论自 20 世纪 70 年代后期开始发展并逐步完善，如 Orem 的自我照顾理论，从 20 世纪 70 年代初到 21 世纪初已更新六版，体现了护理理论并非一成不变的特性，也促使护理工作者的观念和实践由生物医学模式向生物 – 心理 – 社会医学模式的转变。

一、护理理论的基本组成与构建

（一）护理理论的基本组成

1. 基本成分　概念和概念之间的关系是护理理论构成的基本成分。只有清晰的概念，才能有明确的概念之间关系，概念之间可以是直接或间接关系。

（1）概念：是对物体、属性、事件或现象的简洁描述，表达的语言形式是词或词组。根据概念所反映的对象在现实世界可被观察或体验的程度，可分为经验性概念（可被直接观察或体验到的对象，如血压计）、推理性概念（可被间接观察到的对象，如血压）和抽象性概念（不能被观察到的对象，如适应）三类。

（2）概念的基本特征：包括内涵和外延两个方面，内涵指所反映对象具有的特有本质属性，外延指概念所反映的具有特有本质属性的对象，即这个概念所反映的对象的范围，常称为概念的适用范围。概念越抽象，涵盖面就越大，特征就越模糊。概念是人们进行命题和推理的基本要素，人类的科学认识成果需要通过形成各种概念，并加以总结、概括和推理才能构成理论。因此，概念是构建理论的基本要素，并反映一个理论的主题，如护理学理论通常包括"人、健康、环境和护理"这 4 个概念。

（3）概念的定义分类：①概念性定义（conceptual definition）是关于概念一般含义的陈述。如

笔记栏

"焦虑"的概念性定义是"一种与不确定的危险因素有关的忧虑和不安"。②操作性定义（operational definition）是指测量某一结果或变量所必需的具体的"操作活动"。如"焦虑"的操作性定义是"使用 SAS 焦虑量表来测量个体的焦虑程度"。由于个体所感知的现实世界及其属性存在差异，不同的个体对概念有不同的解释，如不同的理论家对护理对象的定义不同。Orem 认为"人"是一个整体，其功能包括生理、心理、人际间和社会的功能，有学习和发展的潜力，人是通过学习来实现自理；而 Roy 则认为"人"是一个系统，包括输入、输出、调节和反馈过程，处于与环境持续互动的状态，系统与环境之间存在着信息、物质与能量的交换。因此，在理解和应用理论时，应该首先明白概念的含义，才能对理论有正确理解。

2. 结构能级　根据知识的抽象程度，护理理论结构能级可分为元范式、概念模式和理论，其中哲学不属于单独一个能级，是元范式和概念模式间的插入成分，元范式是结构能级中最抽象的一级，理论的抽象程度最低。

（1）元范式：指定义了某一学科领域内现象的广泛性概念及描述概念关系的广泛性命题，具有高度概括的特点。元范式的主要功能是总结概括学科及其社会任务，使学科内人员可以解释该学科的本质，回答该学科解释了什么、研究了什么及研究的理由。护理元范式阐述了护理学科有别于其他学科的特殊科学本质。20 世纪 70 年代末，Fawcett 提出护理的 4 个核心单位，即人（person）、环境（environment）、健康（health）及护理（nursing），在其《护理元范式：现状和完善》中将这 4 个核心单位作为元范式的核心概念。此后，护理学家们对这些概念的内涵和外延及相互关系进行了补充和不同的阐释。2005 年，Fawcett 提出护理元范式应由 4 个核心概念和概念之间关系命题组成。

（2）哲学：主要功能是解释学科关于存在的本质、知识、道德、原因和终极目标的信仰和价值。护理哲学通过本体论、唯物辩证法、认识论等说明护理及其现象的意义，回答"什么是护理""护理为什么重要"等问题。如本体论说明了什么是"人、环境、健康及护理"；唯物辩证法使护士理解世界是普遍联系的整体及联系的客观性、普遍性和多样性，有助于理解护理的本质和功能、核心概念之间的关系；认识论使护理人员理解实践和认识的重要性及相互关系，护理理论源于护理实践，反过来要指导护理实践，认识是一个具有阶段性和渐进性的发展过程，因此，护理核心概念及理论具有阶段的稳定性，但总体上处于不断发展完善过程中。

（3）概念模式：是对特定观察内容的归纳及特殊情境的推论，是一组关于概念之间关系的描述，说明各个概念之间是如何相互关联，并初步提出如何应用内容进行解释、预测和评价各种行动的结果。概念模式能够为抽象且广泛的现象与现象间关系的组织化和形象化提供框架；为观察科学现象提供不同的可选择视角；为发展更具有实际操作意义的子理论提供基本原理。通常认为概念模式是理论发展的早期形式，其中的概念较为抽象和广泛，不仅限于某一特定的个体或事件，一般操作性定义不在概念模式中。常用的护理概念模式包括 Orem 自理模式、Neuman 系统模式及 Roy 适应模式等。

（4）理论：由一组概念、定义和命题组成，通过设计概念间的具体关系反映对研究现象的一种系统的观点，达到描述、解释、预测和控制事物发展的目的。理论能够缩小并具化概念模式中包含的现象，为解释行为、情境或事件提供相对具体明确的结构。根据护理理论中所包含概念的数量、抽象程度及理论内容，将护理理论划分为广域理论（grand-theory）、中域理论（mid-range theory）和局域理论（micro-theory）。广域理论的概念大多比较抽象，如 Neuman 健康照顾系统模式、Roy 适应模式及 Johnson 行为系统模式等属于广域理论。中域理论是针对一个特别的护理主题进行探讨而建立的理论，关注患者的特殊经历或问题，因此概念大多比较具体，易被测量和应用，对实践的指导作用也更具体。某些中域理论是在广域的概念模式基础上发展而形成。常用的中域理论有疼痛理论、自我效能理论、社会支持理论、健康促进理论、生活质量理论等。局域理论反映的是护理实践中的特定护理现象，常局限于特定人群或特殊的护理实践领域，可从中域理

笔记栏

论衍生形成，也可来自护理实践的经验及对经验和假设的验证。常见的局域理论有伤口愈合理论、体位理论等。

综上，理论和概念模式都是由一组表示关系的命题组成，试图对现象进行描述和解释，区别在于概念的抽象程度、广度及概念间的相互关系被证实的程度不同。理论较概念模式更稳定、完整和具体，具有更强和更为可靠的预测性；概念模式则是理论发展的早期形式，还需要在实践中不断验证和修正。理论和概念模式有许多共同特征，本章将使用广义的理论进行讨论，涵盖概念模式。

（二）护理理论的构建

1. 构建的来源 护理理论构建主要来源于 3 个方面，即从现有理论、护理实践、护理研究中建立与发展。

（1）现有的理论基础：早期护理理论多在其他学科已有的理论基础上发展或延伸而来，这些理论多属于广域理论和中域理论，如 Peplau 的护理人际关系理论是在 Sullivan 的"人际关系发展模式"基础上做了修改和延伸，以适应护理的目标需要。

（2）护理实践：护理理论可从护理实践中发展而来，如 Orem 的自我照顾理论，就是源自其实践过程中需要解释"什么状况下，人需要护理照顾"这个问题。

（3）护理研究：护理理论也可起始于研究，通过一个或系列研究来建立理论，研究类型包括质性研究、量性研究或两者混合式研究，所构建的理论以中域理论和局域理论为主，如 Leininger 的文化关怀的差异和一致性理论，是通过人类学研究方法，针对不同文化背景的人群开展一系列关怀照顾的研究而建立。

2. 构建步骤 基本步骤包括确认护理现象、护理现象的假说和概念，建立概念之间的关系，测试和验证理论，修改和完善理论。护理理论构建的步骤因构建的起源和研究者不同而有一定差异。

3. 构建方法 主要包括文献阅读、讨论和研究等，结合研究者个人专业和研究的经验，将收集的资料进行总结、归纳、演绎、推理等，完成理论构建。

4. 构建原则 护理理论的构建应包含护理的观点，即包括护理理论、护理研究、护理实践的内容；应遵循科学性、真实性、完整性、可靠性、实用性的原则；同时还应考虑社会、文化及地域等因素。

二、护理的核心概念与高级护理实践

（一）护理的核心概念

目前护理理论普遍采用的核心概念有 4 个，即人、环境、健康及护理，但不同的护理理论对其有不同的解释，主要受理论的目的及理论家的经验、文化背景与观点等影响。

1. 人 是指护理的对象。Rogers 所指的"人"包含所有的健康和不健康的人，可指个人、家庭、群体和社区等。在南丁格尔的理论中"人"是指患者，以个人为单元，对环境有反应，能应对疾病、充满活力和具有修复能力。Orem 认为"人"是一个整体，具有生理、心理、人际间和社会功能；人有学习和发展的潜力，可通过学习达到自理。Roy 认为接受护理的对象可以是个人、家庭、集体、社区和社会，这些都可被视为一个整体的适应系统。Neuman 也认为人是一个系统，是由生理、心理、社会文化、发展及精神五个方面构成的综合体，具有整体性和多维性。

2. 环境 包括内在、外在或两者之一的环境。外在环境多指护理对象所处周围的一切，包括人、事、物及宇宙等；内在环境指护理对象内在的反应，包括护理对象与外在环境交互作用所产生的内在影响和反应，及因年龄增长而发生的身体器官生理功能退化。环境是南丁格尔理论的核心概念，指能影响个体生长、发育及生命的所有外在情况，如通风、温度、气味、噪声等重要因素。Orem 则认为环境是人以外的所有因素，可分为理化环境、社会和文化环境。Roy 模式中的环境则主要指来自人内部和环绕于人周围的刺激。

笔记栏

3. 健康　目前有较多不同的解释。南丁格尔指出健康是将个人力量发挥到最高点，以维持祥和安宁的状态。Roy 认为健康是处于一个完整和全面的人的状态和过程，适应是为了促进和保持人的完整性。1984 年，世界卫生组织（World Health Organization，WHO）提出健康不只是没有疾病和虚弱，而是身体、心理和社会功能方面的完好状态，健康包括身体、心理、人际关系和社会方面等。1990 年，WHO 修订了健康的概念，将"道德健康"也作为健康的内容之一。2000 年，又增加了"生殖健康"，健康是指这五个方面都具备良好状态。我国高度重视人民健康，《"健康中国 2030"规划纲要》将健康摆在优先发展的战略地位，提出全方位、全周期维护和保障人民健康。

4. 护理　主要指护理的活动和行为。南丁格尔认为护理是将患者置于最佳环境中，通过改变环境使机体的本能发挥作用以达到促进康复的目的。Orem 认为护理是克服和预防自理缺陷发展的活动，或为不能满足自理需求的个体提供帮助。Roy 认为护理是促进人的适应性反应，通过护理活动达到护理目的。Neuman 则认为护理的主要目标是帮助系统获得、保持和恢复系统的稳定，通过有目的的干预以减少应激原和不利情况，帮助个体、家庭和群体获得和保持高水平的整体最佳状态。

随着经济社会的进步、人们健康需求的变化及护理学科的发展，上述 4 个核心概念已不能满足发展护理理论和实践的需要，有学者提出应将相互作用（interaction）、护理程序（nursing process）、护理疗法（nursing therapeutics）等作为重要概念。此外，高级实践护士有必要知晓在全球健康发展中与护理相关的重要概念。①生命周期（life cycle）：最初的生命周期是指一个人从出生到死亡的全过程，后被用于其他领域，一般阐述的是研究对象从产生、发展、衰退到消亡的过程，被视为一个完整的生命周期，在生命周期中研究对象的价值形态或状态不断发生变化。因此，广义的生命周期泛指自然界与人类社会各种客观事物的阶段性变化及规律，形成许多理论如个体生命周期理论、家庭生命周期理论、企业生命周期理论、产品生命周期理论等；狭义的生命周期是指人的生命从生殖细胞的结合开始到生命的最后终止。按照不同的目的和方法，人的生命周期可划分为不同阶段，如妊娠期、新生儿期、婴幼儿期、童年期、青春期、成年期、老年期、临终期。生命周期强调整体性、关联性、结构性和动态性原则，整体性是指各个阶段是生命的必要组成部分，有顺序且不可分割；关联性是指不同阶段既有各自特点，又存在着内部联系，生命早期的健康状况对后期有重要的影响，高质量的孕产期和婴幼期健康护理能以低成本促进人口高质量发展；结构性是指每个人既有组织解剖学结构，也有遗传信息结构；动态性是指生命周期是一个动态发展变化的过程，其中的个体也在发生动态变化，如认知及生理功能的动态变化等。②全民健康覆盖（universal health coverage，UHC）：2015 年，联合国制定的《2030 年可持续发展议程》提出了 17 个可持续发展目标，目标之一是实现全民健康保障。2016 年，WHO 大会提出全民健康覆盖，以落实《2030 年可持续发展议程》卫生相关目标。UHC 指所有人都可在需要的时间和地点获得所需的全方位优质卫生服务，而不会造成经济困难。UHC 包含了三个维度的内容：一是人群覆盖，二是卫生服务覆盖，三是卫生保障覆盖。2017 年，联合国将 12 月 12 日定为"国际全民健康覆盖日"，旨在提高人们对建立强大、有韧性的卫生系统和实现全民健康覆盖的必要性的认识。中国积极推动落实《2030 年可持续发展议程》，发布了《"健康中国 2030"规划纲要》，提出要牢固树立和贯彻落实"创新、协调、绿色、开放、共享"的发展理念。

（二）核心概念对高级护理实践的影响

1. 促进护理实践与研究的交流　概念被广泛传播并被护理同行普遍接受和使用，有利于不同地区、不同民族和文化背景的护士开展专业实践和研究的交流。如提到健康，无论哪个地区或单位、哪一层级的护士对健康的概念认知都一致，在交流同一个主题时，彼此清楚并理解所陈述的内容或观点。

2. 为提高护理质量与研究水平奠定基础　人、环境、健康和护理概念之间存在着紧密联系。

若能对这些概念及其联系深入理解并在实践中加以运用，则有助于护理人员找到护理问题和影响因素，明确干预策略和方向，进一步提升护理质量与研究水平。人是一个整体，既有其机体的内在环境，也与不断变化的外在环境相互作用，并努力保持稳定；环境对人和健康有着重要影响，包括空气、食物、热量、有害物质等；健康处于动态变化中，与人的生理、心理、精神及文化等有关，也受护理的影响，有效的应对和适应能力有益于健康；护理则通过专业实践活动与行为，促进护理对象健康。

3. 增加了护理交叉学科发展的机遇　通过进行概念分析、厘清概念发展及其意义，借此发现更多、更深入的研究，为护理交叉学科的发展提供空间。UHC 涵盖了生命全程中从健康促进到预防、治疗、康复和姑息治疗等一系列基本卫生服务，护理渗透在其中的各个环节，增加了护理与其他学科团队沟通交流、相互配合与共同研究的能力。通过对生命周期进行分析，可开展许多护理交叉学科研究与实践，如护理与计算机科学与技术、信息与通信及软件工程等学科合作开展妊娠期监护的研究与临床实践，与物理学及光学学科合作开展分娩镇痛干预研究与实践等。

护理理论的研究源于西方，经过百余年的发展已形成一系列的护理理论和模式。东西方由于文化、环境及社会发展的差异，对护理实践中的问题、现象或概念的诠释也不尽相同。近年来，中国的护理学者也在探索基于国情和文化的护理理论构建，以指导护理实践与研究。

三、高级护理实践发展的相关理论及主要作用

任何一个实践领域的稳步发展都需要一些共同的概念框架来沟通、指导并评价。高级护理实践的范畴是什么？高级护理实践的场所在哪里？高级护理实践与其他注册护士的护理实践，尤其与那些有着丰富临床经验、但没有研究生学位的护士的实践活动有什么区别？高级护理实践和医疗行为的区别是什么？高级护理实践需要什么样的知识和技能？针对诸如上述问题，在高级护理实践发展过程中，形成了不同的概念模式。这些概念模式对高级护理实践的作用主要体现在以下几个方面：

（一）界定高级护理实践的范畴和高级实践护士的角色功能

20 世纪 80 年代，美国学者 Calkin 首次规范高级实践护士的角色功能，即应具备专业知识和技能，能有效应对涉及多种健康问题的护理需求，或对特定疾病、特定年龄段患者提供专业护理。后续发展过程中，为了明确高级实践护士的角色功能和实践范畴，一些学术机构和专家学者制订了以下高级实践护士相关的概念模式：

1. 高级实践注册护士的规范共识模式（consensus model for advanced practice registered nurse regulation）　美国各专业组织、学术机构和从业者，包括美国重症护理护士协会（American Association of Critical-care Nurses，AACN）、美国全国护理局联合委员会（National Council of State Boards of Nursing，NCSBN）等于 2008 年联合发布了针对高级实践注册护士（advanced practice registered nurse，APRN）的规范共识模式（图 2-1）。该模式界定了高级实践护士的定义、角色、名称以及服务人群，并提出了高级实践护士的标准。根据该模式，高级实践护士的 4 个受法律保护的角色包括：高级麻醉护士、高级助产士、临床护理专家和开业护士。高级实践护士执业证书明确说明其服务对象包括：整个生命周期的家庭/个体、成年-老年人、新生儿、儿童、妇女健康/性健康问题、精神心理健康。高级实践护士角色的突出特点是为个体提供直接护理。高级实践护士的教育、注册和认证应与其角色和服务的群体一致。高级实践护士的认证不同于其他专科护士认证，应基于高级实践护士的教育背景和服务人群。

2. Brown 的高级护理实践概念框架（Brown's framework for advanced practice nursing）　Brown 于 1998 年开发了适用于所有高级护理实践领域的概念框架。该框架包括：环境（environment）、角色要求（role legitimacy）、高级护理实践（advanced practice nursing）和结局（outcome）这 4 个主要概念，具体由 17 个特定的概念构成（图 2-2）。

笔记栏

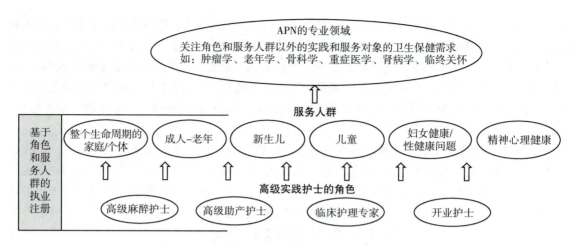

图 2-1　APRN 规范共识模式

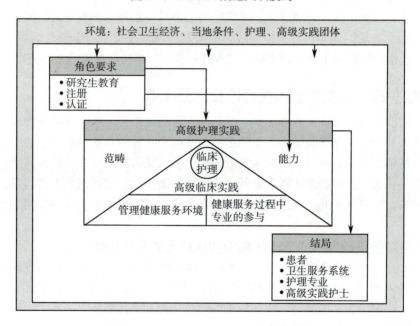

图 2-2　Brown 的高级护理实践框架

　　高级护理实践是该模式的核心概念。Brown 认为高级护理实践是专业的护理活动，体现在：①关注护士与患者相互影响的临床服务。②强调护理的主导作用。③实践范围明确，但又是动态和不断演变的。④通过研究生教育获得的能力是实践的基础。高级护理实践应包括核心、定位、活动领域、实践范畴及能力 5 个元素。其中，核心是对患者的临床照护（clinical care）。以护理为主导的定位体现在：①整体观的运用。②和患者形成伙伴关系。③专家层次临床推理的运用。④循证护理实践。⑤多元化的护理。活动领域包括高级临床实践、管理健康服务环境及健康服务过程中专业的参与。实践范畴包含专业化、服务的扩展及工作自主性，其中，专业化指高级实践护士的实践特点是针对和关注护理实践领域的某一部分，可能是疾病的种类、服务对象的年龄、服务场所的不同或以上各因素的交叉；服务的扩展则包含对一些较复杂的健康服务管理责任，或传统上由医疗专业处理的问题，因此需要更深入的知识，如疾病相关的基础知识、人对健康和疾病的反应以及相关的社会背景等，也需具备将研究成果、理论在实践中运用的能力；工作自主性是指高级实践护士在合法范围内工作的独立性，同时也应承担临床决策和执行的责任。能力是实践者在特定的临床专科领域提供健康服务时所需要的知识和技能，建立在与特定人群的健康问题相关的深厚知识的基础上。与基本护理实践相比，高级护理实践需要更深入、更宽广的能力，也可能与其他专业人员的能力有交叉。Brown 认为高级实践护士的核心能力包括：①为患者和家庭提供专家指导和咨询。②评价、利用和实施科学研究。③团队合作。

在 Brown 的概念框架中，环境由社会、卫生经济、当地条件、专业化护理和高级实践团体组成，高级实践护士的实践活动与上述因素关系密切。高级实践护士角色的合法性体现在必须经过研究生教育、资格认证和注册，这是对高级实践护士能力的认可和赋予的专业权利。高级实践护士实践的结局则从高级护理实践对患者个人、卫生服务系统、护理专业及高级实践护士自身 4 个方面的作用来体现。该模式比较全面地介绍了高级护理实践的特点及与实践相关的背景。Brown 特别强调高级护理实践中以护理为主导的定位的重要性，尤其是当高级实践护士从事一些过去可能由医生承担的工作时。该模式可用于指导实践、设计课程及评价高级护理实践的结局。

3. Hamric 的高级护理实践模式（Hamric's model of advanced practice nursing） 1996 年，Hamric 开发了一种适用于所有高级护理实践角色的综合性概念模式，经过修订后形成了目前的模式（图 2-3）。Hamric 认为高级护理实践是在扩展的护理学科领域内的某一特定临床范畴中，将以实践、理论和研究为基础的能力扩展到应用于解决患者问题。

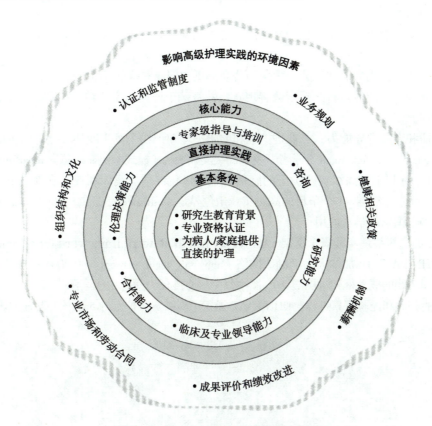

图 2-3　Hamric 的高级护理实践模式

Hamric 指出，高级实践护士应具备的基本条件包括高级护理实践方向的研究生教育背景（硕士或博士学位）、专业资格认证及为患者/家庭提供直接的护理；影响高级护理实践的环境因素包括 7 个方面，即薪酬机制、专业市场和劳动合同、认证和监管制度、健康相关政策、组织结构和文化、业务规划、成果评价和绩效改进，并随着不断改变的医疗环境而改变。高级实践护士须在实践中意识到这些因素的存在，以及这些因素可能会改变高级实践护士的实践。为了自身的生存和发展，高级实践护士应有意识地在实践中管理这些因素。

（二）明确高级实践护士的核心胜任力

核心胜任力的识别和定义在高级实践护士的概念化和发展中发挥着关键作用。随着全球范围内高级护理实践标准的不断完善和高级实践护士角色的逐步实施，越来越多基于高级实践护士核心胜任力的高级护理实践概念框架和能力评估工具得到开发。前文提到的 Hamric 的高级护理实践模式中，高级实践护士的核心胜任力包括 7 个方面：直接的护理实践能力、专家层次的指导和培训能力、提供咨询能力、研究能力、临床及专业领导能力、合作能力及伦理决策能力。其中，直接的护理实践能力是核心能力（central competency），其他 6 个能力基于这一能力而存在。上述能力并非高级实践护士所特有，一些有经验的护士可以在实践中获得其中的某些能力，也有一些能力是其他护理专业角色所具备的，如合作、咨询及领导能力是护理管理者的重要能力。但是，在对患者和家庭直接的临床实践中，上述能力有机结合及相互作用是高级实践护士的重要特点。此外，还有以下概念模式有助于指导高级实践护士的培训和继续教育计划，并为患者提供高质量的护理服务。

1. Ackerman 的高级实践 Strong 模式（Ackerman's Strong model of advanced practice） 1996 年由美国临床护理学者开发，该模式描述了高级实践护士的 5 个领域及其相应的核心胜任力。

（1）直接全面护理能力：能实施以患者为中心的活动，包括执行各种医疗护理程序、评估、数据解读和为患者提供咨询。

（2）系统支持能力：为了优化护理实践，能参与对护理标准、质量和相关政策、程序及实践指南的制订。

（3）教育能力：能为护理人员、学生和公众提供与健康和疾病相关的教育。

（4）研究能力：能通过科学探索改善现状，并将基于证据的实践纳入护理活动中，以寻求更好的患者护理。

（5）传播和专业领导能力：能促进护理和健康护理知识在个体实践环境之外的传播。

基于 Strong 模式，Ackerman 等学者开发了高级实践 Strong 模式（Strong model of advanced practice，SMAP）工具，有利于对高级实践护士的胜任力进行量化评估。澳大利亚学者在 2010 年对 SMAP 进行了修改，研制了包含 41 个条目的高级实践角色界定（advanced practice role delineation，APRD）工具，并被多个国家的学者应用。

2. UHN 的高级护理实践概念框架（university health network framework for advanced nursing practice，UHN-FANP） 加拿大大学健康网络（university health network）于 2004 年开发了适用于加拿大高级护理实践的概念框架（图 2-4），图中每个核心胜任力颜色由浅渐深代表了从初学者到专家的一系列技能获取和经验积累过程。UHN-FANP 涵盖了高级实践护士的 5 项核心胜任力（表 2-1）。

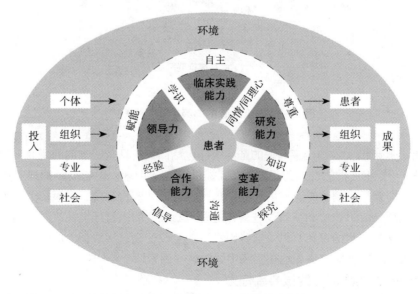

图 2-4　UHN 的高级护理实践概念框架

表 2-1　加拿大大学健康网络的高级实践护士核心胜任力表

核心胜任力	具体内容
临床实践能力	1. 开发并使用多种评估策略以提升护理效果 2. 从多个数据源中进行质性和量性分析，应对模糊和复杂情形 3. 深入理解和分析生物、心理和社会因素相互作用的复杂性 4. 利用经验知识和当前关于患者的知识库，预测、预期并解释患者对各种实际或潜在健康问题的反应 5. 使用批判性思维和综合技巧，指导在复杂和不可预测的情境中的决策 6. 整合多种干预措施（包括人际关系、辅导、教学、咨询、技术、诊断、药物）以提高患者健康状况和生活质量 7. 协调护理计划并动员患者和其他资源，以实现整合性和全面性的医疗保健 8. 与患者及其家庭和医疗团队有效沟通和协作 9. 监测、评估和记录决策和干预措施的结果 10. 识别患者、护士及医疗团队其他成员的学习需求 11. 根据确定的需求提供直接的患者教育
领导力	1. 在开发、实施和评估创新方法以应对复杂实践问题中具有领导力 2. 在跨学科委员会中具有领导力，进行有关政策和程序、教育、研究、质量倡议和临床实践的发展、实施和评估 3. 启动或参与项目开发和评估，以改善患者结局 4. 促进组织内部项目和/或部门的战略规划和目标设定 5. 对护理实践和患者护理持有远见，并能够阐述这一愿景 6. 规划、启动、协调并开展基于患者需求和优先级的持续教育项目 7. 在开发和使用临床知识方面，指导并培养护士和医疗团队其他成员 8. 作为专业或研究生教育的主导者和指导者 9. 监测、评估和记录教育成果的结果
研究能力	1. 根据研究发现审查当前的护理实践 2. 解释、评估并与他人分享相关的研究成果，并将研究成果与临床实践相联系 3. 指导和培养医疗团队成员 4. 确定研究问题和疑问 5. 对研究方案进行科学价值、临床相关性、道德问题和可行性的评估 6. 进行或协助进行研究
变革能力	1. 预见、识别并响应知识基础、流程或系统需求变化的领域 2. 当证据需要修改时，倡导变革 3. 促进、支持、实施并评估所有新的单位或企业倡议 4. 当环境经历变化时（如单位、程序、部门、组织等），作为榜样和导师引领变革 5. 利用基于证据的策略和护理流程来实现对患者或卫生系统的变革
合作能力	1. 与患者和医疗团队成员有效沟通 2. 尊重其他医疗团队成员的实践和知识 3. 展示在冲突解决中的知识和技能 4. 应用与团体动力学、角色和组织相关的理论

（三）帮助高级实践护士提供全面和整体的护理

护理概念模式通过帮助护士关注整体的人来指导高级护理实践。如当护理一位慢性阻塞性肺疾病（chronic obstructive pulmonary disease，COPD）患者时，护士开始可能只是关注患者呼吸方面的问题,但运用护理的概念模式可促使护士关注患者的整体问题及其家庭情况。护理概念模式有助于护士为患者提供最佳的护理。如 Neuman 系统模式在实践中应用非常广泛,该模式指导护士从生理、心理、发展、社会文化及精神几个方面评估患者。护理概念模式可促进高级护理实践的自主性,这也是护理专业化的体现。

1. Shuler 的开业护士实践模式(the Shuler nurse practitioner practice model,SNPPM) 该模式进一步扩展了护士角色,将诊断和处理健康问题的能力融入高级实践护士的角色功能中。模式建立在整体观和健康观的基础上,形成了一个较为复杂的系统,理论基础包括患者整体需求、护士 – 患者的互动、自理、健康促进、疾病预防及健康行为等方面。为体现实践中医疗和护理的结合,该模式还涵盖了一些其他学科的概念(如心理学),是综合了护理的 4 个基本概念(人、健康、护理和环境)、护理程序、人文思想以及以理论为基础的实践模式。该模式可指导开业护士在实践中将患者看作一个整体,即一个生物、心理、精神、社会、环境和经济生活的统一体,这些因素相互影响,并影响着健康促进、健康维持及疾病转归的过程。Shuler 的模式是建立在丰富理论基础上实践模式的范例。

2. 美国重症护理护士协会的协同模式(the American Association of Critical Care Nurses' synergy model,AACN synergy model) AACN 的协同模式描述了患者与护士之间的关系,护理应基于患者及家属需求,将护理实践和患者结局联系起来。该模式基于下面 5 个假设:①患者是不同发展阶段的整体,包括生理、社会和精神等方面。②患者、家庭和社区对护患关系有影响。③患者具有不同的特征,这些特征相互影响。④护士可有不同层面的行为表现。⑤护理的目标是维持患者理想水平的健康状况;死亡是可接受的结局,在这个过程中,护理帮助患者安详去世。

AACN 模式包括 8 个患者概念及 8 个护士概念,用以描述患者和护士的特征。主要组成部分包括:患者特征、护士能力和来自患者、护士和系统 3 个层面的实践结果,见图 2–5。

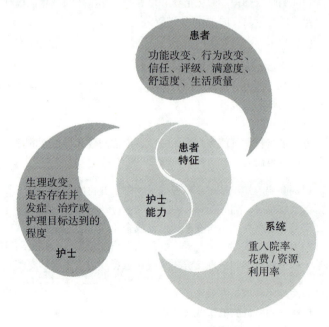

图 2-5 AACN 的协同模式

患者保持健康的能力及对疾病的易感性受生物、心理和社会因素的影响。该模式假定上述因素决定了患者的 8 个方面个体特点,即 8 个患者概念,表现为恢复力(resiliency)、易感性(vulnerability)、稳定性(stability)、复杂性(complexity)、可获得资源(resource availability)、参与护理程度(participation in care)、参与决策程度(participation in decision making)、可预测程度

（predictability），构成患者需求的基础。每一个特点从低水平到高水平分布在一个连续轴的两端，类似健康和疾病关系的轴线。基于患者需求，护士需要具有某些能力为患者和家属提供服务。这些能力包括临床判断（clinical judgment）、支持和道德代言（advocacy and moral agency）、护理实践（caring practices）、合作（collaboration）、系统思维（systems thinking）、对不同情况的反应（response to diversity）、临床调查（clinical inquiry）及促进学习（facilitator of learning）的能力。这8种能力即为8个护士概念，反映了护士的知识、技能和经验的统一，也从称职到熟练分布在一个连续轴的两端。患者需求越高，对护士的能力要求越高。当患者的特点或需求与护士的能力吻合时，患者结局最理想。

该模式强调护理过程中护患关系和患者信任的重要性，与以患者为中心的服务理念相契合。目前该模式在危重症护理领域得到应用。Brewer 等基于该协同模式的框架，设计患者报告表，并在儿童和成人患者中得到应用。Swicard 等根据该模式框架，设计了危重症患者院外转运分类工具，基于对患者转运过程中需求的评估，设计相应的转运方案，满足患者转运过程中的安全需求。

3. Cumbie 的慢性病促进过程参与模式（Cumbie's model for promoting process engagement）
是一种以慢性病患者为中心的护理模式（图 2-6）。该模式提出高级实践护士实施的干预应基于患者参与设定的健康目标，且这些干预应与患者对其健康状况的理解相一致。同时，干预的目的侧重于促进和支持个体理解健康信息、参与促进健康的活动及维持与健康相关的行为改变的激励策略。该模式假定个体在面对新问题、活动或信息时，会以个性化的方式尝试理解和解释这些事件或信息。高级实践护士通过评估、目标设定和规划、激励性交流和持续支持以及协助管理慢性病过渡阶段，来帮助患者维持健康过程参与。

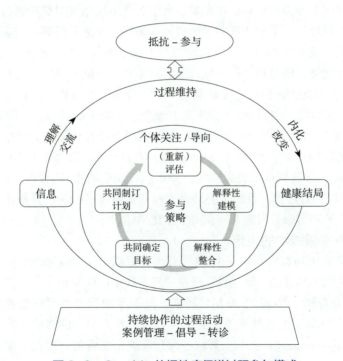

图 2-6　Cumbie 的慢性病促进过程参与模式

该模式为高级实践护士与慢性病患者之间的交流提供了一个结构化的路径，以促进个性化的护理计划。通过一系列治疗性访谈和沟通技巧，患者被引导形成对自己疾病经历的理解；高级实践护士随后表达自己对健康状况及相关健康信息的看法；一旦就健康-疾病经历建立了清晰的认识，护士与患者就可以确定以患者为中心的健康优先事项，共同定义健康目标、共同制订行动计划。

笔记栏

第二节　理论在高级护理实践中的应用

ER2-2
赋能理论的
应用

高级实践护士除了具备护理学及相关领域的基本理论知识外，还需要进一步扩大理论基础，掌握与自身护理实践范畴相关的学科理论。心理学、管理学及行为科学的相关中域理论可以帮助护士分析临床现象，指导整体护理实践。本节选取在护理实践中常用的 4 个中域理论，从概念发展、护理领域中的应用现况并结合案例进行系统学习。

一、赋能

（一）赋能的概念

1. 赋能概念的发展　赋能（empowerment）在心理学、管理学、社会工作和教育界通常称为赋权，具有多维特征。由于护士和服务对象之间不是权力的转移和再分配，因此，在护理专业内常使用赋能一词。广义地说，赋能是一个"使能够"的过程，通过这个过程，个体或群体能获得控制其生活及环境的能力、能量和自信。首先发展的社会性赋能又称为政治性赋能，最初基于改善社会上受压群体的物质资源分配。心理性赋能是另一种赋能类型，该类型受 Carl Rogers 的人本主义思想影响很大，在医学界广泛应用。在护理实践中重视心理赋能，常将其应用到辅导关系和过程中。学者们提倡心理赋能应基于 3 个先决条件：建立彼此信任和尊重的关系，参与及承担义务，教育与支持。

2. 赋能在护理学中的定义　目前，赋能被认为是护理学一个重要概念，是护理核心功能之一，护士应成为赋能的促进者。WHO 在健康促进《渥太华宪章》中引入赋能概念，是指使人们获得控制其健康影响因素能力的过程。护理界也有学者从不同角度对赋能进行定义。Gibson 把赋能定义为一个社会性的过程，是利用所需要的资源、识别、促进及提高人们应对需要及解决自身问题的能力，使人们自觉地控制其生活。赋能的发生在于参与，赋能的本身也是参与。Chandler 定义赋能是"使患者能够"的过程，护士能让患者感觉自己有能力进而可成功地执行所要达成的任务。Rodwell 分析赋能概念，提出：①赋能是一个"帮助"的过程，在该过程中，个体或群体被赋能者授予能量、能力、机会、资源及技能去改变一个特定的处境。②赋能是一种"伙伴关系"，在此关系中，赋能者及被赋能者同样被尊重及被视为是有价值的，使个人对自己及将来发展表现出一个正面的看法。③"使能"（enablement）源于自尊，自尊使个体产生动力和力量。若个体愿意，他应被赋予力量及自由去做决定，并承担行动后的责任。Ellis-Stoll 等把赋能定义为"护士与患者共同参与"的过程，目的是协助患者改变不健康的行为，并提出赋能的过程包括共同参与、主动聆听及护士与服务对象共同获得个体化的知识。

（二）赋能在护理领域中的应用

美国密歇根大学糖尿病教育专家于 1989 年首次将赋能应用于糖尿病健康教育中，作为一种有效的健康教育和健康干预方法。赋能目前已在护理实践中广泛应用。

1. 赋能健康教育范畴　20 世纪 90 年代初期，基于前期管理糖尿病患者的成功经验，美国密歇根州糖尿病研究与培训中心教育委员会创立了以患者为中心的密歇根糖尿病患者赋能模式（Michigan diabetes empowerment model）。其核心理念反映了患者的自主性，患者有权利和义务为自己的健康作出选择，不能转让和回避这项责任。该理念意味着重新定义患者及医护人员的角色和责任，实行以患者为中心的糖尿病护理。赋能的过程被定义为帮助患者发掘和发展其内在潜能，使其有能力承担生活的责任及控制糖尿病。密歇根糖尿病患者赋能模式确立以下 4 个概念：①患者对疾病的控制：如糖尿病患者要为自己的糖尿病负责，有责任做出自我管理决策，执行健康行为，并且承担决策带来的后果。②糖尿病教育工作者的角色：在日常糖尿病管理中，提供糖尿病教育及心理支持，协助患者自己作出决定，并在护理和教育过程中与患者地位平等。③糖尿病患者教育：目的不仅包括为患者提供相关的知识和技能，还应提高自我认知，便于患者实现自已所制订的糖尿病控制目标。④糖尿病自我管理：这是患者终身的任务，除知识外，价值观及个人承担构成患者的自我管理行为。

赋能健康教育是基于赋能理论的一种健康教育方式，其核心是以患者为中心，激发其健康管理的主动性，对自我健康负责。该方式改变了传统以教育者为中心的教育理念，与优质护理宗旨相符合。目前赋能健康教育集中于慢性病的健康管理，教育对象从患者（包括糖尿病、高血压、心脏病、类风湿关节炎、癌症、精神疾病等）扩展到家属以及健康和亚健康人群，年龄范围也从成人拓展到儿童。

2. 赋能健康教育方法和效果　赋能健康教育是一种通过激发内在动力源，达到健康行为改变的健康教育方法。目前比较成熟的赋能教育有 5 个步骤：问题的确定、情感的宣泄、目标确定、确认计划、行为评价。护士通过连续的赋能教育，帮助患者正确认知、作出自我决策、进行自我管理并提高自我健康管理的能力。赋能教育的有效性在临床研究中得到验证，可降低患者的疾病不确定感，提升自我效能感、自我管理能力和锻炼依从性等。随着信息化发展和人们健康教育观念的转变，赋能教育理念和其他教育模式相结合的方式在护理实践中得到应用，如以家庭为中心的赋能教育模式可提升初产妇母乳喂养自我效能、提高产后 28 天纯母乳喂养率；以家庭为中心的赋能模式在血液透析患者家庭护理中也有一定成效，可提升患者的自我效能，减轻照顾者心理负担。基于互联网平台及手机应用程序的赋能教育模式近年也逐渐开展使用，可提高患者的生活质量，改善焦虑、抑郁等负性情绪。

（三）赋能应用案例分析

1. 案例介绍　王女士，34 岁，已婚，身高 1.60m，体重 63kg。育有 1 子，2 岁。有糖尿病家族史，孕晚期确诊为妊娠糖尿病，孕期血糖控制尚可，顺产。产后依然喜欢甜食，生活不规律，未坚持服用二甲双胍，导致血糖一直控制不佳。空腹血糖 7.81mmol/L，餐后 2 小时血糖达到 13.8mmol/L。到糖尿病教育门诊进行咨询，糖尿病专科护士详细了解情况后，对她进行健康教育，以下是护患双方的对话。

患者：我的血糖总是控制不好，减肥也很难，真是没有信心啊！

护士：哦，您能告诉我在血糖控制方面感觉困难的事情是什么吗？

患者：我最讨厌饮食有这么多的限制，这也不能吃，那也不能吃。

护士：您好像很不喜欢这些限制，可以举些例子吗？

患者：我曾经在做饭时按照医生的建议烹调，但我丈夫抱怨饭菜没有滋味。医生又责备我没有按指导节制饮食。我已很长时间没有吃可口的食物了，但依然很胖。我丈夫有时也说我胖！

护士：哦，原来是这样，看得出您确实已经在努力了，但是没有效果，难怪你这样不开心和沮丧。

患者：是的，为什么节制饮食这么困难呢？

护士：您觉得哪方面有困难呢？

患者：我中午吃饭可以清淡些。但是我丈夫工作很辛苦，只有晚上一餐在家里吃，所以晚餐很丰富，我吃得也多，饭后陪他看电视，一起又吃些零食！

护士：按您说的这个情况，您认为该怎样做，会感觉好一点呢？

患者：我很想减肥的，我还年轻，健康很重要。另外我也想好看一点，这么胖，穿衣服也不好看，工作生活都受影响，真不想再这样了。

护士：嗯！如果您不改变现在的情况，过一段时间后情况会怎样呢？

患者：也许会继续肥胖，我的健康会变得更差，可能还会有其他问题出现！

护士：如果真发展到这个情况，您会觉得怎样？

患者：那就太糟糕了，越胖就越难减肥成功，越难减，就越有挫败感，到时可能会影响工作。我一定会非常烦躁，心情不好可能对家人发脾气。

护士：那您会接受自己变成这样子吗？

患者：当然不能，我还是想控制饮食，减减肥！

护士：那您可以想到一个现在就可以做、开始去改变现状的行动吗？

患者：我可以回家向我丈夫说说我的感受，我想他会理解我的。如果他能理解，我就可以改变现状。

护士：您打算什么时候和他谈这件事？

患者：今天晚上，等他下班回来我就和他谈一谈。

护士：很好啊！下次可以邀请您的丈夫一起到门诊来啊。

2. 案例分析　对糖尿病患者来说，为了使血糖控制更理想，患者经常需要作出生活方式的调整，如饮食调节，这种改变或许会影响患者家人的生活。在现实生活中，行为改变是比较困难的事情。上述案例中，护士以"赋能"的形式为患者提供辅导，通过交谈引导患者自己作出改变。首先，护士通过开放式、引导式提问，找到患者目前的主要问题和健康需求，如"您目前最大的问题是什么"，并分析患者的回答，全面评估患者目前的健康状态与认知缺失。确定患者的问题后，护士利用倾听等语言与非语言方式进行引导，鼓励患者表达自我情感，护士一方面通过沟通予以患者情感支持，同时通过提问激发其健康管理责任感，如"您认为现在可以改变现状的行动是什么"。通过访谈和讨论，引导患者对自身问题提出改善的目标。健康教育者可以中立地给予一些建议，但最终的决定权在于患者。对于实施过程中的困难，可以给予一些专业性的建议，以保证健康行为改变计划的科学性。高级实践护士通过"赋能"的方式，帮助患者面对糖尿病并做好自我管理。在这个过程中，主导者是患者而非护士。在辅导过程中护士是"协作者"和"伙伴"的角色，积极聆听并理解患者的问题、困难及感受，尊重患者、相信患者的自主性及有能力处理问题。当患者流露挫败感时，鼓励其发泄心中的不快，而且注意避免加入个人判断，只提供情感上的支持和表达同理心。对患者在饮食调节上曾作出的努力，护士予以肯定，但没有急于提供建议和解决方法。最终通过上述的交流模式，患者按照自己的能力和生活情况为自己制订了行动目标和可行的计划。交谈最后患者表现出"我做得到"这种积极态度，对未来的改变及管理自己的疾病建立了信心。

二、跨理论行为转变模型

（一）跨理论行为转变模型的概念内涵

跨理论行为转变模型（transtheoretical model of change，TTM）是由美国心理学教授 Prochaska 等创立的一种行为干预理论。Prochaska 和 DiClemente 在研究吸烟者的戒烟过程中观察到，在不同的行为阶段，戒烟者对于"戒烟"会有不同的处理方式，由此得出行为的改变须经过一系列的过程，进而发展出跨理论行为转变模型。模型发展初期，Prochaska 比较分析了数百个心理治疗的案例及行为改变的理论，整合了行为改变的方法、原则，所以称为"跨理论行为转变模型"。该模型指出人类行为改变是一个复杂、持续而渐进的过程，解释了人会在何时发生行为改变、如何改变及影响行为改变的因素，为教育者提供了行为分析及干预策略的良好模式。TTM 的优势在于不仅包括了多重连续的转变阶段，同时认可个体准备和意向是行为转变的决定性因素，并建议要帮助个体转变行为，就必须根据个体在不同阶段的需要，提供相匹配的个体化干预及教育。跨理论行为转变模型包含 4 个概念：①变化阶段。②变化过程。③决策平衡。④自我效能。

1. 变化阶段　TTM 提出个体所经历的变化过程通常包括 5 个阶段，即无意向期、意向期、准备期、行动期、维持期。要帮助个体改变，干预者需先掌握其所处的阶段，根据其需要给予相应的干预或教育。个体可根据自身情况在各阶段进行相应的变化，在向更高阶段发展的同时，也可能退步回到上一阶段或从任何一个阶段重新开始。

（1）无意向期：根据理论推测，处于无意向期的人，在短期内（如未来 6 个月）并无改变行为的打算。他们可能尚未意识到自己的行为有问题，或者之前曾尝试过改变，但因失败的打击而回避思考改变，甚至不愿意提及自己目前的行为问题。

（2）意向期：进入意向期的人，开始意识到自己行为上的问题，并打算在短期内采取行为改变。处于此阶段的人已经感受到改变后的好处，但也明白会遇到一些困难与阻碍，这两者之间的矛盾可能会使其停留在这个阶段，无法继续前进。

（3）准备期：如果个体已进入准备期，就表示他将于不久的将来（如1个月）开始采取行为改变。他们通常在过去1年中已经采取了一些零星的行动，并对所采取的行动已有计划，例如参加一些相关课程或购买需要的书籍等。

（4）行动期：进入了行动期的个体则会产生一些规律的行为，对自己的生活形态已经有所改变，但这种改变还未超过6个月。

（5）维持期：到了维持期的人，即已经维持改变后的新行为长达6个月以上，甚至5年者。处于此期的人，为了防止旧行为复发付出了许多努力。他们不再像处于行动期时频繁地运用行为改变的方法，而是变得比较自信，不易再受到诱惑而使旧行为复发。

虽然TTM将行为的改变分成上述5个阶段，但其变化并非只在这几个阶段间直线移动。很多人在达到目标前，往往尝试过很多次改变，在不同的阶段前进或倒退，也有不少人长期停滞于无意向期，全无改变的动机。

2. 变化过程　TTM将变化过程视为促使个体用来改变行为的认知、情感、行为、策略和技能。不同变化阶段要有相匹配的干预方法才能获得有效的干预效果。以下简要介绍在变化过程中最具实证支持的10项干预方法。

（1）意识觉醒：目标是提高个体对特定问题行为的原因、结果及治疗的警觉。有效的干预方法包括反馈、比较、解释、参考数据、教育、说明及大众媒体传播等策略。

（2）情感唤起：让个体更强烈地感受到应该采取适当的行动去减少问题行为所带来的影响，例如让个体感受到戒烟可减轻患病的恐惧、罪恶等感觉。个人陈述、角色扮演或大众媒体传播等都是唤起情感的技巧。

（3）自我再评价：使个体在认知与情感两方面对自己不健康的行为习惯进行自我评价，例如让个体感受并评价自己吸烟的行为，可用的策略包括澄清价值、健康榜样的角色等技巧。

（4）环境再评价：使个体在认知与情感两方面评价自己不健康的行为习惯对社会环境所产生的影响，例如评价自己吸烟的行为对其他人及环境的影响，也包括使个体认识到自己的行为可能会对其他人起一个正面或负面影响的作用。干预方法包括共情训练和家庭干预等。

（5）自我解放：使个体相信自己有能力改变并对自己承诺愿意去改变。如在新年时利用下决心、公开承诺来加强自我解放和磨炼意志。

（6）社会解放：创造一个尊重人权、有利健康的社会环境，为个体提供更多的机会和选择，这对于社会上弱势群体尤为适用。拥护、赋能和政策制定都是帮助弱势群体转变行为、增进健康的有效方法。

（7）情景替代：帮助个体学习一种较健康的行为去替代问题行为，例如学习放松技术以减轻压力、以自我主张去应对来自不同方面的压力、对自己正面肯定等。

（8）增强管理：应用行为科学的概念，以行为的后果去强化或处罚某种行为。当个体改变健康行为时，可由他人或自己提供奖励以强化个体重复该行为，反之，当个体重复不健康行为时则可实施处罚去避免该不良行为的再发生。

（9）控制刺激：一方面消除个体不健康习惯的诱因，另一方面增加个体健康行为改变的提示。避免诱因、重建环境及建立互助小组等策略都能有效支持改变，降低再发生不良习惯的风险。

（10）帮助性的人际关系：包括对个体提供关怀、信任、宽容、接纳及对健康行为改变的支持。信赖关系的建立、治疗性结盟关系、辅助性的提醒等都是社会支持的来源。

有学者建议将上述的变化过程与变化阶段整合，在合适的变化阶段使用适当的方法。例如要帮助个体由无意向期进入意向期，应使用意识觉醒、情感唤起及环境再评价；对于已处于行动期者，则应使用增强管理、帮助性的人际关系、控制刺激等来促使其将行为维持下去。

3. 决策平衡　人们在决定是否要采取行为改变时，会先权衡这项改变对自己与他人可能造成的利弊得失，即行为改变的益处与代价的衡量。若个体经权衡后认为采取行为改变的利益大于代价，他采取行为改变的可能性则较大；反之，个体改变行为的可能性则较低。

4. 自我效能　TTM 融合了 Bandura 的社会认知理论中的核心概念"自我效能"。自我效能是个体对自己能否在一定层面上完成某些重要活动所具备能力的判断或信念。因此人的自我效能不是个性特色，并非固定不变，而是短暂的、受特定的情境和事件影响。例如，一个人能判断自己非常擅长写作，而不擅长演讲。

自我效能理论指出自我效能感是行为表现的决定因素，个体对采取该行为的自我效能预期和行为结果的预期，能预测他是否采取该项行为。自我效能是个体对自己行为表现的自信，比预期结果更能预测其表现，其受 4 方面因素影响，即实践的成功经验、替代经验、言语劝导和生理状况。①实践的成功经验：实践是获取自我效能的最重要途径，拥有经验是产生强烈自我效能感的最佳途径。②替代经验：观察他人获得成功是提升自我效能的重要途径。替代经验是通过观察社会示范行为而获得的，并能提升自我效能感。③言语劝导：是最为广泛采取的一种提高自我效能的措施。专业医务人员指导、建议、劝告，说服他人相信自己有能力完成某项困难的任务，劝导者的诚信、专业、可靠、权威是关键所在。④生理状况：人会用生理和情绪方面的自我评估来判断自己的能力。一个人对自己生理状况的评估会使他避开某些行为。例如，如果康复活动使老年人感到疲劳、痛苦、呼吸困难等生理症状，老年人会认为自己没有能力从事此项康复活动。自我效能感高的人会视这些反应为激发表现的动力；相反，自我效能感低的人会认为这些反应会困扰自己，从而怀疑自己的能力。

（二）跨理论行为转变模型在护理领域中的应用

目前跨理论行为转变模型在患者健康教育、健康干预方案构建及护理人员培训等多个领域广泛应用。

1. 患者健康教育　传统的健康教育较少考虑患者的个人情况和心理需求，基于 TTM 的健康教育可以帮助护士根据患者不同阶段的心理特点和需求进行精准地分阶段教育，并应用多种沟通方法和策略，不断强化健康信念，提升自我效能。研究提示，基于 TTM 的健康教育在提升脑梗死恢复期患者的疾病知识知晓率、提高心力衰竭患者的自我管理能力、提高乳腺癌患者内分泌治疗的依从性等方面有一定成效。近年来，以 TTM 为框架的动机性访谈在血液透析患者、孕产妇、糖尿病以及癌症患者中应用，可提高患者的治疗依从性、改善负性情绪、提升自我管理能力及生活质量。

2. 健康干预方案构建　护士可通过分析患者行为转变的意愿，明确患者所处改变阶段，并精准掌握不同行为改变阶段的心理特征，构建"前意向—意向—准备—行动—维持—改善"的分阶段干预策略。基于 TTM 框架构建系统的干预方案，已有学者在颅内肿瘤患者生存质量提高、冠心病及经皮冠状动脉介入治疗（percutaneous coronary intervention，PCI）术后患者自我效能及服药依从性提升、老年慢性病患者预立医疗计划建立、糖尿病患者血糖控制、类风湿关节炎老人的康复锻炼等领域进行探索。将 TTM 与延续性护理有机结合，实践场所也从医院延伸到社区。

3. 护理人员培训　国外已将 TTM 应用于培训卫生专业人员的领导力、护生感染控制培训以及护士培训等领域，取得积极的效果。近年国内也开始将该模式应用于专科护士的人文关怀能力培养，临床护理技术的提升以及重症专科护士和手术室专科护士的培训。个体行为改变呈螺旋式、渐进式上升的规律，对处于不同阶段的个体采用针对性行为改变策略，以帮助个体进入行动阶段及长期维持阶段。基于 TTM 构建的培训方案强调以被培训者为中心，在激发护士自我效能

笔记栏

的同时，结合其学习行为不同改变阶段的特点及需求，为其提供针对性、即时性的培训内容，可以提升护士的自我效能及学习积极性。拥有较高自我效能的学习者，其学习效果和满意度更好。

（三）跨理论行为转变模型的案例分析

1. 案例介绍　王先生，52岁，公交车司机，无烟酒嗜好。妻子一年前因癌症病逝，儿子在读大学。患糖尿病已经8年，血糖控制良好，但去年开始糖化血红蛋白一直高于10%，最近的空腹血糖值16mmol/L，肾功能出现衰退（血浆肌酐值150mmol/L）。近3个月经常出现口渴、尿频、疲倦的症状，体重也下降了近5kg。目前口服药物格列苯脲5mg和二甲双胍1 000mg，2次/d。医生建议其改变治疗方案，每日注射胰岛素代替目前的口服降糖药，并转诊到糖尿病教育门诊。糖尿病专科护士为王先生制订了2个短期和1个长期的护理目标：①患者要认识自身糖尿病目前的控制现况，能接受每日2次胰岛素注射治疗。②患者要掌握自我注射胰岛素的技能，认识相关的急性并发症。长期目标是要使糖化血红蛋白降至7%。

第一次门诊，护士评估王先生对糖尿病的态度，认为他比较重视个人健康，能够做到饮食调节和按时服药。护士首先向他详细解释糖化血红蛋白、空腹血糖值和血浆肌酐值的意义，接着与他讨论口渴、尿频、体重减轻及血糖偏高的原因，指出他需要开始注射胰岛素，并强调要加强控制血糖以延缓肾功能衰退。王先生表示明白自己的健康状况和注射胰岛素的重要性，但他暂时不愿意每日注射2次胰岛素，因为日间注射胰岛素不方便，只愿意晚上注射1次。护士表示很理解他的困难，教他胰岛素注射方法，并让他用生理盐水练习以确保真正掌握注射技巧，增强回家后单独注射的信心。护士又向他介绍监测血糖的重要性，但他以经济理由拒绝了，说暂时不愿意进行监测。王先生当晚开始注射胰岛素12U。

4周后王先生到门诊复诊。经评估显示他的注射技巧和自我信心都不错，空腹血糖值12mmol/L，并自诉尿频已有明显改善。护士解释空腹血糖结果提示了胰岛素治疗的效果，症状因此改善。但是如果要更好地控制血糖，就应该每日注射2次胰岛素，并进行血糖自我监测。但王先生仍表示太麻烦、不想改变，但表示会认真考虑。护士接受王先生的解释，再次强调了自我监测血糖的重要性。最后，护士遵医嘱将睡前胰岛素的药量增至14U，并安排下次复诊时进行空腹血糖检测。

又过了2周王先生再次复诊，空腹血糖已下降至9.5mmol/L。护士向其解释虽然血糖有改善，但距离理想血糖水平尚远。王先生表示愿意每日注射2次胰岛素替代口服降糖药，并答应每周做2次血糖测试。王先生也说出之前不愿意日间注射胰岛素的主要原因，是因为2年前他的同事在注射胰岛素后因血糖过低而造成严重的交通意外。护士先让王先生表达心中的恐惧和担忧，然后向他解释胰岛素的作用和特性，并分析导致低血糖的各种原因，讨论如何避免和处理低血糖等问题。经过详细而有针对性的解释后，王先生终于打消了疑虑，开始了每日2次的胰岛素治疗。

2周后王先生带着自我测试血糖的记录再次复诊，记录显示空腹血糖维持在7～8mmol/L，而餐后2h的血糖在10～14mmol/L，并主动向专科护士分享他的一次低血糖经历和处理方法。护士肯定了他的正确做法，同时也矫正和提醒了其错误之处。

2. 案例分析　从接受改变至新的治疗方案执行并非一蹴而就。在这个案例中，专科护士帮助患者逐步接受注射胰岛素治疗并进行自我测试血糖两项改变。她首先评估患者所处的改变阶段并掌握患者的需要，然后按需要作出调整，为其制订符合该阶段的干预和教育，有效地帮助患者成功完成了"改变"过程。

以王先生接受进行自我测试血糖的过程为例，在未深入认识自我测试血糖的重要性之前，王先生没有意向执行此项自我管理行为。于是护士采取了意识觉醒的策略，首先向其解释自我测试血糖的好处及重要性，以提高他进行该项行为的动机。但王先生因经济关系和怕麻烦的原因，未能马上接受。护士理解他的困难，接受新治疗方案的同时，还要承担买注射器、胰岛素、血糖测试仪器和试纸的费用，一时很难负担，因此王先生不能立即接受两项新的治疗方案。虽然护士明白新治疗方案应尽快实施，但她仍然允许王先生花时间来考虑这些改变。护士有目的地提高王先生的认知，让他客观且理性地权衡自己的决定。在前三次交谈中，虽然王先生多次拒绝护士的建议，但护士一直用心聆听，表达理解他的困难，并通过解释、重申、反复强调利害关系等方法，说明自我测试的重要性，直至他确定行动的意图，才教给他测试的方法。

在跨理论行为转变模型的几个重要概念引导下，护士指导王先生逐步接受改变口服药治疗为胰岛素注射治疗，并掌握胰岛素注射方法。第一次见面时，王先生处于意向期阶段，护士采取意识觉醒和言语劝导等策略，首先向其解释治疗需要，为说服患者，应用了生理状况的信息，即详细向王先生解释多个糖尿病控制相关的指标，分析口渴、尿频、体重减轻是血糖偏高的症状，让他明白自己的病情，衡量和考虑是否接受胰岛素治疗。当王先生开始接受自我注射胰岛素并看到血糖得到控制时，说明王先生已经进入行动期。护士及时采取增强管理的策略，在对其肯定的同时，进一步评估其拒绝血糖监测的原因。当得知王先生对日间注射胰岛素的心理障碍是源于同事因注射胰岛素而引起血糖过低，最终造成严重的交通意外的替代经验后，护士首先接纳他朋友的经历带给他的恐惧和忧虑，然后针对性地向他解释，并一起制订治疗计划。最后，帮助王先生掌握注射胰岛素技巧，耐心指导每一个细节，并确保他掌握了自我注射方法。实践的成功经验增强了王先生对注射的自我效能感。在同王先生相处的整个过程中，护士始终运用帮助性的人际关系策略，用关怀、宽容、接纳和提供支持的态度，最终成功地帮助王先生达到了预定的目标。

三、健康信念模式

（一）健康信念模式的发展与核心概念

1. 健康信念模式的发展　20世纪50年代初期，美国公共卫生行政部门着重开展疾病预防相关课题，并在各地为民众提供低廉收费甚至免费的筛检服务，但实行多年后收效甚微，最终以失败告终。疾病筛检计划失败后，学者们开始研究计划失败的原因。1952年初，Hochbaum通过对1 200多名成人进行结核病X线筛检，调查其自愿参与的意愿，最终发现个人特定疾病筛检行为与其自我感知的疾病易感性和行动效益存在显著关联。Hochbaum的研究发表后，其他学者开始在预防行动、疾病行为和患者角色行为等领域进行健康信念和健康行为的研究。1974年，社会学家Becker与同事对健康行为和健康信念间的关系进行修改完善，提出健康信念模式（health belief model，HBM），解释为什么有些健康的人会支持并采取疾病预防行为，而有些患病的人却没有采取针对性行为对疾病进行干预和控制；强调了人们采取健康行为的基础是拥有健康信念。目前，健康信念模式已成为一个广泛应用的理论框架。

2. 健康信念模式的核心概念　健康信念模式以心理学为基础，由刺激理论和认知理论综合而成，是探讨个体主观心理过程对其行为影响的一种重要理论模式。健康信念模式原型由个人感知、修正因素和行为的可能性三个部分组成。随着研究不断深入，学者们发现个体对自身能够控制行为和健康结果的信念，是主观且可以被强化，会直接影响其行为和健康结果。因此，社会心理学家Janz和Becker把Albert Bandura的社会认知理论中的自我效能作为一个独立的变量融合到健康信念模式中。自我效能这一概念的引入进一步完善了健康信念模式，使其能够更加全面和深入地解释个体健康行为。

（1）个人感知：包括2个主要概念。一是自觉疾病易感性，即个体对特定疾病易感性的认知，指个体主观评估自己患某种疾病的可能性或风险；当个体知道某种疾病的发病率和流行情况后，会对自己是否会患此病作出判断；应用在疾病行为时，一般指个人对诊断的信任和接受程度。二是自觉疾病严重性，即个体对特定疾病严重性的认识，指个人主观评估某种疾病与其后果的严重程度，个人对患有某种疾病或不接受治疗的感受，此感受不仅包含医疗和临床上可能的结果（死亡、失能和生理疼痛等），也包括个人患病后在社会上可能发生的结果（影响工作、家庭生活和人际关系等）。2个概念构成了个人自我感觉的疾病威胁，而个人对疾病威胁的估计能预测其采取健康行为的可能性。

（2）修正因素：指影响和修正个体对疾病感知的因素，如人口学变量（年龄、性别、种族等）、社会心理学变量（人格、社会地位、同事和团体的压力等）及结构性变量（个人所掌握的疾病知识、疾病经验等）。行为线索和提示因素是构成修正因素的重要部分，即健康行为的诱发因素，如家人和朋友的劝告、大众媒体对疾病防治的宣传、医护人员的警告和提示等。这些因素也会影响个体对疾病威胁的感知，从而影响其采取健康行为的动机和倾向。

（3）行为的可能性：个体是否采取健康行为取决于个体自觉的行动效益和行动障碍。前者是指个体自觉采取健康行动所带来的好处，包括与健康相关（可减少疾病发生或促进健康）和与健康无关（如戒烟可节省开支、接受某项检查可以取悦家人等）的益处。此外，个体也会衡量所采取的行动中，哪一项对自身最有好处，然后才会执行该健康行动。自觉行动障碍是个体主观评估实施某项行动要付出的代价，包括生理上或心理上要为行动所付出的代价，和自觉行动所带来的负面影响。自觉行动障碍的范围很广泛，包括巨大的费用开支、可能带来的危险、使人不愉快的感觉、不方便和费时等。

个体首先会衡量行动所需付出的代价与效益，然后才决定是否采取行动。自觉疾病易感性与自觉疾病严重性为个体的行为提供动力。个体分析、衡量付出代价后换来的效益大小，如果效益大于代价，个体采取行动的机会就很大；相反，个体采取行动的机会就很小。

（4）自我效能：是对自我能力有正确的评价和判断，相信自己有能力控制内外因素并执行产生期望结果的健康行为。个体自我效能越高，自信心越强，采纳健康行为的可能性越大，执行健康行为的持续时间越长，成功的概率也就越大。自我效能会影响个体的感觉、动机和思考，进而影响其行为选择、努力程度和面临阻碍与失败时是否坚持下去等方面。因此，自我效能在制订健康生活目标的意向阶段、具体行为改变阶段和防止行为反复过程中都具有重要的调节作用。主要影响因素包括自身经验、替代经验、语言说服和生理状态。

（二）健康信念模式在护理领域中的应用

健康信念模式最早于1974年被应用于护理工作中，用来识别糖尿病患者的健康行为。随着健康信念模式的不断发展与完善，当前已在患者健康教育、自我管理促进及课程设计等多个护理领域得到广泛应用。

1. 患者健康教育　护士在临床工作中常承担患者入院时健康宣教、出院前健康指导和出院后健康回访等健康教育工作。在健康信念模式指导下，护士可通过正面激励、情感支持及健康知识科普等多种方式改善患者健康信念，调整其主观心理对行为的主导作用，有效提高患者对疾病知识的掌握情况。此外，护士可基于健康信念模式分析阻碍患者实施健康行为的因素，并将阻碍因素与其个体特点相关联，提早给予针对性干预，使其在护士的监督下采取适当的健康行为，促进疾病康复。当前，基于健康信念模式的健康教育已在消化道出血患者饮食指导、术后患者下肢深静脉血栓预防及介入手术后管道护理等多个临床护理相关场景案例中应用。

2. 自我管理　是指患者管理慢性病的症状、生理、心理和改变生活方式的能力，患者可通过积极参与自我管理促进康复和改善健康状况。护士根据健康信念模式，从疾病易感性与严重性、行为益处与障碍和自我效能等方面对各种疾病发作期和恢复期患者进行分析，从疾病基本知识和正向健康信念等模块制订相应的疾病干预方案，重点培养患者的疾病知识素养、提高医嘱依从性和增强其对抗疾病的自信心，继而改善其自我管理，促进康复。当前健康信念模式已被广泛应用于心脑血管疾病、代谢性疾病和癌症等疾病的自我管理中，能够显著提高患者疾病预防意识和健康行为采纳率，增强其疾病认知和治疗依从性，提高疾病管理能力，有利于实现群体疾病自我管理。

3. 护理课程设计　健康信念模式被广泛用于护理课程设计中，旨在提高教学效果和学生专业能力。基于健康信念模式的教学设计以个体行为转变为导向，根据核心要素设计教学内容，教学目的性更强，能够更高效地组织学生学习相关知识。当前，健康信念模式已应用于母乳喂养健康教育、院内感染防控护理继续教育、口腔护理健康教育等护理课程设计中，有助于增强学生收获感和相关知识掌握度，提升学生为患者提供支持的技能与意向，学生对课程认可度高。

（三）健康信念模式的应用案例分析

1. 案例介绍　陈女士，39 岁，已婚已育，与丈夫、儿子同住。中学文化，与丈夫同为出租车司机，每天工作 10 ~ 12 小时。初次诊断：左乳浸润性乳腺癌。医生行左乳癌改良根治术，术后病情平稳，准予出院。医生开处方：他莫昔芬 10mg，2 次 /d。出院前，护士给予内分泌治疗的健康宣教。随后，陈女士加入了乳腺癌学习群并参与了两次小组课堂，了解乳腺癌和内分泌治疗的基本知识，并学习疾病自我管理。3 个月后复查，医生了解到陈女士服药依从性不佳，病历评语为"不合作"和"缺乏乳腺癌术后管理的基本知识"。医生建议陈女士去乳腺护理门诊就诊，再次接受健康教育。丈夫陪同陈女士一起前往乳腺护理门诊，护士询问陈女士不遵医嘱服药的原因，陈女士表示：

"医生跟我说不吃药可能会复发，但我看出院小结上写肿瘤切得挺干净，我觉得这药吃不吃都行。"

"群里有人说这药作用效果不明显，吃了还可能导致子宫癌、阴道出血等情况，我被吓到了，更不敢吃了。"

"那么小的一粒药丸，哪有手术的治疗效果好，就算我坚持每天吃药，也不能降低复发率吧。"

"我也参加了几次医院健康讲座之类的活动，内容太多了，生活中有那么多地方需要注意，我没有信心坚持下去。"

"医生让我服药五年，时间太久了，我肯定做不到。"

通过面谈，护士发现陈女士认为自己的乳腺癌手术极为成功、不存在复发的可能性，对疾病复发和转移的风险与严重性的认知存在缺陷，自觉疾病易感性与严重性能力不足；认为内分泌治疗的副作用较大，会出现子宫癌、阴道出血等情况，对内分泌治疗的潜在风险掌握不足，自觉行动障碍较高；认为每天坚持服药也无法降低乳腺癌复发的可能性，对内分泌治疗的获益掌握不足，自觉行动效益低。此外，陈女士缺乏坚持服药的自信心，自我效能较低。上述因素成为陈女士执行乳腺癌术后内分泌治疗计划的主要障碍。

针对陈女士存在的问题，护士重新对陈女士进行健康教育，并澄清以下几项重点：①乳腺癌的治疗是综合治疗，手术和内分泌治疗都是不可缺少的环节。②服用内分泌药物的受益大于副作用。③遵医嘱每日服药是降低乳腺癌复发和转移的重要保障。同时向陈女士推荐了专门为乳腺癌患者设计的医疗互动和健康服务软件，鼓励其在软件上查阅乳腺癌治疗和护理的前沿指南、学习科普知识。

护士还列举了一些早期乳腺癌术后患者由于自行停药或漏服内分泌药物，导致转移和复发的真实案例。护士充分肯定陈女士在坚持服药方面的潜在能力，并邀请了一位完成五年内分泌治疗的乳腺癌患者和陈女士分享其疾病管理经验。

最后，护士和陈女士共同商量制订了短期和长期乳腺癌自我管理计划，并和陈女士丈夫进行单独谈话，告知其要督促陈女士按时服药，并给予陈女士安慰和鼓励。

2. 案例分析　单靠知识并不会引起健康行为的改变，陈女士参加了两次小组学习，但其疾病自我管理行为却未发生改变，为何她会不珍惜自己的健康？按照健康信念模式的观点，不难明白健康信念成为其自我管理行为的阻碍。针对陈女士对乳腺癌自觉严重性和易感性的意识薄弱问题，护士首先选择在认知层面进行健康教育，提升陈女士对乳腺癌复发和转移风险的重视。其次，鼓励陈女士使用专门为乳腺癌患者设计的医疗互动和健康服务软件，接受健康信息支持，利用医护人员警告和大众媒体对疾病预防宣传等增强患者疾病威胁感知，提高其采取健康行为重要性的认识。对于陈女士自觉行动获益不足和自觉行动障碍过高的问题，采用不服药导致疾病复发的反面实例和成功完成五年内分泌治疗的病友劝说，让陈女士意识到遵医嘱长期规律服药对其健

笔记栏

康的重要意义，为陈女士坚持服药提供动力。同时，护士在指导的全过程对陈女士进行正面激励，提升其自我管理信心，并劝说其丈夫要监督和鼓励陈女士，充分发挥其自我效能。

四、社会支持

（一）社会支持的概念和理论模型

1. 社会支持（social support） 是阐述人际关系的结构和相互作用的中域理论概念。在传统观念中，社会支持是社会网络（非专业人士）向个体提供的援助。支持可以来自家庭、朋友、邻居、同事、社会领袖、非专业或专业人士、义工和自助互惠小组等。专业人士提供的支持一般属于代理支持的范畴，是服务网络的扩展或补充，不可以取代社会支持。20世纪70年代，社区心理学的研究者用社会支持这一术语来指和身体健康有关的社会关系。70年代中期到80年代早期，学者们把社会支持视为具体的概念，很多文献用人际互动、人和关系等名词来描述。近年来，学者们用认知、支持的质和量、行为和社会系统等越来越抽象的概念来描述社会支持。虽然社会支持是一个很流行的概念，但是学术界对它的理论和操作性定义仍未达成共识。研究者从不同的观点来定义社会支持，但是大部分定义都包含正面人际互动或帮助性行为，大部分社会支持理论均假设援助来自社会网络成员的互相馈赠和接受，带来社会整合或归属感，也有学者认为社会支持是至少两个人为了对方的益处而交换资源。在对社会支持内容构成的研究中，House提出的四大支持内容受到其他学者接受和肯定，也是护理领域被参考和应用最多的理论。这四个内容包括：情感上、信息上、物质上和价值观上的支持。

（1）情感上的支持：提供情感上的协助，目的是建立一种"主观归属感，被接纳、被爱、被需要的情感，都是为人本身而提供，而非为事情而做"。

（2）信息上的支持：向个人提供面对和解决难题所需要的信息，包括提议个人从哪里（或如何）得到更多的建议。

（3）物质上的支持：向个人提供有形的资源，以移除或大幅度地减轻个人正经历的紧张环境，包括分担工作的压力、提供物品、提供服务或经济援助。

（4）价值观上的支持：帮助个人去评估其和环境的关系或环境对其的影响，如帮助个人去分析一件事对其构成的威胁，或其可用来面对压力的资源。

2. 社会支持的理论模型 大多数研究者对社会支持和身心健康的关系都给予充分肯定，但对于其作用机制，观点不一。目前主要有以下三种假说：

（1）压力缓冲模型（buffering model）：适用于解释社会支持帮助承受压力的个体建立促进健康的行为。社会支持资源提高了个人的认知能力，以应对充满压力的环境，使人在紧张的环境中能以较平静的心理和生理反应来面对，减少负面行为。在这种情况下，一个人更有可能适应压力环境，避免不良适应，减少对健康的不利影响。

（2）主要作用模型（main effect model）：认为社会支持具有普遍的增益作用，其效应独立于压力。即不管压力程度如何，社会支持对个体身心健康都有直接促进作用。社会支持水平越高，个体身心健康水平也越高。相对于孤立而言，融入社会网络能分担压力，使人参与促进健康的行为，并领略到正面的心理状态，如可预测性、稳定、有目标、归属感和安全感。此外，社会网络能提供多个健康服务的信息来源，并提供可预防疾病恶化的非正式健康护理。

（3）动态效应模型（dynamic-effect model）：认为压力缓冲模型和主要作用模型都不能完全反映实际情况。压力和社会支持的关系是相互影响和相互作用的，这种关系还会随着时间的改变而发生变化。社会支持和压力可通过直接或间接作用，共同影响个体身心健康水平。

（二）社会支持在护理领域中的应用

通过社会支持理论，护士可以为个体提供情感支持、信息支持、物质支持等来促进个体身心健康。1976年，学者们已经开始关注社会支持在健康中的作用。随着社会支持理论在护理领域的

笔记栏

不断发展和完善，已被广泛运用于促进患者疾病康复和减轻照护者负担。此外，社会支持理论也被用于促进护士职业发展。

1. 促进疾病康复　患者在疾病康复过程中会面临包括焦虑、抑郁、生活质量降低、工作效率受损和家庭冲突在内的多种问题，需要持续的社会支持干预，主要来源于家庭、朋友、同事、病友、社区、医院工作人员等。其中家庭支持对患者尤为重要，患者渴望得到来自家庭成员的关心、理解、尊重和鼓励。护士在调动患者社会支持网络和提高其社会支持效能方面发挥重要作用。护士通过教育和沟通协助家庭成员了解患者疾病情况，并通过组织家庭会议来加强家庭内部支持网络，进而促使家庭作为一个整体积极参与到患者康复过程中；同时，护士通过搭建病友小组，为患者提供分享经验和倾诉情感的安全环境，引导患者建立积极的社交关系；此外，通过和社区资源、家庭成员和医疗团队的紧密合作，护士为患者构建全方位社会支持体系，帮助患者顺利完成康复过程。多元化的社会支持不仅增强了患者对康复治疗的积极态度，提高其疾病自我管理能力，还加速了康复进度，显著提升其生活质量。

2. 减轻照护者负担　疾病照护者，特别是慢性病患者的长期照护者，承受沉重的照护负担，不仅会影响其身心健康和社会交往，还会导致照护质量不佳。针对照护者的社会支持涵盖政府、医院、社区和个人等提供的物质和精神支持。物质支持包括医疗救助、医保补贴等，可减轻照护者经济负担；精神支持包括医护人员专业指导、其他照护者传授照护技巧、亲戚朋友情感安慰和鼓励等，可帮助照护者缓冲心理压力，促使其尽快适应照护者角色。目前，护士为照护者提供的社会支持干预有线下和线上两种形式。照护者线下可以参加讲座、患者家属支持小组和照护者培训项目等；线上途径则包括在线研讨会、在线视频指导、移动应用程序、微信公众号等。线上线下相结合的途径也很常见，如线上学习结合线下小组讨论、经验分享和专业支持等。照护者能够获得照护技巧指导，增强压力应对能力并建立良好的社会支持网络，从而有效提升其心理健康和照护能力，减轻照护负担和照护过程中产生的负面情绪。

3. 保障护理职业发展　医院和社区护士面临工作强度高、职业激励不足、护患关系紧张和发展资源匮乏等挑战，需要来自组织、上级和同事的多形式支持。研究表明，社会支持对护士的心理健康、职业发展和团队协作都起到积极作用。目前，护理管理者已经开始重视为护士提供更多的社会支持。他们通过组织培训和集体活动，如护理专业培训课程、科室团建、搭建交流论坛等来提高护士团队合作和沟通能力，增进同事之间的互动和支持。此外，医院还为护士提供适当的心理健康支持和资源，帮助其更好地处理工作中遇到的压力和情感负担。通过这些社会支持，护士能够实现专业知识更新和操作技能提升、有效减少职业倦怠、提高工作效率和护理质量。

（三）社会支持的应用案例分析

1. 案例介绍　王大爷，78岁，退休前是一名工人。妻子去世多年，有一儿一女，女儿在外地工作，很少回家。王大爷五年前被诊断出患有阿尔茨海默病，已发展到重度失能阶段，需要全天候照顾。日常生活活动如进食、穿衣、洗漱等，完全依赖于儿媳李女士（50岁的家庭主妇）。李女士原本活泼开朗，喜欢和邻居聊天和跳广场舞。然而，自从王大爷病情加重后，她的生活几乎完全被照顾公公占据，没有时间和精力参加以前喜欢的活动。王大爷需要服用多种药物来控制症状，包括抗痴呆药物、抗抑郁药物等。但由于记忆力减退，需要李女士监督和协助他按时服药。李女士由于缺乏专业的护理知识和技能，在帮助王大爷翻身和洗澡等方面感到很吃力，甚至曾经因此受伤。她的身体状况也因长期的照顾工作而变差，经常感到疲惫和身体不适，也感到压力重重，有时会感到沮丧和无助。她经常向丈夫倾诉心中的苦闷，但是李女士的丈夫认为自己赚钱养家，而李女士只要在家照护老人而已，过于矫情，李女士经常和丈夫为此发生争吵。此外，由于只有丈夫一人工作，王大爷的医疗费用和生活护理费用也是家庭的一大负担。

作为个案管理者，老年专科护士了解李女士的情况后，便召集相关医护人员开会，讨论李女士目前状况、评估各方面需要和策划干预方案。评估结果显示，李女士迫切需要在照护王大爷的同时，维持自身生活质量和身心健康。要达到这个目标，有赖于护士为李女士制订干预方案，并付诸实施。在照顾王大爷的过程中，李女士面临诸多挑战：由于缺乏专业护理知识和技能，李女士在照护工作中感到吃力，甚至受伤；全天候的照护使李女士的社交圈逐渐缩小，经常感到孤独和沮丧；丈夫不理解李女士的照护压力甚至与之争吵，进一步加重了李女士的身心负担；而王大爷的医疗开销也给李女士一家带来沉重经济负担。

面对这些挑战，李女士需要更多外部支持和帮助，包括照护信息、情感和物质支持，以提高照护能力和改善身心健康。护士为李女士制订了个体化的阿尔茨海默病照护者培训课程，传授阿尔茨海默病照护知识，并教会她在照顾王大爷生活起居时如何正确发力和省力，还帮助李女士安装了服药提醒软件。

考虑到李女士作为主要照护者的心理压力和需求，老年专科护士着重为其提供情感上的支持和鼓励，包括安排定期的家庭会议，鼓励李女士和丈夫互相倾诉彼此的感受和需求，并运用认知行为疗法和正念减压等方法来帮助她减轻心理压力。护士向李女士的丈夫解释妻子所承受的照护负担和情感需求，建议他倾听妻子的感受和帮助分担照护责任。此外，护士鼓励和李女士一起跳广场舞的朋友定期和她保持联系，关注她的情绪和需求，让她感到被关心和支持。最后，护士鼓励李女士带着王大爷参加阿尔茨海默病家属联谊会和家庭支持小组，和其他面临类似挑战的家庭成员建立联系，互相支持和鼓励，交流和分享照护过程中的心得体会和照护经验。在护士的帮助下，李女士心理压力获得缓解，对生活重拾信心。

物质支持方面，护士向李女士介绍了阿尔茨海默病的相关政策。她告知李女士，政府可以每年安排王大爷短期入住养老机构或专业养老组织及提供居家上门照护服务，以减轻李女士的照护压力，让她有机会继续和朋友社交。护士还提醒李女士，家庭困难或病情较重的阿尔茨海默病患者可以申请残疾人证，从而享受相关权利和获得社会保障。另外，护士帮助王大爷办理了阿尔茨海默病门诊特病认证，使其在门诊检查和治疗时，也可以享受住院治疗同样的医疗费用报销政策，减轻了李女士一家的经济负担。

2. 案例分析　照顾患有重度阿尔茨海默病的王大爷对李女士来说是一个巨大挑战，严重影响其正常生活和社交。护士的重要职责是提供教育和支持，指导李女士和其丈夫学习更多知识。支持理论所描述的信息、情感、物质和价值观的支持，能帮助护士根据李女士不同角度的需要，提供适当的干预。信息支持包括为李女士制订照护阿尔茨海默病患者的培训课程，帮助她提高照护技能。情感支持在该案例中尤其重要，不仅能增加李女士的照护信心，还能帮助其获得自信、自爱、减少焦虑和抑郁。老年专科护士在情感上的支持并不能完全帮助李女士应对来自疾病的照护负担，还要有来自丈夫、朋友和家属互助会成员的情感支持。物质上的支持，如帮助王大爷办理阿尔茨海默病门诊特病认证，既减轻了李女士的经济负担，又增加了其休息与社会交往时间。

（安力彬　郭爱敏　许　勤　柏亚妹）

本章小结

本章简要介绍了护理理论的基本组成与构建，阐述了高级护理实践的核心概念及意义，列举了高级护理实践发展过程中形成的相关理论及其主要作用。这些理论可以帮助高级实践护士明确自身的角色功能和核心胜任力，界定高级护理实践的范畴，为高级实践护士的实践活动提供理论支持。本章还针对高级护理实践中常用的4个中域理论（赋能、跨理论行为转变模型、健康信念模式和社会支持），从理论起源、核心概念和理论模型内涵及在护理领域中的应用进行了系统介绍，并结合实际案例，分析了如何应用这些理论指导护理实践。

笔记栏

思考题

1. 简要说明护理的 4 个核心概念之间的关系。

2. 作为一名高级实践护士，以本章所学习的高级护理实践相关理论作为指导，阐述如何在临床实践中发挥你的角色功能？

3. 请选取 1 位患者健康教育案例，思考如何应用跨理论行为转变模型促进患者的行为转变？

4. 基于社会支持理论，高级实践护士应如何帮助患者建立良好的社会支持系统？

5. 如何将健康信念模式与其他健康促进理论相结合，以更全面地理解和预测个体的健康行为？

笔记栏

高级实践护士的培养

ER3-1
第三章
教学课件

在护理学科发展进程中，培养高级实践护士的核心能力对于提升护理服务水平和推动学科持续进步至关重要。护理硕士专业学位研究生教育不仅满足了高级实践护士的培养需求，还在一定程度上解决了高水平护理人才短缺的问题。本章将介绍高级实践护士培养的发展概况，以培养目标为导向，主要阐述护理硕士专业学位教育的课程体系及培养评价，并结合相关实例，为我国开展高级护理实践和积蓄护理人力资源奠定坚实的基础，进一步推进护理学科可持续发展。

第一节　高级实践护士培养的概述

高级护理实践的发展不仅影响到临床护理实践，还与护理学科的战略规划紧密相连。护理学科的发展与高级实践护士的培养相互促进，后者作为护理学科专业化的一部分，提升了整体护理服务质量，并推动了护理教育体系的深化与创新。

一、高级实践护士培养与发展

高级实践护士的培养受到全球医疗保健体系的关注。通过高级实践护士的培养提升护士的专业能力，使其能够在临床复杂环境中独立进行精准的护理诊断、护理方案制订及科学决策。高级实践护士的培养模式强调理论与实践经验的紧密结合，旨在提升对患者的管理能力和临床决策能力，能满足患者日益增长的护理需求。

1992 年，我国护理学科作为学科专业目录中临床医学的二级学科，开始了护理学术型硕士研究生教育。护理研究生教育为我国护理院校培养了一批护理人才，加强了护理师资队伍建设，也推进了护理专业的发展。随着社会经济、医学和护理学的快速发展，依托于临床医学教育下的护理学术型硕士研究生的培养方向、培养类型及医学学位授予等，已不能适应现代护理学科和实践的发展。2010 年 1 月，我国国务院学位委员会通过了《护理硕士专业学位设置方案》，以创新护理专科人才的培养模式，为我国开展高级护理实践奠定了基础。

2011 年 3 月护理学被确认为一级学科，同年 8 月批准首批护理学一级学科博士学位授予单位后，高等护理教育迅速发展。2021 年底，我国共有 280 余所高校开办护理学本科教育，120 所高校开办护理硕士研究生教育（其中 78 个学术型护理硕士点、122 个专业型护理硕士点）。2023 年底，29 所高校拥有护理学一级学科博士学位授权点，以及覆盖院校教育、毕业后教育和继续教育 3 个阶段的培养体系，为实施多层次、全方位培养护理人才提供了基本条件。

二、高级实践护士培养的基本要求

培养高级实践护士标志着我国在护理研究生人才培养分型上迈出了第一步。高级实践护士肩负着为社会民众健康服务的责任，高等护理教育机构所培养的未来的高级实践护士，必须掌握最新的科技、医学、护理知识和技能，具备敏锐的观察力、批判性思维能力和临床思维能力，了解并满足患者及人群对健康的需求，能提供高质量的专科护理服务。高级实践护士培养应满足以下基本要求：

笔记栏

1. 硕士研究生教育 高级实践护士是经过护理专业高等教育的专门人才。目前大多数国家对高级实践护士的基本条件是研究生教育背景（硕士或博士），从学科发展和实践研究角度而言，这是培养高级实践护士的主要途径。因为研究生教育对学生提出了较全面的培养目标和具体要求，培养了学生教学、科研、管理、决策和专科护理实践等综合能力，为学生成为高级实践护士奠定了扎实基础。而普通护士在专科工作的实践能力主要是通过临床实践或由医院组织的继续教育项目获得。高级实践护士培养推荐以硕士研究生教育为最低标准。按照硕士研究生培养的要求，学生必须完成相应的理论课程、临床实践和科学研究并获得硕士学位。

2. 跨专业教育模式 由于护理学科的特性，其与医学、人文社科和公共卫生管理等有着十分密切和相辅相成的联系。因此，跨学科和跨专业的融合教育已发展成为解决未来愈加复杂的医疗保健系统问题的有效途径。跨专业教育不同于单纯的多专业并行教育，高级实践护士的跨专业教育模式包括共同策划、判断及制订教育目标，强调各专业所承担的角色及任务，以加强跨专业学科教育的协调性。

随着护理学科的发展，逐渐形成交叉护理学。交叉护理学是由护理学与基础医学、计算机信息科学、材料科学等综合而成的交叉学科群。采用护理学、信息科学、材料科学等领域的研究方法，进行个体化、精准化及智能化护理的基础与应用研究，包括研究各种护理问题的组学机制、通路及相关标记物；探讨护理数据和信息的界定、收集、处理和分析；设计、开发、实施和评价智能护理系统；各种护理用具的材料研究等。

3. 教学和临床经验丰富的师资 师资队伍综合素质直接影响高级实践护士培养的质量，教师最好能同时具备高等学校教师资格证书和护士执业证书。承担高级实践护士教育的教师不仅应掌握相应护理专科丰富的理论知识、科学研究的前沿发展，具备最佳证据总结及应用能力、高水平的临床护理核心能力、教育教学能力和科研能力，而且应具有丰富的临床实践经验。

4. 整合理论与实践 护理实践是高级实践护士最重要的核心能力，也是高级实践护士的首要特点。因此，高级实践护士教育必须包括理论教学与临床实践。高级实践护士不仅必须具备所从事领域的深厚理论知识，而且必须具备丰富的临床实践经验，能够处理临床各种复杂问题，比较全面地考虑服务对象，包括个体、家庭与社区所有的影响健康的因素。这些系统、扎实的理论基础和积累的直接临床实践经验，是高级实践护士具备其他能力的重要基础。因此，所有不直接从事临床护理实践的其他护理专业人员，如护理管理者或护理教育者，都不能被称为高级实践护士。

5. 丰富的临床实践资源 承担高级实践护士培养的高校，原则上应有护理硕士专业学位教育，同时必须具备医疗与护理资源丰富的附属医院或实践基地，可以提供学生进行临床实践和服务的对象。并通过循证护理方法，以专业的护理问题为研究内容，不断积累实践经验，收集和分析科研数据，并将科研结果不断用于临床实践，提升高级实践护士的各种能力，从而提高临床护理服务水平。

第二节 高级实践护士培养的目标

高级实践护士的培养目标侧重于使注册护士具备深厚的专科知识和复杂问题决策能力，且在特定的护理领域拥有丰富的实践经验，同时还包括具备较高的学术水平和管理能力，以满足临床护理的需求。

一、高级实践护士应具备的基本素质

1. 职业精神 热爱护理工作，具有正确的人生观、价值观和专业观；具备良好的职业道德和人文素养，发扬人道主义精神，履行防病治病、救死扶伤和保护人民健康的神圣职责；坚持

笔记栏

"以患者为中心"的服务理念，尊重生命、平等仁爱、真诚守信、精进审慎。

2. 专业素养　具有扎实的专业理论知识和熟练的专业操作技能，具备提供优质护理服务的综合能力；遵守护理相关法律法规和伦理道德，尊重个体和群体的价值观和独特性，真诚关爱每一位患者，保持高度的责任心和同理心；维护专业诚信，遵守专业实践标准，发扬爱伤观念和慎独精神；坚持人文关怀原则，具有勤于反思、勇于质疑和团队协作的精神；发扬利他主义精神，具有为患者服务无私奉献的高尚品德；勤奋学习，勇于钻研，及时更新相关领域知识，了解专业领域的最新进展和前沿动态，具有终身学习的理念和能力。

3. 科学素养与学术道德　坚持实事求是的科学精神和严谨的治学态度，在各项科学研究和学术活动中，体现求真务实、勇于创新以及追求卓越的科学精神。严格遵守国家法律、法规及规章制度，保护知识产权，严谨治学，探求真理，维护科学诚信，尊重他人劳动成果和技术权益；严格遵守学术研究和学术活动的基本规范和学术刊物引文规范，坚决杜绝有违学术道德和规范的行为，抵制学术不端行为；正确对待学术研究和学术活动中的名利与收益，不沽名钓誉、损人利己、急功近利。

二、高级实践护士的培养目标

高级实践护士的培养目标和人才规格反映了护理研究生教育的本质特征。高级实践护士的总体培养目标是面向国家护理行业对高层次专业人才的需求，以高级实践能力培养为主线，培养具备良好的政治思想素质和职业道德素养，具有护理学科坚实的基础理论和系统的专科知识、较强的临床分析和思维能力，能独立解决学科领域内的复杂护理问题，并具有较强的研究和教学能力的高层次、应用型和专科型护理专门人才。高级实践护士的具体培养目标如下：

1. 有理想　具有为护理事业做贡献的崇高理想、良好的职业道德、高度的职业认同感和专科护理信念。

2. 厚基础　掌握护理学科较宽厚的基础理论、专科实践知识、相关学科知识及与临床研究相关的方法论知识。

3. 硬技术　具有较强的实际工作能力，包括分析、决策和思维能力及临床教学能力等，能独立应对护理学科领域内的常见病和多发病患者及其家属的护理，掌握解决复杂问题的护理和专科技术，能对普通护士进行业务指导。

4. 会科研　能以循证护理为指导，具备查阅和评价护理研究文献的能力，学习并掌握临床科学研究的基本方法，促进科研成果在临床的转化及应用。

5. 善沟通　善于与患者及其家属沟通交流，强化与医技人员和社团组织的沟通合作，运用现代信息手段进行健康教育与管理。

三、高级实践护士培养的课程目标

课程目标是培养目标的具体化体现。在高等护理专门人才的培养中，课程是教学活动中内容和实施过程（或方式）的统一，课程是实现教育目的的手段，课程目标是确定课程内容和教学方法的基础。高级实践护士培养的课程目标如下：

1. 知识目标　高级实践护士培养的是护理专科人才，需要在本科教育以及具备基本护理工作经验的基础上进行。因此，知识目标既要强调护理专业知识，又要注重培养学生的跨学科知识和方法学知识。首先，对于护理专业知识，不仅掌握比较精和专的护理理论、基础和专科知识和技能，还需要熟悉护理领域内的前沿知识，通过学习与实践，能胜任高级实践护士的专科护理工作。其次，注重学科知识的交叉性和融合性，除系统化和专门化的护理学科知识外，要加强学习卫生政策、组织管理、卫生经济和社会科学等知识。跨学科知识并不是简单地将不同学科的知识相加或是层状结构的上升，而是根据建构主义强调对知识的融合性、对问题的探究性及对实践的综合性。最后，研究方法知识是关于学习者获得知识和技能的方法等相关知识。

2. 能力目标　随着人们知识水平的提高，对医疗服务质量的要求日益提高，高级实践护士正是为适应社会经济需求和医学科学的快速变化而产生的，且高级实践护士的服务范畴很广泛，所承担的角色也很多元化。因此，跨学科知识的学习更注重对学科知识的综合运用和能力的培养。"授人以鱼，不如授人以渔"，高级实践护士硕士教育需要在理论学习与临床实践中形成解决护理复杂问题的能力。高级实践护士必须将每个人或患者视为家庭和社会的一个成员来制订计划及提供服务。为了使高级实践护士能够胜任疾病预防、健康促进及一般急性和慢性病的护理等不同任务，在培养目标中尤其重要的是培养高级实践护士应该具备的核心能力。高级实践护士需要具备高水平的临床技能、批判性思维、领导力以及应急处理能力，能独立进行复杂的医疗决策并承担一定的管理职责。

3. 素质目标　高级实践护士的培养不仅注重专业技能的提升，还强调思想政治素质的培养。这包括提升他们的职业道德、职业责任意识、团队协作精神及对社会公共健康服务的理解，确保他们能够适应卫生保健服务的发展需求并具备高尚的职业精神。高级实践护士不仅要具备与人的健康有关的生理、心理和社会学的知识和技能，更应具备职业道德、爱心、责任心和奉献精神。在培养学生对自然科学、人文科学、医疗护理科学等知识的学习积极性和主动性的同时，帮助和培养学生热爱护理专业，具有良好的职业情感；培养热爱科学，勇于探索，不断进取的精神；养成热爱生活、乐于奉献的价值观；使学生的社会发展和个性发展达到和谐，推动护理学科的专业发展。同时，保持对新技术的适应性和持续学习的态度，以促进专业更新与发展。此外，因其工作往往涉及跨专业协作和患者教育，高级实践护士还需要良好的沟通技巧和团队协作精神。高级实践护士培养应强调实践能力和伦理素养，以确保在复杂医疗情境下的有效应对。

四、高级实践护士培养的临床实践目标

临床实践是培养高级实践护士最基本和最重要的环节。无论高级实践护士专修的是哪一个专科，临床实践学习需具有共同的专业要求。在健康和疾病连续体上的每个阶段，高级实践护士应为护理对象提供完善和高质量的护理服务。

1. 与同行及其他专业人员合作，统筹提供护理对象所需要的健康服务。同时运用管理技巧，赋能其他健康专业人士。

2. 实施个案管理，为患者提供个性化和有针对性的健康服务。以熟练的技巧收集患者的病史，进行身体评估，处理患者有关的健康资料，作为健康决策的参考依据。

3. 积极进行护理研究以评估服务效益，进行循证研究以提高服务质量，并证实和发展高级实践护士的现实价值。

4. 以实证为本，为患者进行护理与照护。运用缜密的评判性思维，为患者进行健康评估、制订护理计划、实施护理措施及评价。

5. 运用快速发展的信息科技，提供现代化的护理服务。以群体和社区的健康为出发点，运用促进与维持社区健康的策略。

6. 为社区、家庭提供健康管理，运用电子信息技术收集、分析健康资料和改进工作流程。

五、高级实践护士的核心能力

近年来高级实践护士在全球各地快速发展，我国也在探索适宜中国国情的高级实践护士角色发展路径。明确高级实践护士的核心能力是发展高级实践护士角色的重要环节，对于指导人才选拔、培训课程开发、角色考核与评价具有重要意义。高级实践护士的核心能力包含其胜任高级护理实践工作必须具备的知识、技能和素质，以便其在既定的角色和环境中提供安全和合乎标准的护理服务。

高级实践护士核心能力可分为综合核心能力与专科核心能力两种类型，前者对高级实践护士所应具备的能力进行较为广泛的界定，为高级实践护士角色发展提供宏观指引；后者则是对专科领域内高级实践护士的核心能力进行详细描述，为高级实践护士的专科化发展提供具体支持。

美国护理学家 Hamric 等人提出并修订了高级实践护士应具备的七种核心能力：即临床判断与决策制订、自主实践、复杂情境下的批判思考、教育与咨询角色、研究参与与证据应用、领导与管理、照顾与关怀。这些能力适用于照顾不同的个体、家庭和社区人群，包括以青少年、中年及老年人为对象的护理服务，也是设置高级实践护士培养课程的依据。根据我国高级护理实践发展情况，高级实践护士应拥有六大核心能力。

1. 直接临床实践（direct clinical practice）　直接临床实践能力是首要的核心能力。以循证护理和科研结果为依据，能体现整体与精确的观察能力、严谨与缜密的临床思维和分析能力，进行专家层次的护理临床实践；遵循"以人为中心"的原则，与患者建立良好的合作关系，凭借高水平操作技术的熟练应用，采用护理程序和合适的护理方法，进行健康和疾病的临床实践护理。

2. 临床指导与咨询（coaching and consultation）　能够不断完善护理教育策略，为患者及家属提供健康教育和指导；能与接受咨询者建立和谐、相互尊重和接纳的关系；准确和清晰地表达对个案及健康问题的专家意见；能够掌握咨询程序和护理专科知识，掌握人际沟通技巧，为人群提供顾问和专家层次的健康咨询。

3. 临床领导力（clinical leadership）　具有临床跨专业合作、协调及专业领导能力；能运用准确的观察力、合理的人力资源及其时间分配开展有效的管理工作，具有自信心和承担风险的能力；具有出色的人际关系、沟通、合作及自我反思的能力，尊重及接纳多元文化及不同意见与价值观；能协调互补、解决专业在临床遇到的矛盾，以及能领导和统筹健康服务。

4. 临床伦理决策（ethical decision making）　对临床实践中涉及护理伦理的矛盾及伦理冲突具有敏感性；在处理临床矛盾中能应用伦理决策的模式，收集文献资料证据，对价值观进行澄清，并能唤起相关专业人员的重视；熟练地运用沟通技巧和选择适当策略以促进临床的伦理决策；指导其他人员进行伦理实践，并通过机制改革来解决伦理实践中存在的障碍和局限性。

5. 临床研究（clinical research）　重视前人的护理科研成果，并能在实践中解释和利用研究成果，评价护理临床实践效益；具备一定的科研能力，能对护理专科领域的问题进行研究和参与他人的合作研究；把科学研究作为高级实践护士循证实践的依据，提供最先进、科学和合理的服务。

6. 自我发展（self-development）　具备对护理学科的敬业精神、高度的责任心和科学道德；能够不断地提升自我学习的能力和养成终身学习的习惯，提高护理专科能力；坚守职业操守，不断评估个人表现及服务效果；不断推进高级实践护士的高效率服务，实施多元化护理和体现自我价值，促进护理专业的可持续发展。

近年来，全球多个国家或地区建立了适宜当地医疗与文化环境的高级实践护士核心能力框架，但核心能力框架的适用性因国家或地区而异，目前国际上关于高级实践护士的核心能力仍缺乏共识。国内学者在 2021 年探索开发适宜中国本土医疗体系和文化环境的高级实践护士核心能力框架，为高级实践护士的培养与评价提供参考。该能力框架包括照护能力、咨询能力、协调能力、领导能力、教学能力和研究能力六大维度。其中照护能力是高级实践护士最重要的能力，包括病情观察、临床评估、计划制订、方案执行和评价改进；其次为咨询能力，包括为患者咨询和专业人员咨询；协调能力包括沟通能力和合作能力；领导能力包括质量管理和团队管理；教学能力包括专业教育和患者教育；而研究能力包括循证护理和科研创新。该核心能力框架关注高级实践护士的综合核心能力，具有一定普适性，可以与国内外研究者开发的专科领域高级实践护士的核心能力互为补充和支撑。

笔记栏

第三节　高级实践护士培养的理论课程与实践教学

在高级实践护士培养中，护理硕士专业学位研究生教育已成为我国培养高级实践护士的重要环节。尚未具备研究生学历的临床专科护士如具有良好的实践能力，可通过护理硕士专业学位研究生教育课程培养，提升学术研究能力，以达到高级实践护士的人才培养目标。本节主要介绍护理硕士专业学位研究生教育课程体系中理论与实践的教学内容。根据国务院学位委员会下发的《护理硕士专业学位设置方案》，2011年5月医学专业学位研究生教育指导委员会护理分委会组织专家制定了《护理硕士专业学位研究生指导性培养方案》。该培养方案中的课程设置包括公共课、专业基础课、专业课和学术活动4部分。其中公共课为国家规定的相关公共课程，如政治理论和外语等；专业基础课涵盖高级健康评估、高级病理生理学、高级药物治疗学、循证护理、医学统计学或临床流行病学5门核心课程；专业课为高级护理实践能力培养。以上三方面内容缺一不可，是高级实践护士课程设置的最基本框架。其他方面的课程，各高校的护理学院可以根据其不同的环境、学生特征、独特的任务和社区健康需求进行补充。目前，国内大多数院校实施的是公共必修课程、专业必修课程和选修课程相结合的课程体系。这些课程通常在第一学期或第一学年内完成，之后学生将进入临床实践阶段。

一、高级实践护士应掌握的基本知识

1. 基础知识　应掌握公共基础知识（外语和政治理论等）、医学基础知识（高级病理生理学和高级药物治疗学等）及研究基础知识（护理研究方法、医学统计学和文献检索等），作为护理硕士专业学位研究生需要进行深入系统学习，从而获得临床护理实践能力、教学能力、管理能力和开展护理研究的能力。

2. 专业知识　应具备本专科领域比较系统全面的护理理论和护理技术。护理专业知识包括高级健康评估、循证护理和所选专科的高级临床护理知识。掌握本专科领域常见病与多发病的病因、诱因、病理及病理生理基础、临床表现、辅助检查、治疗和护理程序等；掌握临床常用基本技能和相应专科护理技能；掌握在护理专业实践中有效沟通与合作的技巧、健康教育和患者管理的方法等。通过临床实践、阅读文献及参加国内外会议等途径了解和掌握本专科护理新知识和新技术，及时了解本专科领域的发展前沿和最新护理研究成果。

二、高级实践护士应具备的基本能力

根据我国护理硕士专业学位研究生的专业能力定位及护理硕士专业学位研究生临床实践情况及岗位要求，中国学位与研究生教育学会发布的2024版《研究生教育学科专业简介及其学位基本要求》中对护理硕士专业学位研究生应具备的基本能力进行如下描述：

1. 获取知识的能力　①具备多途径和多渠道获取包括临床医学基础理论和护理专业知识在内的多学科知识的能力，并能够将基础理论与护理实践相结合。②具备查阅专业文献获取从事本学科科学研究和临床护理所需的基本理论和方法、了解护理专业及相关领域国内外最新发展动态的能力。③具备自我反思、自我学习及个人专业可持续发展能力。

2. 临床实践能力　①系统熟练地掌握从事临床护理、社区护理、临床护理教学及护理管理的基本技能和方法。②具备健康评估及临床决策能力，运用护理程序对个体、家庭、社区和人群进行全面、系统、准确的健康评估及分析，制订并实施护理计划，评价护理效果。③熟悉并掌握基本护理技术操作及本专科领域内专科护理技能。④具有护理本专科急危重症患者的能力。⑤具备保证并持续改进护理质量及患者安全的能力。⑥能及时完成临床护理记录，书写规范。⑦通过学习及时了解本专业领域的国内外最新发展动态，有效地将最新知识、方法、技能应用于护理实践，促进专业服务能力持续提高。

3. 沟通交流能力　①具有在护理专业实践中有效沟通与合作的能力，既能够与护理团队成员及跨专业团队成员进行良好沟通交流，又能够对患者及家属进行健康教育及家庭照护指导。②具有良好的语言表达能力及外语应用能力。③有能力将个人的研究成果通过学术报告和发表论文等形式与同行进行交流，带动临床护理学科水平提升，促进学科发展。

4. 科学思维及临床研究能力　①具有逻辑思维能力，能将所学专业知识运用于护理实践，在实践中发现问题、分析问题并通过护理研究解决问题。②具有评判性思维能力，掌握最佳研究证据，结合临床专科护理、社区护理、临床护理教育和护理管理实践现状，对专业领域内存在的问题进行独立分析和循证实践。③具有创新思维能力，根据专业方向独立进行课题设计、实施研究方案和数据分析，能规范撰写本专业学术文章或研究论文。

5. 临床管理协调与临床带教能力　①具备临床护理管理的能力，参与护理团队建设、护理质量管理及护理单元管理等；具备临床护理教学能力，组织开展业务学习和护理查房等教学活动。②能够正确评估学生的学习需求，制订切实可行的临床教学计划，有效地指导学生的临床护理实践，并对学生的临床实习效果做出科学、客观和公正的评价。

三、高级实践护士培养的专业基础课程

高级实践护士硕士研究生教育的核心课程目标是让高级实践护士毕业生更好地承担社会责任及义务，进行健康评估、护理诊断及对患者直接护理，开展促进人群健康的活动。整个课程强调提高学生的正确临床决策能力，包括诊断、推理能力及综合健康服务能力。

在2024版《研究生教育学科专业简介及其学位基本要求》中，高级实践护士硕士研究生专业基础课程主要包括高级健康评估、高级病理生理学、高级药物治疗学、护理研究方法、医学统计学、文献检索等，并将其知识和技能融会贯通于专科护理实践中，从而获得综合实践能力。主要课程介绍如下：

1. 高级健康评估　高级实践护士应具备评估患者个人病史，生理、病理或心理改变的能力。评估应综合考虑患者所在家庭及社区的环境情况、成长过程与文化特点及患者所表达的健康需求等。高级健康评估的目的在于详细地了解患者情况，从而制订合适及有效的健康服务及促进健康的策略。高级健康评估的实现需要熟练的沟通交流技巧，因此学生还需要提高沟通和观察能力。

此课程学习应提供学生下列的知识与能力：①具有评判性思维及临床决策能力。②进行全面身体功能的评估、体格检查及恰当的诊断性测试。③对患者进行健康风险评估，包含生活方式及其他疾病诱因。④辨别常见精神或心理疾病的症状及体征。⑤根据实验室检查结果，分析相关的辅助诊断资料。⑥把评估结果与潜在的生理或病理变化联系起来。⑦基于评估得到的数据，确立及鉴别诊断。⑧为患者制订合适有效的护理计划，包括考虑和关注患者的环境、文化、种族及成长经历。

2. 高级病理生理学　高级实践护士应掌握疾病发生、发展的规律和机制，并以此作为临床评估、临床决策及个案管理的重要基础。高级病理生理学的任务是研究疾病发生的原因和条件，研究整个疾病过程中患病机体的功能、代谢的动态变化及其发生机制，从而揭示疾病发生、发展和转归的规律，阐明疾病的本质，为疾病的防治和护理提供理论基础。

此课程学习应提供学生下列的知识与能力：①能比较生命过程中的生理改变。②分析比较不同年龄生理改变和病理改变的关系。③综合有关疾病及病理改变的最新研究结果。④概述常见病的生理学、病理学及其临床表现。⑤分析疾病引发的病理反应及治疗原则。

3. 高级药物治疗学　高级实践护士应具备扎实的药理学知识，包括身体甚至是细胞对药物的反应，指导患者安全用药。高级药物治疗学课程的核心内容为常用药物的药理特性及治疗作用，与高级实践护士其他核心知识，如健康评估、病理生理学等都密不可分。在高级实践护士专科课程中，更要增加该专科特有药物的学习。

笔记栏

此课程学习应提供学生下列的知识与能力：①了解常用药物的分类及治疗范畴。②辨别身体对药物的生理和病理反应。③明确常用药物的药理特性、原理及作用。④辨别患者寻求处方的动机及评估服用药物的依从性。⑤为患者提供全面及适当的用药指导。⑥辨别单一药物及多种药物应用对患者的影响。

四、高级实践护士培养的专业课程

专业课程针对高级实践护士在不同实践领域所需的多方面专业知识和技能而设计，由于护理专科众多，难以按每个专科提供专门课程，通常开设高级护理实践课程，旨在加深学生对护理专业专科理论及实践的理解，拓宽其对国内外专科护理发展及实践的视野，为学生进行专科护理实践奠定良好的基础。

此课程学习应提供学生下列的知识与能力：①了解高级护理实践的概念、当前国内外高级护理实践的发展趋势及影响因素。②明确高级护理实践中的护士角色及相关问题。③掌握高级实践护士的培养、实践范围、岗位职责和核心能力。④分析护理理论或模式在高级护理实践中的应用。⑤掌握高级护理实践中的伦理原则、伦理和法律问题。⑥掌握高级护理实践的临床决策方法。⑦掌握进行个体化和群体化的高级护理实践方法。

五、高级实践护士培养的实践训练

1. 实践训练内容及要求　实践训练阶段重点培养高级实践护士的临床思维及专业实践能力，培养发现、分析及解决临床护理问题的能力。在带教老师指导下，管理 3～5 位患者。实践训练要达到以下要求：①熟练掌握常见基础护理技术和所在专科护理的基本理论、基本技能，熟悉常见疾病护理，注重理论与实践的结合。②熟练掌握健康评估技能及护理病历书写。③熟练掌握所选专科急危重症患者的救治原则与技能。④熟悉所在专科护理领域的护理管理特点。⑤参与所在专科的理论与实践教学工作。⑥在每个轮转科室完成护理业务查房、小讲课及读书报告各 1 次，在所选专科领域完成至少 2 份完整护理病历书写。

2. 实践训练时长　根据教育部相关规定和全国护理硕士专业学位培养具体情况，结合专业方向来确定时长，注重专业实践能力培养。一般规定 3 年制护理硕士专业学位研究生的临床轮转实践训练不少于 18 个月，其中本专科领域科室轮转时间 9～12 个月，本专科相关领域的轮转科室不少于 3 个月。

3. 实践训练考核　考核将围绕培训目标及培训内容进行，涵盖思想道德和职业素养考核，包括过程考核和综合考核。其中过程考核包括在每个轮转科室的护理个案、技能操作、参加病例讨论、护理查房、学术会议、读书报告情况和参与护理学生带教情况等；综合考核为临床综合能力考核，包括病史采集、体格检查、护理病历书写及临床护理技能操作与临床思辨能力考核。考核合格方可进入学位论文答辩阶段。

第四节　高级实践护士的培养评价

本节介绍高级实践护士培养的评价依据、评价体系、课程教学评价和临床实践评价，阐述高级实践护士的培养评价相关实例。

一、高级实践护士培育的评价依据

高级实践护士的角色能力发展是一个不断成熟的过程，高级实践护士的培养评价内容应包括患者、学科和专业三个方面。在患者方面，强调高级实践护士对患者本身的护理能力，如处理不

笔记栏

稳定或复杂的健康护理问题、提供个案管理服务满足患者多种健康护理需求、运用人际交往能力有效提高护患关系等。在学科方面，关注高级实践护士促进护理学科领域的改进和创新能力，如在群体中发挥领导力、制订和执行护理质量改进策略、提出循证护理实践方案等。在专业方面，注重个人推进护理专业发展的能力，如树立专业行为准则和向社会展示护理专业的优势等。

二、高级实践护士培养的评价体系

在我国，高级实践护士培养评价体系亟须系统化和全面化的建设，其强调教育质量的持续改进和保障。高级护理实践护士培养评价体系涵盖了不同层级主体并涉及多个机构，包括教育部门对护理硕士专业学位授权点评价、护理院校和临床实践基地教学效果评价及学生反馈性评价。

1. 教育部门对护理硕士专业学位授权点评价　国务院学位委员会和教育部组织的护理硕士专业学位授权点合格评估，是确保各护理院校的学位授予质量和学科建设水平的重要保障。评估内容主要包括：从目标定位、研究方向、师资队伍、学科方向、人才培养数量质量和特色、科学研究、社会服务、学术交流、条件建设和制度保障等方面。同时需对学位点进行周期性评估，对已通过合格评估的护理硕士专业学位点进行定期检查，确保其持续符合合格标准，推动护理学科建设和内涵发展。

2. 护理院校和临床实践基地教学效果评价　学生在高校进行理论知识课程学习过程中，会接受对本学科的基础理论和系统专业知识掌握度、临床分析和思维能力、在实际护理工作中技能运用能力、思想品德与职业道德、大健康管理能力等评价，评价方式多通过笔试、实操和课堂提问等方式，以便各护理院校评价自身教学效果。

临床实践基地通常为医院和社区卫生服务中心等医疗机构，是高级护理实践护士培养的重要组成部分。在临床实习过程中，学生将学到的理论知识应用到实际护理实践中，同时学习与护理团队合作和与患者沟通等重要技能。临床实践基地会定期对学生的表现进行考核，以评价本基地的带教效果；并向护理院校提供反馈意见，以协助护理院校改进教学质量。

3. 学生反馈性评价　学生的反馈也是高级实践护士培养评价的重要组成部分。护理院校通常会定期进行学生满意度调查，了解学生对教学质量、教学方法和教学资源等方面的意见和建议。学生的反馈可以帮助护理院校及时发现存在或潜在问题，并加以改进，提升培养质量。

三、高级实践护士培养的教学评价

（一）高级实践护士的课程评价

课程评价是一种价值判断活动，是课程体系中不可缺少的环节。护理硕士专业学位学生的专业必修课程、高级实践护士核心课程和专科课程的评价，应遵循方向性、客观性、激励性、计划性、实效性和平等性等原则，以学生的身心发展为主要目标，不仅要重视学习效果，还应关注学习的情态动机和方式过程，关注评价方式的多样性，将教学实施和评价的重心由教师"教"向学生"学"转移，为学生提供更多理论、情境和模拟实践的学习机会，进一步提高护理学生的自主构建认知水平和评价其探究性能力。课程评价主要包括以下五个方面：

1. 课程设计评价　高级护理实践课程通常涉及更高级别且较为复杂的临床实践和专业知识，课程设计评价需要综合考虑学科内容的科学性、实践需求的适应性、课程目标的明确性和可行性、教学方法的合理性和有效性以及课程的可持续发展性，包括课程中期评价、学生反馈和教师评估等，以便及时调整和优化课程设计，与时俱进。评价方法应当与课程设计和教学目标相一致，具有客观性、整体性、指导性和科学性，能够为学生提供有效的反馈和指导。合理的课程设计能够为学生提供全面和系统的护理知识和技能培训，为其未来的临床实践打下良好基础。

2. 教学方法评价　针对高级护理实践课程特点，多元化的教学方法能够进一步激发学生学习兴趣，增强思辨能力，提升沟通技能。课堂讨论、案例分析和模拟训练等方法均可用于高级护理实践培养。此外，教学方法的改革与创新、现代化教学手段的运用以及学生对不同教学方法的接受程度和反馈意见，均可以用于评价教学方法，需要根据教学内容及实际状况灵活运用。

3. 使用教材评价　高级实践护士的使用教材应反映当前的最佳临床实践、最新的护理专业知识和研究进展，与当前的临床指南和政策保持一致。从基础知识到专业技能，涵盖各种临床护理专业领域和实践场景。强调职业道德、患者安全、团队合作、有效沟通等护理实践的价值和标准。从而促进使用教材有效地支持高级实践护士在实践中的学习和发展，提高其在各种临床环境中的专业能力和综合素质。

4. 教学效果评价　教学效果评价是对教学活动及其结果进行系统和全面评估的过程。针对高级实践护士应评估学生是否掌握了课程内容的核心知识和理论，评估学生的思维过程及问题解决能力。评估所采用的不同教学方法在提高学生学习及实践方面的效果。通过学生反馈机制促进高级实践护士教学效果的提升，实现评价的可视化、客观化。

5. 学生表现评价　学生在课程学习过程中的表现是课程教学评价的重要指标之一。学生若想要具备高水平的实践能力，临床能力、理论知识和临床研究必须达到最佳平衡。评价学生表现需要考查其在理论学习和实践操作方面的成效，将终结性评价和形成性评价相结合。通过课堂小测验、参与讨论、模拟临床案例等形成性评价方式，帮助学生及时了解自己的学习进展，并根据反馈调整学习策略。教师可以根据期末考试成绩、临床实习表现和案例分析报告等终结性评价结果，判断学生知识水平、实践技能、态度和综合素质等的发展情况，为学生提供针对性的指导和支持，帮助学生克服学习障碍，提高学习效果。

（二）高级实践护士的临床实践评价

临床实践是高级实践护士培养的关键环节之一，是高级实践护士理论与实践融合，获得护理职业知识、技能、态度和行为等职业素养的重要途径，临床实践质量直接影响高级实践护士的人才培养质量。对于护理硕士专业学位研究生，临床实践的评价标准应该在学生进行临床实习前告知，以便保证其学习朝着正确的目标进行。

1. 专业基础能力考核　在学生完成临床科室轮转后进行，主要内容包括基础知识理论考核、护理病例的书写规范、专业相关技术操作、病史采集与评估、体格检查与诊断能力、急救和紧急处理能力、患者沟通能力、团队协作能力和查房教学能力等，通过多维度、多元化、多形式的考核对学生专业基础能力进行客观公正的评价，以便学生在临床实践中发现自身所长及短板，努力提升自我专业基础能力，实现自我成长。

2. 专业能力考核　在学生定科完成课题开题之后进行。①进行护理个案的书写考核，要求能够运用专业知识对疾病进行全面、系统和准确地评估，并制订出合理的计划和措施，主要考查的是学生的实践能力和创新思维。②进行急救技能操作考核，主要考查学生应对紧急、突发情况下的应对及处理能力。③进行专科诊疗思维考核，以临床护理病例为导向，主要考查学生发现问题、分析问题和解决问题的能力。④针对不同的专科性质，学生的专科能力考核和轮转科室考核会有所不同。内科专科方面重点考查学生处理内科疾病、药物管理、病情监测、慢病管理等方面的能力；外科专科方面重点考查手术室护理技能、伤口护理和术后监测等方面的能力，以及手术准备、手术风险评估和术后护理中的决策能力；急诊专科方面重点考查学生在急诊护理中的快速反应能力、危机处理能力和急救技能；妇儿专科方面重点考查孕产妇护理、新生儿护理和儿童护理能力，以及孕期并发症护理、产程管理和新生儿窒息等紧急情况下的处理能力。

3. 综合能力考核　评价学生临床实践经验分享研讨会或专题讨论会的表现，主要分为七部分。①清楚表述所讨论专题的重要性及待讨论的重点。②显示对论题的充分认识，对所讨论议题显示出强烈的兴趣，对相关的文献具有评判性思维能力。③内容条理清晰、汇报表达顺畅，观点前后一致并有较强的提炼和归纳能力。④有效地运用相应的媒体手段查阅最新资讯，规范化、翔实化的报告内容。⑤适当且充分地运用时间。⑥提炼主要论点、重点和难点，能与同学相互学习和交流。⑦具备比较扎实的理论知识，能清楚地回答同学提问。

4. 临床实习报告考核 在临床实践结束后提交的临床实习报告需要达到以下要求：①报告质量较高，报告结构、格式、用字及语法正确，意思表达清楚明确。②包含独特的创新观点，展现批判性思维和反思能力。③明确展示已查阅大量相关文献。④能采用多方面来源的信息。⑤能把学习或所查阅到的理论与临床实践联系起来。⑥能发现关键问题并提供富有逻辑性的讨论。⑦充分展现该临床实践报告的学习价值及成效收益。⑧报告中能明确而清楚地显示出学习的成果及个人专业的成长。⑨能显示出学生对所完成的临床实践有满足感及成就感。

在临床实践结束时，学术导师和临床指导教师应为学生提出修改意见，让学生受益。分数和等级并不是最重要的，最重要的是学生能采取正确的态度，接纳意见及善意的建设性批评并终身学习。

四、高级实践护士培养评价实例

我国目前高级实践护士的发展尚处于起步阶段，对高级实践护士的概念、培养、考核认证、评价、聘用等各方面都在逐渐探索与实践。高级实践护士的培养对象涵盖了护理硕士专业学位研究生、各领域专科护士等多种角色，下面着重介绍我国高级执业护师和专科护士培养评价实例。

（一）高级执业护师培养评价

高级执业护师是整合了护理和治疗等临床技能为一体，能够评估、诊断和管理患者的高级实践护士。国内某高校采用行动研究法构建高级执业护师方向研究生培养模式，设立课程及评价标准，把控过程质量管理及结果质量管理，形成了一套完整的培训内容、评价方式及培训体系，为各专科领域输送高层次人才。

1. 培训内容 课程体系以国际高级执业护师培养通用的 3 门课程为核心，即高级健康评估、临床药疗监护、高级病理生理，还包括高级执业护师专业角色发展、护理与卫生健康中的领导力、常见慢性病预防与筛查、慢性病管理与自我管理等系列课程，由医生、护士和护理学院教师共同担任课程教师。另外，临床实践环节建立以医疗实践为重心的不同专科轮转计划，通过资格考试、出科考试、阶段考核层层严格把关，培养学生扎实的医疗和护理实践能力。

2. 评价方式 包括知识评价、技能评价、患者评价和导师评价。知识评价以书面作业完成考核；技能评价以临床实景操作和模拟病例的处理进行考核；患者评价以问卷的形式了解患者对学生的服务态度、沟通能力和专业水平的评价；导师评价由导师根据学生的学习态度、临床表现和科研能力等方面进行评价，并给予具体的建议和指导。同时定期组织同行专家对学生进行评审，确保培养质量。

3. 评价体系

（1）多维度评价：涵盖知识、技能、态度和患者满意度等多个维度，确保对学生进行全面和客观的评价。

（2）定期评价：以周为单位对培训内容的掌握情况进行评价。

（3）综合评价：将各种评价方式的结果进行汇总分析，形成对学生的综合评价。同时，关注学员的个性化需求和发展潜力，为其制订个性化的培养方案。

（4）反馈机制：建立有效的反馈机制，让学生及时了解自己的不足和需要改进的地方，对培养方案进行修订，在后续培养中不断完善方案。

（二）专科护士培养评价

近年来，我国先后在糖尿病、静脉治疗、造口、急诊急救、安宁疗护和骨科等专科领域进行了专科护士培养的有益尝试。国内专科护士培训项目主要由国家或省市护理协会、省市护理质量控制中心、依托于医学院和医院的专科护士培训基地或海外专科护士培训机构组织开展。护士完成相应课程学习并通过考核后，可获得专科护士证书。也有与国际专科护理协会联合培养，考核合格后取得国际高级实践护士证书。

1. 专科护士培养评价依据 2007年卫生部颁布《专科护理领域护士培训大纲》，自此我国专科护士数量不断增加，覆盖领域不断扩大，专科护士评价多以其所需具备的核心能力为依据。随着专科护士培训方向的不断细化，专科护士核心能力评价指标的研究在危重症、血液净化、介入、急诊、糖尿病、骨科等不同专科领域均得到开展。

2. 专科护士培养评价维度 目前国内的评价维度多参考柯式模型，重点围绕培训对象展开，分为反映层、学习层、行为层和结果层四个层面。反映层与学习层着重评价培训对象对培训项目的满意度和对培训内容的掌握程度，而行为层与结果层着重评价培训对象在行为态度上的转变以及为组织带来的变化。

（1）反映层：主要是反映培训对象对内容的认知状态，通常采用满意度问卷的方式进行评估。

（2）学习层：以考核培训对象掌握培训内容为主，多采用理论测评、技能考核或者情景模拟等。

（3）行为层：主要评估培训对象培训后行为的改变程度，评估方法通常为问卷调查和访谈。

（4）结果层：主要评估培训给培训对象本人及其组织带来的成果，在这个阶段中既是对培训目标中根本要求的直观体现，又是培训活动组织者所关注的一个重点方面。

参考柯式模型对专科护士的培养进行评价，可以使评价更加全面、科学，也更具有社会公信力。

3. 专科护士培养评价过程 对专科护士培养的评价应覆盖其培养的全过程。教育培训初期制订明确的评价目标，确定短期及长期目标，确保评价过程能反映教育培训的即时效果和持久影响。教育培训中期，评价培训对象参与情况、学习态度、知识技能掌握情况和学习进度，以便根据中期评价结果对培训计划进行必要的调整，确保培训效果的完善。教育培训后期，评估培训对象的总体学习效果，包括知识和技能提升情况、专业行为准则和实际临床效果，以便总结评价经验，优化评价指标及评价效果。

4. 专科护士再认证 获取专科护士资格证书后的专科护士，还需经过评估和重新注册等再认证程序。2023年中华护理学会专科护士再认证培训项目正式启动。以重症专科为试点，针对已获得"重症专科护士培训合格证书"满5年，并持续在本领域工作的护理人员开展再培训，通过考核且成绩合格者颁发"重症专科护士再培训合格证书"。近年来，中华护理学会逐步构建专科护士同质化培训体系，组织撰写培训大纲及教材，设置模块化培训课程。随着医学的快速发展，专科知识与专业技术不断更新和涌现，专科护士需要持续提升自身护理能力，紧跟国际前沿持续学习专业领域的最新知识和技能，才能满足人民群众多样化、差异化的健康需求。因此，中华护理学会结合各医疗机构和专科护士的实际需求，形成《专科护士再培训认证试行方案》，进一步规范培训体系，探索专科护士职业进阶路径，引导其在专科领域充分发挥优势，为推动我国专科护理发展贡献力量。

随着医疗卫生事业的发展和护理工作的专业化，社会对高水平护理人才的需求日益增长。护理硕士专业学位教育与专科护士培训应互补衔接，在课程设置、评价考核、师资队伍的选拔、组织管理体系以及核心能力的培养等方面形成闭环。一方面，可以确保护理培养体系的连续性和完整性，为医疗卫生系统培养更多更优秀的护理人才，满足行业发展需求；另一方面，护理硕士专业学位研究生通常具有更高水平的专业知识和技能，能够提供更加优质和专业化的护理服务。通过与专科护士的有效衔接，可以促进专科护士群体综合能力提升，进而提升整体护理服务质量和水平，助力护理专业高质量发展。此外，专科护士通过进一步学习和提升，可以成为护理领域的骨干力量，推动护理学科的不断创新和发展，实现护理人才的优化配置，使不同层次、不同水平的护理人才发挥各自的优势，共同为医疗卫生事业的发展贡献力量。

教育培养评价是确保高级实践护士具备必要能力和技能的关键环节。通过多种评价方法和工具，包括教育机构的课程评估、临床实践单位的评价、学生反馈和满意度调查等，可以较为全面地评估学生在专业知识、临床技能、沟通能力、团队合作以及持续学习与发展等方面的表现。这些评价实践有助于发现培养过程中存在的以及潜在的问题，并及时调整教学策略和方法，以提高护理教育质量和效果。未来，随着高级实践护士培养的不断发展，需要更多专业认证机构的参与，为高级实践护士培养提供权威的认证和指导，进一步推动高级护理实践的发展。目前我国高级实践护士培养与评价工作都面临着问题与成果并存的局面，有待进一步形成系统的培养模式、实践框架和认证制度。

随着护理学科与多学科的相互渗透，理论互补、方法互恰、技术互鉴，护理学科的内涵不断丰富，护理模式由"以疾病为中心"的模式向"以人的健康为中心"的整体护理模式转变；护理实践由以疾病治疗为主向疾病预防、治疗和健康促进并重转变；护理服务领域从医院向家庭、群体和社区拓展，服务内容也从专注于医疗的相关护理向慢性病管理、康复护理、长期照护、安宁疗护等方面拓展。这一举措将进一步推动我国高级护理实践，为护理行业的持续发展注入新的动力。

（柏亚妹　张凤英　李素云　李惠玲）

本章小结

高级实践护士培养对于护理学科的发展具有深远理论价值与现实实践意义。本章通过详述高级实践护士培养的基本要求，课程体系的目标、结构、实施和评价四个构成要素及其实例，对我国开展高级实践护士培养提出了科学、具体和可行的要求。首先，提出高级实践护士培养应建立在硕士研究生层次，并对培养师资、教育模式和临床资源等提出了最基本的要求。其次，高级实践护士核心能力的提出，有助于指导高级实践护士实施以个人、家庭、群体和社区为主体的临床护理实践，明确高级实践护士的任务与工作重点。随后，进一步阐述了高级实践护士硕士研究生教育课程内容，包括理论课程的设置、临床实习实践的要求和安排、导师与学生的角色以及评价方式等，为我国高级实践护士的培养提供了具体、有价值的参考依据，这将为我国加快开展高级实践护士培养奠定良好的基础，推进我国护理研究生培养与临床护理水平的不断提高，有利于我国护理学科可持续发展。

思考题

1. 比较我国与其他国家高级实践护士培养方式的异同点，思考我国应如何加快发展高级实践护士硕士研究生培养？

2. 结合高级实践护士核心能力和我国护理硕士专业学位基本要求，谈一谈如何才能成为一名合格的高级实践护士？

笔记栏

第四章

高级实践护士的管理与评价

高级实践护士在提供全过程高质量护理、领导跨学科团队以及推动护理创新方面扮演着至关重要的角色。如何培养出一支业务精、能力强、素质高的高级护理实践队伍，建立规范、科学、标准化的高级实践护士培养模式和认证体系，明确高级实践护士在临床使用中的角色定位、工作职责和范畴，确定合理有效的高级实践护士使用和管理机制，探索一条中国特色的高级实践护士培养、使用和管理的合理化道路，充分发挥高级实践护士在专科护理领域的作用，推动高级护理实践的发展，是卫生行政部门、医疗机构管理者共同努力的方向。本章介绍卫生行政部门、医疗机构在推动高级护理实践中的角色和作用，高级实践护士的培养和使用，高级护理实践的服务评价等内容。

第一节　卫生行政部门在推动高级护理实践中的地位和作用

随着高级实践护士在全球范围内快速发展，多数国家和地区确立了高级实践护士这一角色，尽管国际上有关高级实践护士的研究报道具有趋同性，但由于各国发展差距较大，高级实践护士发展需求和环境也有所不同，各国的卫生行政部门在其发展和规范引导中起着极其重要的作用。卫生行政部门代表各级政府制订医疗卫生方面的法律法规政策，指导管理医院的运行和监督等工作，是高级护理实践活动的规划者和监管者。

一、卫生行政部门是高级护理实践活动的规划者

随着医疗卫生事业的迅速发展，人们对护理服务的需求不断提高，护理的工作范畴也在不断拓宽，高级护理实践已成为我国护理发展的必然趋势。目前我国高级实践护士的发展还面临着一些困难和挑战，如缺乏认证机制和相应的政策和法律保障，高级实践护士在执业范围、薪酬等方面仍存在一些限制，高级实践护士管理尚未完善，公众对高级实践护士的认知和接受度还不高，这都在一定程度上限制了高级护理实践的发展。

加强对高级护理实践工作的规范化管理，有助于推动高级护理实践管理体制、机制和制度创新，使高级实践护士队伍建设能平稳、健康发展，全面提升专科护理服务能力和专业技术水平。卫生行政部门作为高级护理实践活动的规划者，其职责包括以下五个方面：

1. 确立权威的资格认证机构　卫生行政部门有必要设立权威的高级实践护士管理机构，组织对全国高级实践护士进行教育培训、资格认证、质量控制等统筹管理，也可委托行业护理学会办理，从而避免管理混乱。高级实践护士资格认证机构必须具有执行相关认证制度的能力，在认证过程中能够客观、公正、独立地从事认证活动。

2. 制订并完善相关政策法规　卫生行政部门应组织护理学会等学术团体，结合我国高级实践护士培养现状，制订高级护理实践活动的总体发展规划及相关政策法规，明确高级实践护士的权利与义务，明确其在医疗卫生服务体系中的定位和作用，以保障高级护理实践的合法性和规范性，为高级护理实践提供明确的权责关系和分工安排，促进其规范、科学、有序、快速地发展。

目前全球有 44 个国家或地区已经立法授予护士处方权，为我国的高级护理实践相关制度和保障提供了借鉴和参考。我国护理学界正在对高级实践护士执业和管理进行深入研究，为相关制度和保障措施的出台提供理论基础。在此基础上做好高级实践护士执业上的顶层设计，从政策角度逐步放开对高级实践护士执业注册和执业范围的区域限制，探索给予高级实践护士独立执业的权限和处方权的可能性，使高级实践护士执业拥有更多的灵活性和自由度。

3. 指导并规范管理制度建设 卫生行政部门应指导医疗机构建立高级护理实践的制度框架，明确制度的范围、内容和目标，以保障高级护理实践活动的质量和安全。

（1）引导医疗机构设计高级护理实践的流程，包括患者接诊、护理评估、护理方案制订、护理执行、护理记录等环节。

（2）指导医疗机构建立健全的高级护理实践监管机制，包括内部监督、外部评估和第三方审查等，以确保高级护理实践的合规性和安全性。

（3）组织培训和指导，帮助医疗机构的管理者和护理人员了解并有效实施高级护理实践的制度和流程，提升其执行能力和水平。

（4）与医疗机构密切合作，定期评估和审查高级护理实践的制度建设情况，及时发现问题和不足，不断优化和完善制度框架，确保其适应医疗服务的发展需求。

4. 建立健全高级实践护士的培养和认证体系 卫生行政部门应指导各医疗机构规范开展高级护理实践活动，构建适合我国高级实践护士发展的专科护理理论。

（1）加强对高级护理实践活动的科学研究，规范划分专科护理领域，将高级实践护士工作的领域拓展到多学科护理领域，使更多患者接受专业化的护理服务。

（2）规范各领域高级实践护士的准入标准、培训内容和进阶制度。

（3）根据高级护理实践的需求和发展趋势，依托中华护理学会、全国护理高等教育委员会等学术团体，制订并推广相关的培训计划和课程体系。

（4）推动建立高级实践护士的专业认证、再认证各项指标及标准，明确高级护理人员的职业标准和能力要求。

（5）加强师资队伍培养和培训基地建设。

5. 为高级实践护士发展提供支持与保障 探索符合我国国情的高级实践护士的人员配置、选拔、工作职责、绩效考核、薪酬福利等管理制度，激发高级实践护士的工作积极性和创造性。

（1）资助医疗机构开展高级护理实践相关的科研项目，鼓励护理专业人员参与科研活动，推动高级护理理论和技术的发展与创新。

（2）设立激励机制，对在高级护理实践中表现优秀、取得显著成效的医疗机构和个人进行宣传或奖励，推动高级护理实践的持续发展和壮大。

（3）设立专项资金，用于支持特定领域或重点项目的高级护理实践活动，如老年护理、儿科护理、重症监护、传染病护理、急诊急救、康复护理、中医护理等，以满足社会公众对护理服务的多样化需求。

二、卫生行政部门是高级护理实践活动的监管者

高级护理实践的质量不仅取决于高级实践护士的素质和技术水平，也有赖于卫生行政部门的质量监督和管理水平。卫生行政部门作为高级护理实践活动的监管者，其职责包括以下四个方面：

1. 督促落实高级护理实践活动的政策法规 卫生行政部门应充分认识高级护理实践活动发展的重要性、必然性和紧迫性，将其与医药卫生事业发展规划相结合，组织医疗机构贯彻落实各项相关政策法规。卫生行政部门为医疗机构提供监管指导与培训，包括有关高级护理实践的法律法规、政策文件、制度规范等方面的培训，帮助医护人员全面了解监管要求，提高规范执行能力。同时卫生行政部门应督促各医疗机构落实高级护理实践的各项规章制度，在组织实施高级护

55

理实践活动过程中，细化工作指标和任务，结合实际、积极探索、总结经验、逐步推广，确保各项任务落到实处，从而促进高级护理实践的稳步发展。

2. 监督与评价高级护理实践活动　卫生行政部门应明确高级护理实践活动的督查机构，并对医疗机构高级实践护士工作进行日常监督管理。

（1）加强对高级实践护士培训工作的督导和管理，评价高级实践护士培训需求和培训效果并持续改进培训质量，包括对培训基地进行教学情况评估、满意度调查等。

（2）制订医院临床高级护理实践工作考核评价标准，监督和管理医院专科护理质量，使患者得到优质、高效、专业的护理服务。

（3）医疗保障部门应加强对纳入医疗保障基金支付范围的高级护理实践服务行为和医疗费用的监督管理。

（4）对高级实践护士资格证的有效期作出明确规定，制订再认证细则并督促落实。

3. 建立监管平台和信息库　ICN 在 2000 年启动了国际开业护士/高级实践护士网络交流平台，以促进全球具有相同兴趣的高级实践护士之间的交流。但由于不同国家之间、同一国家不同机构间的医疗环境和文化具有差异性，我国卫生行政部门仍需根据自身的发展现况建立我国特色的监管平台和资源库，提供相关法律法规、政策文件、制度规范等资料，同时平台统一管理高级实践护士的人员资质和培训情况，形成高级实践护士人员信息库，确保参与高级护理实践的人员接受过相关培训和考核，具备相应的资质。通过平台监督医疗机构是否建立了定期检查和评估高级实践护士能力的机制，明确监督评估的频率、内容和责任部门，确保机制的执行和落实。

4. 建立违规惩罚机制　卫生行政部门需建立违规惩罚机制，对违反高级护理实践相关法规和规定的医疗机构和从业人员进行处罚，以维护医疗秩序，保障患者安全。加强对专项资金使用的监督和管理，确保资金使用合法、合规，确保经费支持能够真正用于推动高级护理实践的持续发展和改进。

第二节　医疗机构在推动高级护理实践中的角色和作用

在高级护理实践的发展过程中，医疗机构同样起着不容忽视的作用，医院管理层是高级护理实践活动的培养建设者，科室管理者是高级护理实践的推动协调者。

一、医院管理层是高级护理实践活动的培养建设者

高级实践护士的培养与使用、岗位的设定，高级护理实践活动的规范与推进，均离不开医院在政策及人、财、物等多方面的支持。医院管理层既需要在政策上加以引导，引导全院医务人员正确认识并支持高级护理实践工作，为高级护理实践活动的发展创造良好的环境条件；又需要积极解决高级护理实践活动发展过程中的障碍，在高级实践护士培养资金、学习机会、高级实践护士地位及待遇上给予大力支持，为临床高级实践护士的使用提供机遇和平台，为高级护理实践活动在中国的发展创造良好的条件。总而言之，医院管理层是高级护理实践活动的培养建设者。

（一）制订高级实践护士培养方案，积极培养高级实践护士

制订高级实践护士培养方案，积极培养高级实践护士并逐步提高其专业能力是护理学科建设的重要组成部分，是促进护理学科发展的重要战略举措，是推进高级护理实践活动的基础与灵魂。

1. 明确高级实践护士培养目标　医院管理层应重视高级实践护士人才培养规划体系的建立，立足医院学科的发展、临床护理工作的需要及护理队伍的现状，科学评估高级实践护士岗位需求，明确医院高级实践护士培养方向、目标、数量等，结合医院的重点学科培养相关领域的高级实践护士，以点带面，逐步推进。

2. 明确高级实践护士培养选拔条件及流程 明确高级实践护士培养的选拔条件，是培养高级实践护士队伍的基础。医院管理层可以依据上级单位制订的高级实践护士培养的准入标准，结合医院的人员结构和重点专科方向，从专业素养、学历层次、工作经验和专业能力等方面设定适合各医院发展方向的培养选拔标准。医疗机构应明确高级实践护士选拔流程，可采取申请者报名、科室推荐、选拔考试、护理部竞选或选拔小组审批等方式。

3. 拓宽高级实践护士培养渠道 高级实践护士发展培养可采取分类培养的方式：对资深的临床护士侧重于强化训练科研、循证、教学能力；对具有研究生学历的护士则侧重于训练临床疑难病例分析、沟通交流等能力。同时积极争取各方面资源，不断拓宽高级实践护士的培养渠道，并加强高级实践护士的在岗培训和继续教育工作，为高级实践护士提供继续学习、外出进修的机会，以促进医院高级实践护士队伍的茁壮成长，提升专科护理水平。

（二）建设高级实践护士岗位管理体系，明确职责与考核制度

医院管理层应加快高级实践护士岗位体系建设，为高级实践护士发挥作用铺平道路。对高级实践护士岗位职责、任职资格、工作模式、所属部门和薪酬待遇等进行完善，为高级实践护士在专科护理领域充分发挥其作用提供平台。

1. 明确高级实践护士岗位设置及职责 建设岗位管理体系首要的工作是设置高级实践护士岗位并明确岗位职责。目前各医疗机构对高级实践护士的岗位设置、岗位职责、岗位待遇各不相同，未对高级实践护士设置进阶层次，影响了高层次护士人才的发展和使用。为此各医疗机构在积极探索高级护理实践活动的推行，近年来有的医院已开设专科护理门诊，由专科护士提供专科护理诊疗服务；有的医院已引进并全面落地高级实践护士护理模式，在内科、外科、肿瘤科、老年医学科设立多个高级实践护士岗位。

2. 完善高级实践护士绩效考核制度 建立体现专科护士岗位职责和知识价值的岗位考核体系。通过岗位评价建立与高级实践护士岗位相配套的薪酬待遇，完善高级实践护士绩效考核制度，体现其岗位价值，起到激励作用。每年对高级实践护士的工作数量和质量进行绩效考核，可包括个案护理、护理查房、护理会诊、疑难护理病例讨论、临床带教、继续教育、医德医风考评等情况，作为高级实践护士薪酬待遇、层级或者职务晋升等方面的重要考量因素，结合实际情况改善和提高高级实践护士的薪资结构。

（三）建立高级实践护士角色引入机制，制订相应管理规划

医院管理层建立正确临床角色引入机制是助力高级实践护士顺利与临床接轨的重要措施。

1. 提高管理层对高级实践护士定义及实践范围重要性的认识，制订相应管理规划，防止管理者支持不足导致工作动机降低。

2. 加强同行对高级实践护士角色内涵的理解，通过向工作人员引入高级实践护理概念，加大宣传力度，主动讲解其在医疗机构中的岗位与作用，利用平台展示高级实践护士工作状况和成果。

3. 多学科团队支持系统对高级实践护理专业发展具有积极意义，完善支持体系以促进高级实践护士角色良性发展。

二、科室管理者是高级护理实践活动的推动协调者

科室管理者在认清当前护理发展形势的基础上，要积极抓住发展的机遇，在政策允许的范围内，积极探索高级实践护士发展的实践经验，为推动医院高级护理实践活动的顺利开展创造良好的环境。

（一）科室管理者应充分发挥高级实践护士效能

科室管理者应在医院建立的高级实践护士岗位体系下，积极培养高级实践护士，充分发挥高级实践护士的岗位职责，优化高级实践护士的岗位绩效的科室分配，促使高级实践护士职能作用得到充分发挥。科室管理者应协助构建多学科协作的护理体系，充分发挥高级实践护士的专业知

笔记栏

识和技能，通过与其他学科人员的紧密合作，共同解决复杂的临床问题。科室管理者应提高患者及社会对高级实践护士的认知，期待未来增加支持力度，为高级实践护士提供展示的机会和平台。

（二）科室管理者应分步骤、分阶段促进高级护理实践活动的顺利开展

随着患者对专科护理服务需求的显现，单纯技术熟练型的护士已不能满足现代护理工作的需求，科室需要临床经验丰富、专科技术娴熟、专业知识扎实及综合素质全面的高级实践护士，为患者提供专门化的护理服务、解决专科护理难题，进而成为护理发展的领军人来带动科室护理技术的发展。在高级护理实践活动的起步阶段，科室管理者应重点处理好引入、实施和长期可持续发展的三个阶段来促进高级护理实践活动的顺利开展。

1. 引入阶段　确定在各种不同的实践环境和照护模式中，高级实践护士能够满足患者、家庭或科室团队的需求，确保高级实践护士的角色类型、角色能力和实践范围能够很好地迎合需要。

2. 实施阶段　提高对高级实践护士如何影响患者、家庭或科室团队系统效果的认识；监测实践模式的动向，包括角色活动的发展、维持以及角色执行的障碍和促进因素，以促进最佳地利用和实施高级实践护士角色。

3. 长期可持续发展阶段　识别高级实践护士的现行发展和趋向，以及角色调整与支持的需要，以确保高级实践护士角色满足科室发展的长期需求。

第三节　高级护理实践的人才管理

高级护理实践已成为推动专科护理发展、满足人民群众日益增长的多元化健康需求的重要力量。医疗机构应积极培养与引进高级实践护士，为其提供良好的职业发展环境与支持，充分发挥其在护理服务中的核心作用。为加强高级实践护士的管理，美国于 2008 年发布了高级实践注册护士管理共识。该共识认为，具有一定临床实践经验的注册护士在经过官方认定的某一专科领域的项目培训后，通过资格认证，同时完成研究生学历教育，方可从事高级护理实践工作。本节以该共识为主线，参考国内外发展现状，从高级实践护士准入、培养及认证方面来阐述高级护理实践的人才管理。

一、高级实践护士的准入

高级实践护士的准入是通过设定一定的条件，确保高级实践护士入选的标准和质量，以维持和推动护理学科的进步。明确界定具备何种资质与能力的护士能被培养为高级实践护士，以及普通护士如何实现这一职业跃升，需要建立一套严谨、规范、公正的高级实践护士准入标准。

（一）国外高级实践护士准入

2002 年 ICN 率先提议，将研究生学历作为高级实践护士培养的准入标准。历经 20 多年的发展，目前几乎所有国家皆依据此标准进行高级实践护士的选拔。现阶段，国外高级实践护士的准入条件主要涉及教育背景和临床经验两方面。根据高级实践护士共识模型，高级实践护士的角色包括开业护士、临床护理专家、高级助产士和高级麻醉护士，所有角色均需满足注册护士这一基本条件，同时要求具备一定的临床经验和相应的临床护理知识和技能。各个国家不同岗位角色之间的准入标准稍有差别，主要由认证国家的相关机构决定。如在美国，高级实践护士的培养属于护理硕士培养中的一个方向，培养准入条件要求注册护士具备至少 1 年的临床护理经历，方能参加护理研究生入学考试。新加坡高级实践护士培养项目的准入标准为：①注册护士。②具有学士学位，且课程平均绩点在 3.2 及以上。③具备至少连续 5 年的临床实践经验。④具备研究生学历的注册护士，则需要具备一定的急危重症照护和精神健康照护的经历。

（二）国内高级实践护士准入

目前中国大陆地区高级护理实践的主要形式是专科护士，准入制度主要是基于原卫生部发布的《专科护理领域护士培训大纲》的要求，各省市再自行制订实施标准，多为培养项目的准入制度。鉴于我国护理学研究生教育现状，有学者指出当前发展高级实践护士不宜将研究生学历设为必要条件，应以资深临床护士作为发展高级实践护士的主要人才储备。医疗机构层面，在探索高级实践护士的培养方式时，主要采取降低学历标准或逐步过渡的方式进行高级实践护士选拔。如《江苏省专科护士培训管理规定》中规定报名者须符合以下基本条件：①临床注册护士。②本科及以上学历。③原则上40周岁以下。④具有8年以上的临床护理经验（含3年以上专科经历）。⑤具有2年以上的临床护理带教经验。浙江某医院设立高级实践护士时，学历标准为本科及以上，随着专业学位硕士研究生的扩招，逐渐调整为硕士研究生及以上的教育背景，目前的高级实践护士准入标准为：①护理硕士研究生及以上教育背景。②具备至少5年的临床工作经验。③具有高级护理实践资质认证。④具有健康教育和临床带教经验。⑤外语水平熟练。⑥具有良好的人际沟通和协调能力。⑦不断进取的创新精神。符合条件的护士前往国外知名医学中心接受高级实践护士课程和ANA认证的临床和教学相关课程培训，为期3个月，培训结束考核合格者方可获得高级实践护士资质。2021年，四川省某医院设立首批高级实践护士岗位，探索两种高级实践护士的准入模式：①同步选拔、分类培养。准入资质采用"老人老办法、新人新办法"：对于优秀的高年资临床护士，不硬性要求硕士学位，但必须具备本科学历、15年（含本专科5年）以上临床工作经验，同时重点考查其临床思维能力、学习创新能力等。研究生学历的护士，要求具备5年以上的临床工作经验，重点考查其可塑性和临床发展潜能。②"1+1"组合形式。选拔优秀的高年资临床护士作为高级实践护士，科室内部一对一配备研究生学历护士共同开展高级护理实践。

二、高级实践护士的培养

高级实践护士的培养是在先进的理论知识指导下进行临床实践，并在实践中应用和深化理论，其角色发展和临床能力在临床实践中不断积累，从而使实践和理论知识得到提炼和升华。培养过程涉及理论知识、临床实践、专业指导、跨学科教育、伦理与法律培训及继续教育等多个方面，严格的培养过程对提升高级实践护士角色内涵、实现高质量的护理实践标准、提供高水平护理以改善患者临床结局具有重大的临床意义。

（一）高级实践护士的培养基地

高级实践护士培训基地是为参加培训的高级实践护士提供专业理论课程和临床实践训练的重要场所。培训基地的设置应根据专科护理发展和高级实践护士培养的需要，并经过卫生行政主管部门或卫生行政主管部门委托的专业学会（或协会）的评审和认定。近年来，各省卫生行政主管部门相继制定了专科护士培训基地评审细则，如江苏省、广东省、湖南省、贵州省及重庆市等卫生行政主管部门都颁发了《专科护士培训基地评审细则》并实施。截至目前，中华护理学会先后开展近30个专科护士培训项目，已在29个省市自治区建设了365个专科护士培训基地，同时从医院管理、护理部管理、基地管理、基地教学管理、支持保障等多方面制定了基地评审标准。

虽然各省市卫生行政主管部门制定了各专科护士培训基地的评审细则，但在基地运行评审机制和动态管理方面仍有优化的空间。有学者通过对我国13家急诊急救专科护士培训基地的运行情况进行调查发现，仍缺乏培训基地评价与再认证机制和专科护士远期能力评价体系。因此，鼓励建立基地定期评审机制，如每3~5年进行一次全面评审，对基地的培训能力、教学质量、学员满意度等进行系统评估。对于新设立或初次申报的基地，实行首评制度，确保其达到准入标准。同时，对基地实施动态管理，重视基地师资队伍建设，建立师资动态调整和更新机制，对因工作变动、教学效果不满意、不能胜任的基地教师进行调整和更新。对评审中发现的问题及时提

笔记栏

出整改意见，并跟踪复查整改情况，对不符合要求的基地，视情况采取警告、限期整改、暂停招生、撤销资格等措施。

（二）高级实践护士的培养模式

结合本国医疗保健体系的需求，不同国家之间高级实践护士的培养模式略有不同。如美国高级实践护士的培养注重早期接触患者、早期接触临床，因此，高级实践护士的理论培训和临床实践之间没有明确的阶段划分，两者是融合在一起的。澳大利亚的理论课程平均安排在 2 个学年，2 次临床实习分别安排在第二学年的第一学期和第二学期，主要聚焦于某专科领域内高级护理实践知识和技能的拓展。高级实践护士进入临床实习需要经过课程评审部门的批准，必须完成前提课程要求，并要修满 48 个学分。

2002 年，中华护理学会与北京协和医学院护理学院、香港危重症护士协会联合举办重症专科护士培训班，开启内地专科护士培训先河。此后，中华护理学会不断探索专科护士培养模式，全国各省（区、市）护理学会结合地域特色及专科优势，积极开展不同形式的专科护士培训项目。由于专科属性、地域差异、培训资源等因素的影响，国内各培训基地秉承"立足岗位、分类施策"的原则进行高级实践护士培养。目前认为培养模式有两种：一种是从在专科护理方面有一定建树的高年资业务型临床护士中选拔；另一种是从具备研究生教育背景，且兼具一定的专科实践经验和发展潜力的理论型护士人才中选拔。鉴于中国护理队伍学历构成现况，有学者认为业务型人才和理论型人才并行培养的方式可以作为一种过渡性、探索性的培养模式。未来的高级实践护士培养将更加注重教育与临床的融合：专科护士培训后衔接硕士学位教育，或在获得硕士学位后进一步接受专科护士培训，推动护士硕士教育与专科护士资格认证的有效衔接。在选拔高级实践护士时，针对两类人才的能力特点设计培养方案，协同开展高级护理实践，建立"学术—实践"合作关系，有助于建立高级实践护士储备人才的成长机制。未来，护理硕士学位教育与高级实践护士并行培养可能更符合中国高级实践护士培养趋势，但仍须建立和完善高级实践护士人才培养体系，加强护理硕士学位教育和高级实践护士培养的机制建设，在实践和培训中不断提高高级实践护士的角色内涵，推动我国护理事业的发展。

（三）高级实践护士的培养内容

美国执业护士职业联盟强调，高级实践护士的培训内容应以核心胜任力为指导，围绕质量改进、循证实践和系统领导力等进行设置，具体培养内容为高级实践护士专业课程、高级护理实践核心课程和研究生核心课程三合一的课程群。根据国内学者构建的高级实践护士核心能力框架，高级实践护士的核心能力包括照护能力、咨询能力、协调能力、领导能力、教学能力、研究能力。本节以该能力框架为指导，介绍高级实践护士的培养内容。

1. 照护能力　包括病情观察、临床评估、计划制订、方案执行、评价改进等，是高级实践护士核心能力中最重要的内容。照护能力的培养是一个系统且持续的过程，要求高级实践护士精通专科领域的知识和技能，提升综合素质，以满足复杂医疗环境下的多元化患者需求。

2. 咨询能力　高级实践护士能够为患者提供专科领域的咨询和个性化指导，提高其对疾病的认知和自我管理效能；面向专业人员时，则担任顾问角色，能够为护理同仁及多学科团队提供专业建议，促进团队的整体工作效能。

3. 协调能力　建立良好的多学科合作关系，与医师、药剂师、物理治疗师、心理咨询师等多学科团队紧密合作，协调医疗资源和多学科团队成员，促进综合照护计划的制订与实施，为患者提供跨领域协同照护。

4. 领导能力　包括质量管理和团队管理两方面。质量管理方面，要求高级实践护士能够遵循相关制度及流程，实施质量改进项目，促进系统优化；团队管理方面，协调和管理护理工作，通过合理授权赋能团队成员，激发团队整体潜能。同时，鼓励高级实践护士参与科室长期规划的制订，培养宏观视角和前瞻性思考的能力，引领团队积极健康发展。

笔记栏

5. 教学能力　面向护理团队制订专业教育计划并实施，协助多学科团队开展教育培训；同时能够评估患者的健康教育需求，开展多种形式的患者教育及科普工作。

6. 研究能力　针对发现的临床问题，应用科学研究的方法，探索新知识、新技术，持续追踪专科领域的最新研究动态，建立跨机构、跨地区的科研合作网络，促进学术交流及证据的转化应用，推动护理学科的发展。

三、高级实践护士的认证

高级实践护士资格认证指由专门的机构授予经过相关培训护士专业实践领域资质的过程，有助于明确高级实践护士专业实践领域的执业权限，保证高级实践护士人才的质量和规范岗位职责，是确保高级护理实践的科学性、规范性和完整性的重要管理环节。

（一）国外高级实践护士认证

1. 认证机构　各个国家主要依据自身的监管体系和专业认证体系设立相应的高级实践护士认证机构。如美国护士资格认证中心（American nurses credentialing center，ANCC）是美国为医疗机构和护士提供官方认证的最大、最权威的机构之一，隶属于美国护士学会。ANCC 提供较多专科方向的认证计划，如成人健康护理、成人精神和心理卫生、家庭护理、老年护理、急危重症护理、社区卫生护理等方向。此外，美国开业护士协会（the American academy of nurse practitioners，AANP）提供成人老年学、家庭护理和急诊 3 个专科方向的认证；美国急危重症护士协会（American association of critical care nurses，AACN）提供急诊儿科临床专科护士、急诊老年临床专科护士的认证等。美国国家认证机构委员会和专科护理认证认可委员会均认可上述机构的认证。

2. 认证条件　美国高级实践护士资格认证要求申请者具有硕士及以上学历，拥有美国有效注册执照且 3 年及以上执业经验。考试合格并符合认证要求的护士，可颁发证书；再认证须满足高级实践护士证书在有效期内，且过去 5 年内有 100 小时的继续教育和 1 500 小时的护理实践。英国高级实践护士由国家护理委员会及就业单位共同授权和批准，需具备 8 年的学习和临床护理实践经验。虽然不同国家、不同角色的高级实践护士资格认证准入标准并不统一，但基本符合以下 4 个条件：①完成国家护理委员会批准的课程，毕业并获得护理学士学位或同等学力。②成为注册护士并积累一定的临床经验。③获得护理学硕士学位。④通过相关专业护理委员会认证机构考试。部分高级实践护士在满足以上基本条件之外还有其他具体要求，以急救高级实践护士为例，资格认证准入标准有：①临床实践必须与护理认证指南中的要求相一致。②研究生教育课程至少包括与高级护理实践相关的生物、行为、医学和护理学课程。③研究生课程教学计划与高级实践护士具备的实践能力一致，且包括在同一患者群体中（成人、儿童、新生儿等）完成至少 500 小时的高级护理实践实习，实习科室应与临床专科护士必须掌握的知识及将要承担的角色相关。④至少完成 2 门急危重症理论课程的学习。

3. 认证程序　高级实践护士认证主要是基于高级实践护士的角色和所服务的人群进行相应分类，包括 NP、CNS、NM、NA。各高级实践护士资格认证机构都制订有严格的高级实践护士资格认证程序，在满足认证条件的情况下，认证程序总体可归纳为：①在线申请并提交材料。②认证机构审核：包括初步审核和全面审核，初步审核内容为材料的完整性，通过初步审核后进行全面审核，包括材料的真实性和有效性。③考试：收到考试通知书后在规定时限内（一般为 60d 或 90d）参加考试，认证考试分为笔试和计算机两种方式，不同专科方面的考试内容略有不同，主要包括 3 大方面：护理评估和诊断、护理计划和措施、护理评价。④认证结果公布与反馈：申请者成绩达到分数线，则通过考试；未达到分数线，申请者可在规定时间内重新申请参加多次考试（一般一年不超过 3 次）。⑤获取证书：考试结束 4 ~ 6 周可获取认证机构颁发的证书。⑥再认证（更新认证）：每 5 年更新认证一次，在证书有效期届满前 1 年提出申请，同样需要在认证机构官网上在线提交证明材料和费用。

笔记栏

（二）国内高级实践护士认证

中国大陆地区尚未建立统一规范的专科护士资格认证机构和体系。各种专科资格认证机构同时存在，各省/市（地区）护理学会、卫生行政部门、医疗机构和护理院校均制定了本土化或联合使用的认证标准和程序，认证方式具有显著的地域性差异。各省/市医疗条件、政策和护理学科发展不同步、各专科护士准入条件不统一、资质要求和考核方式的差异，导致我国培养的专科护士质量也参差不齐。部分省市如江苏、湖南、安徽、重庆等地是由省卫生厅进行认证，有些省份是由省护理学会认证并颁发证书。《江苏省专科护士培训管理规定（试行）》中规定，专科护士在完成所有培训课程后的次年由"省级专科护士培训管理委员会"负责组织专家实施答辩工作，内容包括专题阐述（以临床实用为主，辅以科研）、自由提问与答辩，评估学员专业水平和实践能力。通过答辩者，颁发省卫生厅印制的专科护士培训合格证书。湖南省卫生厅于2015年颁发的《关于进一步加强护理工作的通知》中指出，在急诊、重症医学、肿瘤、手术室、介入、血液净化、器官移植、新生儿、精神科等专业领域开展省级专科护士培训考核工作。以急诊专科护士为例，国内学者以层级进阶模式为指导，构建了急诊专科护士资格认证体系，包括资格认证组织管理、首次资格认证管理、首次和延续认证考核内容、延续认证考核评价、延续认证管理5个一级指标、15个二级指标和92个三级指标，但在实践中的科学性和可行性有待于进一步验证。针对我国专科护士认证多数由省、直辖市卫健委、护理学会及各医疗机构自主开展的现状，可从国家层面上指定全国统一认可的合法认证机构或专业委员会，明确认证机构资格和科学的认证程序。可借鉴美国高级实践护士认证相关制度，做到省级互认，制订全国统一的认证与再认证管理制度。

第四节　高级实践护士的岗位管理

在护理队伍中实施分层管理和岗位管理，是调动护士积极性、稳定护士队伍的关键举措，是提高临床护理质量、促进护理学科发展的有效途径。加强高级实践护士岗位的管理，是发挥高级实践护士的作用、推动组织系统创新的重要举措。高级实践护士岗位的设立，对于提升患者专科服务质量、推动医护多学科合作、深化护理专业价值具有重要意义。

一、高级实践护士岗位设置

1. 基于需求设置高级实践护士岗位　设置高级实践护士岗位是实现高级护理实践活动的基础和保证，岗位的设置必须基于临床实际需求。常见的需求分为以下三个层面：

（1）患者需求层面：随着我国人口老龄化的日益加重，患者多元化的护理服务需求逐日增长，要求护理服务的内涵和外延有进一步的拓展和丰富，需要建立新的医疗服务模式以满足患者需求。

（2）医疗模式层面：随着医学科学和诊疗技术的飞速发展，医疗的救治模式和方法在不断更新，医学分科的不断细化，对护理工作的职责范围和功能带来了新的需求，也对护士的实践水平提出了更高的要求。高级实践护士岗位的设置能拓展创新护理工作的深度和广度，提升护士的实践水平。

（3）学科发展层面：经过多年的探索，护理学科已发展至专科化阶段，护理学科的知识和技术更加复杂、专科和综合，在这一背景下，需要高级实践护士群体以更高的教育准备度从事更专门的实践范畴和更独立的工作职能。同时，高级实践护士的设置可以留任高学历和经验丰富的护士继续为患者提供直接的临床照护，使他们有机会充分利用临床专业知识和技能为患者及人群提供高难度和高品质的医疗保健服务。

高级实践护士岗位设置的数目与医院等级、床位数、患者的疾病复杂程度、医学专科化发展的程度等因素密切相关。因此，在设置高级实践护士岗位前，医院需在全院广泛征集关于高级实践护士的设岗归属、岗位数量、岗位职责及管理等问题的相关意见，根据征集的意见制订详细的岗位管理方案，包括高级实践护士的工作模式、岗位职责、工作范畴、培训、考核和薪酬待遇等，制订不同种类高级实践护士的岗位说明书，准确描述其专科护理工作的内涵和外延。

2. 高级实践护士岗位设置分类 高级实践护士岗位的设置，要匹配临床医学学科建设、诊疗服务以及专科护理发展的需要。早在 1859 年，南丁格尔就提出了护理的本质及对知识的需求不同于医疗，如果护理学科完全等同于医学专业划分，将会有悖于护理学自身的规律和特点。因此，高级实践护士岗位的设置，既要保证临床医学发展的需要，也要满足护理专业自身的学科建设和专科护理建设的需要。

高级实践护士的岗位可以根据以下几个方面进行分类：①不同的人群（老年、婴幼儿、妇女、成人等）。②不同的问题种类（疼痛、造口伤口、淋巴水肿等）。③不同的照护地点（ICU、血透室、内科病房、外科病房、门诊、手术室等）。④不同的疾病种类（肿瘤、心血管疾病、肾脏疾病等）。

目前较常用的分类方法为基于平台分类（如造口伤口、血管通路、心理和疼痛等）和疾病专科分类（同医疗亚专科）：①根据平台分类的高级实践护士岗位，如伤口造口高级实践护士、静脉治疗高级实践护士、疼痛和舒缓管理高级实践护士等。因其服务内涵具有普遍性，各护理单元和门诊均有相关患者，可以成立各类高级护理实践中心，以便整合资源，提高医疗护理服务利用率。如开设伤口治疗中心、血管通路中心、疼痛管理门诊等，既负责院内各护理单元疑难危重患者的伤口会诊、静脉管理等专科护理，也可以对门诊患者进行专科咨询和指导。②根据疾病专科进行分类的高级实践护士岗位，如重症高级实践护士、手术室高级实践护士、急诊高级实践护士、呼吸科高级实践护士等。此类高级实践护士主要承担术前指导、团队协调、术后功能恢复和在多团队合作中承担患者的代言人和落实治疗护理措施等职责。

3. 高级实践护士专职岗位与兼职岗位 高级实践护士专职岗位是指根据临床专科护理领域工作需要，单独设立高级实践护士的岗位，合理地使用其在专业技能上的专长，使高级实践护士能够在不同领域内充分发挥其工作价值，推动护理专科化水平的发展。专职岗位的高级实践护士可以不参与病房日常工作轮班，全职从事高级护理工作实践。专职高级实践护士的工作职责不同于普通护士，也不同于护士长，主要围绕直接或间接的专科护理展开。

由于人力的短缺和医院工作岗位设置的要求和限制，许多参加高级实践护士培训并取得资格认证的护士在通过培训后仍在原科室任职，必须参与倒夜班、管理患者等日常护理工作。建议在现有的条件下设立兼职高级实践护士岗位，明确兼职高级实践护士的工作职责、工作量、工作范围等，对充分发挥高级实践护士的临床引领作用、推动各专科护理的专业化进程具有一定的促进意义。

专职高级实践护士与兼职高级实践护士在管理范畴、绩效工资、考勤、考核等方面都具有一定的差别，一般来说专职高级实践护士的考核指标和绩效等要高于兼职高级实践护士。

4. 高级实践护士岗位入选标准和选拔过程

（1）高级实践护士岗位的入选标准：高级实践护士相较于普通注册护士，负责的工作更复杂、更具难度，对患者的结果和护理质量承担了更多的责任，其实践的水平、广度和深度均高于普通注册护士，有责任和能力在复杂的临床环境中发展或变革护理实践，能有效弥补医疗资源需求与供给者之间的差距。因此，为了满足高级实践护士的岗位需求，竞聘该岗位的护士必须具备先进的专业知识和技能，专家级别的临床判断能力，高超的决策能力，自主判断能力，优秀的领导能力。此外，护士个人的自我认识、积极的价值观和态度、较高的个人素养和人际交往技能等也对高级实践护士工作的开展效果造成影响，故而应聘该岗位的护士需具备良好的职业素养。

基于文献回顾和管理经验，可以将这些要求细化为申报高级实践护士岗位的必备条件，以供

笔记栏

实践中参考：①主管护师及以上专业技术职称，本科学历，从事本专科护理工作至少 5 年；或护理硕士学位，从事本专科护理工作至少 3 年；或博士学位，从事本专科护理工作至少 2 年。②接受省级及以上卫生行政主管部门组织或委托的高级实践护士培训，考核合格，并取得高级实践护士资格证书。③具有本专科丰富的理论知识及精湛的专业技能，能为专科疑难危重患者提供高级护理实践服务。④具有高水平的教育和提供咨询的能力，以丰富的经验为患者及其家属提供个性化的健康教育和临床咨询。⑤具有组织、指导科研的能力，能将科研成果有效运用于临床，不断改进临床护理质量，具备自我发展及专业领导能力，及时跟踪本专科新理论、新技术等，不断改进护理实践，引领该专科发展。⑥具有跨专业协调、合作的能力，与多学科团队合作解决患者疑难护理问题。⑦具备复杂问题的临床决策及伦理决策能力，为患者、家属及其他医务人员提供专业化建议。⑧有一定的英语水平，能熟练应用英语获取本学科专业信息并进行学术交流。

（2）高级实践护士的选拔过程：选拔高级实践护士通常采取竞争上岗的方式进行，具体过程为：①根据高级实践护士应聘条件，结合自身情况，自愿报名。②由本人向医院提出书面申请。③护理部对应聘者进行资格条件认定和审核。④由院领导、护理部、人事科、科室主任共同组成评审小组进行统一评审和面试。在面试环节，要求竞聘者重点陈述专科护理工作设想，充分了解竞聘者的人格特质、自我概念、动机、护理专业知识及专业技能等，综合评价其临床思维能力、专科实践能力、科研创新能力及岗位胜任能力，以保证"人"和"岗"的最佳匹配。⑤通过选拔的人员，可在全院进行公示并由医院发放高级实践护士聘书。

在高级实践护士选拔的过程中，需要相关利益人群的参与，包括与高级实践护士工作相关的医疗管理、人力资源、绩效管理、科研管理、教学管理等部门的关键利益者，他们的全程参与将会促进对高级实践护士工作的理解和支持，并有助于高级实践护士后续的工作开展与合作。在部分早期实施高级实践护士角色的国家，由于医疗管理者没有参与到高级实践护士的岗位选拔和管理，他们对获得高级实践知识和技能的护士缺乏了解和认可，以至于高级实践护士无法充分发挥作用并获得相应的报酬，从而回到普通注册护士的角色，这是对教育投入的极大浪费，也对高级实践护士的专业发展起到阻碍作用。因此在医院各个层面倡导和传播高级实践护士岗位管理的价值和意义，取得各个管理层的支持和理解至关重要。

与此同时，在高级实践护士的选拔过程中，组织的认可也非常重要，组织的认可使得高级实践护士的实践成为机构的可持续发展的一部分。组织机构将培养和发展高级实践护士纳入组织共同关注的战略目标，有助于促进跨专业领域的深入交流，以及不同部门之间的沟通与协作，从而增加后续高级实践护士开展工作的可行性和成效。高级实践护士的实践还涉及不同专业和多学科团队之间的关系和权利的重新分配，故而获得组织层面的认可对高级实践护士的实践至关重要，为整个模式的稳固和长远发展奠定了坚实基础。高级实践护士的设立和任命是医疗机构的组织行为，不仅仅是护理队伍的内部管理工作，应该得到包括分管领导和人力资源部的共同认可。

二、高级实践护士岗位职责

ICN 认为高级实践护士作为某一专科领域的专家，其职责为通过整合教学、指导、咨询及基于证据开展的护理实践来带领专科护理的发展，高级实践护士的工作职责分为直接护理和间接护理。

（一）直接护理

指涉及与患者、家属的直接互动，以促进患者的健康并提高生活质量。具体职责包括：

1. 对患者健康与疾病信息综合评估　将有关健康、疾病、自我照护和医学治疗方面的先进知识整合到对患者的整体评估中，侧重护理诊断，对症状、功能问题和风险行为进行护理干预。

2. 通过循证及医嘱实施整体护理与评价　利用评估数据、研究结果和理论知识来设计、实施护理干预措施和评价，并根据需要整合到医疗服务程序中，应用相关指南和标准的证据进行临床推广，努力让患者受益。

（二）间接护理

间接护理指不涉及与患者的直接接触，间接影响患者照护的活动。具体职责包括：

1. 担任临床或社区护理与照护的健康顾问　为其他护士和医疗保健专业人员的顾问，帮助他们处理高度复杂的患者护理问题，并为患者提供优质、高效益的医疗保健服务。

2. 应用研究证据进行实践创新　围绕生命全周期、健康全过程的热点、难点和靶点问题，积极进行循证及创新护理研究，通过科学研究反哺并指导临床护理实践与照护，以改善护理服务的质量，不断提高护理和照护水平。

3. 制订、规划和指导针对患者个体和群体的护理计划　为护理人员和其他人员在执行计划时提供指导。

4. 评估患者的疗效和护理成本效益　及时对相关诊疗护理效果进行动态评价，合理、有效分配资源，不断控制医疗成本和资源浪费，发现相关问题以确定临床实践中的改进需求并不断进行积极变革。

5. 积极推进跨学科、专业和团队的整合照护　努力参与并作为多学科小组的领导者，设计和实施针对患者护理问题的替代解决方案及可持续发展的质量改进措施。

与此同时，高级实践护士的岗位职责受到其所在的工作背景和环境影响，包括组织环境、医疗环境、国家环境和全球环境。不同实践背景的高级实践护士的岗位职责各有侧重。

中国香港特别行政区将高级实践护士的主要职责定位在：①提供复杂的专科护理。②作为复杂病例的个案管理者和护理协调者。③负责根据患者的病情进行分类和向医生汇报。④管理临床护士，使其为患者提供专科护理。⑤提供专家意见，以实现患者的护理目标。

广东省设置的高级实践护士具体岗位职责包括：①临床实践：在一定范围内制订和实施本专科护理发展计划；制订本专科护理标准，促进和监督护理服务质量；有效组织讨论和解决本领域的疑难问题，解决本领域的共性和个性化护理问题；承担、指导疑难危重患者的个案管理，与多学科卫生保健团队合作解决患者疑难的健康问题；统筹临床患者管理；设计和实施临床护理路径并检测其有效性；探讨和设计符合患者需求、涵盖家庭及社区的全程护理。定期参与护理门诊，为患者提供包含评估、教育和咨询等在内的专科护理服务，必要时进行家庭随访。以高级实践护士为依托成立各专业小组（如重症、糖尿病、压力性损伤、肿瘤、静脉治疗等专业组），负责全院的专科护理会诊，为疑难、危重、专科技术要求较高的患者提供专业指导，保证患者护理质量和安全，促进患者早日康复。②教学：为在职教育的各层级护士、见习实习护生、进修护士制订带教计划，制订业务学习课程内容，承担理论授课，操作示教及考核；参与高级实践护士培训，负责护理研究生及专科进修护士的带教；参与专科护理教学计划的制订和实施。以护理查房、知识讲座、继续教育学习班、护理实践工作坊为主要形式的专科培训。③科研：组织和指导临床护理科研；探索实践中影响护理学科和专业发展的问题，组织和开展相关研究，推进有利于学科及专业发展的护理改革。④统筹协调：协调各部门合作，创造有利于护理活动开展的环境；协调跨学科卫生保健团队成员间的合作，充分利用卫生资源。⑤专科发展：关注学科发展动向，学习、应用及推广本专科护理新技术、新成果等，不断改进护理实践，引领该专科发展。

四川大学华西医院将高级实践护士的岗位职责确立为以下方面：①聚焦疑难杂症和急危重症患者的识别与干预。②承担跨专业团队沟通协调工作，促进多学科合作。③开展基于证据的最佳临床护理实践。④深耕护理新技术。⑤制订/修订专科护理标准和规范，引领专业发展等。

中华护理学会2017年对全国30个省市、自治区的高级实践护士进行调查，得出高级实践护士的岗位职责主要为承担护理会诊工作、护理门诊工作、带教工作和开展护理科研。

不同专科领域的高级实践护士岗位的具体职责也存在差异，以一家综合性三甲教学医院的伤口造口高级实践护士岗位职责为例说明（实例4-1）。

笔记栏

实例 4-1

伤口造口高级实践护士岗位职责

1. 临床护理　为疑难患者提供直接的伤口换药、造口护理等工作，解决临床护理疑难问题。

2. 门诊　固定出诊人及门诊时间，为造口、伤口患者提供专业的服务。

3. 质控　对全院的压力性损伤、伤口及造口工作进行质控，跟踪在院压力性损伤的发生情况，收集与分析相关质量数据，并对具体科室的工作进行总结和反馈。

4. 合作与协调　对疑难伤口及危重症患者的伤口，与医生进行沟通合作；疑难病例讨论；根据患者的需求与其他部门进行协调和沟通。

5. 延续护理　对出院的患者的伤口、造口、压力性损伤进行跟踪管理。

6. 指导　对难治性伤口造口的管理进行指导，高危患者压力性损伤的预防进行指导，高危患者预防感染工作的指导，院内外的会诊。

7. 咨询　为院内外的患者及医务工作者提供咨询。

8. 教学　对全院护士进行针对性、专业性的培训，新知识和新技术、新理念的传播和技术指导，本科及研究生教育，造口学校造口师储备人才的带教工作，医联体机构相关工作的指导和培训。

9. 宣教　对患者及家属进行团体宣教及特殊个体一对一的宣教。

10. 专业发展　争取专业资源，提升专业内涵，参与新技术、新业务、新项目的开展，负责并参与制订新技术及新病种专科护理常规，制订专业标准。

11. 科研　积极参加护理科研工作，进行国内外学术会议交流。

三、高级实践护士岗位考核

高级实践护士岗位应实行聘期考核制度，一届任期为 2～5 年，任期届满，须重新提出申请，经由评审小组审核后决定续聘或终止，若在任期内考核不通过，不予重新申请资格，只有表现优秀的护士，才能继续留任高级实践护士岗位。

在聘期期间，根据岗位职责和专科特色制订相关考核细则（包括工作量考核、学习考核、教学考核、科研考核等），高级实践护士每年向考核小组汇报工作情况，考核小组根据考核细则对高级实践护士进行评定。在设置考核指标时要考虑指标的易采集、客观性和可比较性。

高级实践护士的岗位考核指标的制订需要与岗位职责充分对应，可以从结构、过程和结局方面进行。结构指标包括个人特征、组织因素和政策因素，过程指标包括专业互动以及高级实践护士的角色和职责，结局指标包括患者和家属、护士和组织的评价。

常用的考核指标为：护理疑难重症患者人次数、参加多学科团队讨论数目、年门诊量、护理会诊量、修订护理常规数目、持续质量改进项目数、专科新技术开展数目、院内授课次数、院外授课次数、带教人次数、科普文章数目、科普讲座数目、循证项目开展数目、主持课题数目、参与课题数目、发表论文数目、编写论著数目、参与制订专家共识数目、大会壁报交流数目、大会发言数目、专利数目等。

患者的结局指标也是考核指标的重要组成部分，可以从住院天数、并发症发生率、再入院率、患者的心理感受、生活质量和满意度等角度进行评价。护理敏感指标也可作为评价高级实践护士专科护理质量的重要指标，可将 ICU 呼吸机相关性肺炎发生率、中心静脉导管相关性血流感染发生率、尿管相关泌尿系感染发生率与 ICU 高级实践护士岗位考核关联；将压力性损伤、跌倒及非计划拔管发生率纳入老年、伤口造口、ICU 及骨科等高级实践护士岗位的考核指标。高级

笔记栏

实践护士通过落实护理敏感指标的监控，根据专科护理质量指标统计结果提出持续的质量改进方案，进行跟踪与改善，解决专科疑难护理问题，从而有效提高专科护理质量，保障患者安全。

 知识链接

高级实践护士实践的支持性策略

高级实践护士作为一个新角色，要融入现有的卫生保健系统，需面临来自个人和组织的一系列挑战。影响新角色实践的原因是复杂且多重的，涉及高级实践护士自身的知识和能力、专业边界、组织环境、制度环境和政策法规等。在引入这一新角色时，需要具体的实施策略来指导新角色的实践，以帮助高级实践护士和医疗系统避免在引入新角色过程中带来压力、紧张和冲突，以实现高级实践护士的可持续发展。

高级实践护士实践的支持性策略是指为加强高级实践护士的实践、维持高级实践护士的角色、促进高级实践护士发展的方式、方法、行为和政策等。引入高级实践护士的角色可分为三个阶段：启动阶段、发展阶段和维持阶段，每个阶段均有不同的支持性策略（见图4-1和附录一）。

关键人物参与		确立发展动机
•护理管理者 •医疗管理者 •医院行政团队		外部需求 •医生需求 •患者需求 •医疗发展需求 •组织发展需求 •国家政策需求
选择合适人员		内部需求
•丰富的临床经验 •突出的沟通能力 •较高的学术水平 •善于总结和反思 •匹配的职业素养		•护士职业发展需求 •与医疗协同发展需求 •追求更好的护理质量需求 •专业能力发展需求

启动阶段

发展阶段

1	2	3
合理设置岗位	组织认可	确定考核指标
•工作模式 •工作职责 •工作特征 •薪酬待遇	•官方途径 •多部门参与	•易采集 •客观性 •可比较

笔记栏

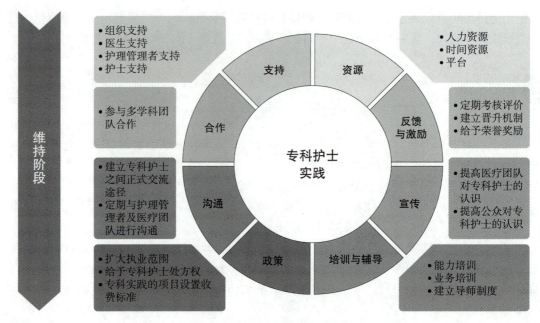

图 4-1　高级实践护士实践的多阶段支持性策略图

第五节　高级护理实践的服务评价

高级护理实践服务评价是一个系统、复杂的过程，是指通过护理服务质量评价组织，根据既定的评价标准和指标，采用科学的评价方法对高级护理实践的服务质量、患者满意度、高级实践护士专业实践能力等进行系统评估，以了解其是否达到预定的标准、目标和要求。高级护理实践服务评价旨在确保患者安全和护理质量；提升患者满意度；优化护理资源配置；促进护理学科发展；为政策制定提供依据等。因此，系统、科学的评价标准和体系，有助于全过程监督、指导和改进高级护理实践活动，规范高级实践护士的行为，保证患者安全，持续提升护理服务质量，实现高级护理实践服务的同质化管理和可持续发展。

一、质量评价的由来

护理质量评价（nursing quality assessment）是通过制订系统的质量评价标准，收集护理质量管理中的各类信息，与质量评价标准比较并作出判断，从而纠正偏差的过程。护理质量评价是高级护理实践质量管理的重要手段，贯穿于护理过程的始终，能客观反映高级护理实践的质量和效果，分析问题发生的原因，进行持续改进，不断提高护理质量。高级护理实践质量评价需遵循客观性和有效性原则，可由管理者根据质量评价体系对高级实践护士的活动进行分析，也可由服务对象对高级护理实践服务质量的满意度进行反馈。高级实践护士在为患者提供护理服务时，可通过护理质量评价对其实践过程进行评估，并制订改进计划，促进质量持续改进；在护理服务结束后，通过评估护理结局等分析服务对象对护理活动的满意度，同时判断高级实践护士的职业认同感和价值感。

国外对高级护理实践服务质量评价主要基于护理质量评价指标的理论框架及高级实践护士角色能力评价工具。1980 年，美国医疗质量管理专家多纳伯迪昂（Avedis Donabedian）出版《质量的定义及其评价方法》，提出医疗质量的基本框架由结构质量、过程质量和结果质量动态构成，被广泛应用于护理质量评价工作中，为高级护理实践服务质量评价提供了明确思路和方法学指导。2013 年，美国高级实践咨询小组构建了高级实践护士胜任力角色评价工具，根据角色的预期行为，将高级实践护士角色的评价分为未达到基本预期、达到基本预期、达到/有时超过预期、持续超过预期以及杰出五个级别。2017年，西班牙学者开发的高级实践护士评估工具，包括循证实践、临床与专业领导、多学科协作、专业自主权、质量管理、护理管理、专业教学与教育和健康促进8个胜任力维度，采用上级、下级及同行评议的全面评价方法，为组织管理部门和临床实践提供了全方位的高级实践护士角色能力评价方法。

目前我国对高级实践护士的服务质量评价主要参考护理质量控制指标。2013年，卫生部成立了"国家护理专业质控中心"，组织开展全国护理专业质量管理与控制工作。2016年，国家卫生和计划生育委员会医院管理研究所护理中心编写《护理敏感质量指标实用手册（2016版）》，确定13个护理敏感质量指标，并建立国家护理质量数据平台。2019年，根据获取的数据，对部分指标进行调整，形成《护理专业医疗质量控制指标（2020年版）》，并由国家卫生健康委员会办公厅印发，为护理质量评价指标提供了标准化的技术支持。由于我国高级护理实践的发展尚处于探索阶段，目前可根据国内学者构建的高级实践护士核心能力框架，围绕照护能力、咨询能力、协调能力、领导能力、教学能力、研究能力界定执业范围，根据工作职责进行质量评价。

二、服务评价的指标

高级护理实践服务评价指标是对护理质量的客观化测定，是评价高级护理实践质量及其活动的工具，应具备易测性、数据可及性、有效性、特异性、客观性和灵敏性等特征，对护理学科的发展具有导向和促进作用。

高级护理实践服务评价指标有通识性护理质量指标和专科护理质量指标。

（一）通识性护理质量指标

包括结构指标、过程指标和结果指标。

1. 结构指标　即要素指标，主要用于评价执行高级护理实践工作的基本条件，能够保证护理服务的基本质量和有效运行，包括组织结构、人力资源、物资设施等配置。

（1）组织结构层面：包括组织管理架构、管理制度与规范等。

（2）人力资源层面：主要是指高级实践护士岗位管理体系，如平均每日护患比、每住院患者24小时平均护理时数、职业环境、资质与考核、实践能力、权利和职责、继续教育与培训等。

（3）物资设施层面：包括高级护理实践场地的基础设施配置、特殊仪器配置等。如脑卒中康复护理门诊在硬件上需配置康复训练设备、评估筛查工具及相关健康教育资料等；在软件上需配置康复护理档案管理平台、信息化随访管理平台等。

2. 过程指标　即环节指标，指各种要素通过组织管理形成的各项工作项目及其工作程序的质量，属于护理活动过程质量，着眼于评价护理工作的过程，包括制度执行情况、专科护理实践情况等。

（1）制度执行层面：包括护理核心制度、工作职责、质量管理落实情况等。

（2）护理实践层面：包括患者评估和病情观察、护理操作技术、感染控制、文书记录、健康教育、随访管理等。如住院患者身体约束率、深静脉血栓中高风险患者基础预防率等。

3. 结果指标　即结局指标，主要用于从患者的角度评价护理效果，是指患者接受高级护理实践服务后身体及心理状况的改善和产生的直接效益，主要包括患者临床指标、满意度指标和效益指标。

（1）临床指标：可分为与患者安全相关的敏感指标、与患者功能恢复相关的指标和反映高级护理实践延续性和持续改进的动态指标。

1）敏感指标：用于评价与高级护理实践服务质量和患者安全相关的、国际认可的敏感指标。如住院患者2期及以上院内压力性损伤发生率、住院患者跌倒发生率等。

2）功能指标：反映功能缺失患者恢复状态的指标，强调高级实践护士对功能缺失患者的关

笔记栏

注度，常选择国际通用的功能量表进行评价，如日常生活能力、吞咽功能、营养障碍、排泄功能等的改善率。

3）动态指标：动态反映高级护理实践延续性和持续改进效果的指标，如院后随访率、非计划再入院率、长期生活质量、健康素养等。

（2）满意度指标：患者和协作医护人员是高级实践护士业绩最好的见证者，能客观、公正地反映高级实践护士的工作状况。既往研究显示，超过90%的患者认为高级实践护士的工作非常有价值，希望高级实践护士继续为其服务；超过60%的护理人员认为高级实践护士是最关心患者、知识最丰富的护士，发挥着不可替代的作用。

1）患者满意度：通过患者满意度的评估，评价高级实践护士的专业水平和解决疑难复杂问题的能力，以及患者对高级护理实践服务的认可度。

2）护士和医生满意度：包括高级实践护士个人满意度和与其协作的医护人员满意度，调查的内容涵盖高级实践护士所感知的专业成就、职业环境、职业发展等；协作医护人员对高级实践护士工作效率、核心能力等的认可度，以间接评价高级护理实践的管理成效。

（3）效益指标：主要包括社会效益和经济效益。高级实践护士创造社会效益的方式有提供临床护理、书写会诊记录、个案管理、举办学术讲座、出版书籍和发表学术论文等，可用患者康复率、并发症发生率、高级护理实践服务病种/范围覆盖率、专科护理声誉度和影响力、高质量学术成果发表量等指标开展评价。创造经济效益的渠道有缩短患者住院时间，提供低成本、高效益服务与护理改革等，可用平均住院日、患者医疗费用、专科护理门诊量、医疗成本与收益等指标开展评价。

（二）专科护理质量指标

专科护理质量指标能高效评价高级护理实践的服务质量，科学指导护理干预和质量控制，动态监测护理质量改进效果。以循环系统、神经系统为例，列举高级实践护士在疾病管理中需监测的指标。

1. 循环系统　PCI术后心脏康复实施率。

（1）指标定义：心脏康复是指应用药物、运动、营养、精神心理及行为干预五大处方的综合性医疗措施，使心血管病患者获得正常或者接近正常的生活状态，降低再发心血管事件和猝死风险，尽早促进患者恢复体力和回归社会。

PCI术后心脏康复实施率，是指统计周期内，PCI术后实施心脏康复的患者数占同期PCI术后患者总数的百分比。

（2）指标意义：PCI已成为冠心病患者重要的血运重建手段之一。然而，仅通过PCI和药物治疗并不能持续有效改善患者的预后，PCI既不能逆转或减缓冠状动脉粥样硬化的生物学进程，也不能消除冠心病危险因素。心脏康复是为心血管疾病患者在急性期、稳定期以及整个生命过程中提供"生理-心理-社会"医学干预的综合性医疗措施，可有效降低心血管疾病风险、发病率、再入院率及病死率，提高患者生活质量。

（3）计算公式

$$PCI术后心脏康复实施率 = \frac{PCI术后实施心脏康复的患者数}{同期 PCI 术后患者总数} \times 100\%$$

（4）高级实践护士工作内容

1）康复综合评估：包括临床资料、心血管疾病危险因素、营养状态、精神心理、睡眠、运动能力等的评估。

2）协助制订并执行心脏康复五大处方：即药物、运动、营养、精神心理及行为干预。其中运动处方是心脏康复处方的核心内容，需根据患者病情进行"运动过程中发生心血管事件的危险分级"评估，针对不同危险等级患者拟订个性化运动干预措施，包括早期离床活动、病室内外活动、有氧、抗阻、柔韧性运动及平衡功能训练等。

3）全程监护：对各期心脏康复中、高危患者运动训练进行全程监护，包括观察患者症状、进行运动自觉量表（rating of perceived exertion，RPE）评分及生命体征监护，早期识别警示症状、体征并及时干预。

2. 神经系统 脑梗死患者吞咽功能筛查率。

（1）指标定义：脑梗死患者吞咽功能筛查率是指统计周期内，进食、水前进行吞咽功能筛查的住院脑梗死患者数，占同期住院治疗的脑梗死患者总数的比例。

（2）指标意义：脑卒中患者急性期吞咽障碍的患病率约为42%，脑干病变的患病率可达80%。吞咽有效性的受损可能导致营养不良和水分不足，吞咽的安全性受损则可能增加误吸、吸入性肺炎的风险。高级实践护士参与的吞咽功能筛查，可以为吞咽障碍患者提供精准、个体化的干预方案，改善患者的吞咽功能，降低误吸、吸入性肺炎和营养不良发生的风险，提高其生活质量，也可反映医疗机构对患者住院期间并发症防控措施的执行情况。

（3）计算公式

$$脑梗死患者吞咽功能筛查率 = \frac{进食、水前进行吞咽功能筛查的住院脑梗死患者数}{同期住院脑梗死患者总数} \times 100\%$$

（4）高级实践护士工作内容

1）组建以高级实践护士为核心的多学科吞咽障碍管理团队：包括高级实践护士、语言治疗师、临床医师、放射科医师、营养师、照护者等。

2）基本要求：每周至少进行两次吞咽功能筛查与评估，患者发生神经功能变化时，随时进行吞咽功能筛查与评估。

3）筛查时机：对于脑卒中发病后意识清楚者、轻度意识障碍者、能主动配合者，应在初次经口进食、进水或服药之前完成筛查。

4）筛查工具：改良洼田饮水试验、改良容积–黏度吞咽测试、反复唾液吞咽测试、视频X线透视吞咽检查、显微内镜吞咽功能检查等。

5）选择进食途径：根据评估结果为患者制订个体化的进食方式，包括治疗性经口进食、间歇经口至食管管饲法、留置胃管或鼻肠管。

6）选择进食食物：根据国际吞咽障碍食物标准行动委员会制定的吞咽障碍食物分级金字塔，为患者选择满足营养、保证吞咽安全的食物。

7）效果评价：定期进行吞咽功能再评估，及时联系多学科团队为患者进行膳食调整、吞咽训练等。

8）提供延续护理：定时追踪、随访患者的吞咽功能及营养状况，并给予正确指导。

三、服务评价的方法

高级护理实践服务评价的基本步骤通常包括设定评价目标与标准、收集与整理数据、分析与反馈结果、制订与实施改进计划、持续监测与评价。在组织一次全面、系统的高级护理实践服务质量评价前，可先成立由护士、医生、管理者组成的服务质量评价小组，根据评价目标、时段等选择合适的评价方法。

（一）根据服务评价的目标确定方法

可分为整体评价、专项评价和专题分享。

1. 整体评价 是对高级护理实践整体活动进行全面、系统的评价方法，需关注高级护理实践服务的结构、过程和结果。

（1）结构评价：关注高级护理实践的基础设施和资源配置。

1）组织结构：评价高级实践护士的组织管理架构、管理层级和职责分工的合理性，是否有利于护理服务的高效运作。

2）高级实践护士配置：评价高级实践护士的配比、资质、培训、继续教育和专业发展，是否满足患者照护需求等。

3）医疗资源配置：评价高级护理实践相关设备、场地、平台等资源的可用性和适宜性，是否符合护理服务的标准。

（2）过程评价：关注高级护理实践的实施过程。

1）护理流程：评价运用护理程序开展高级护理实践流程的合理性和安全性。

2）专业实践：评价高级实践护士的专业技能、循证实践、决策咨询、沟通协调、健康教育、组织管理等方面的实施情况。

3）质量控制：评价高级护理实践质量管理制度的制定和落实情况，如质量标准是否完善、质量监控和持续改进是否有效等。

（3）结果评价：关注高级护理实践的最终效果。重点结合患者临床指标、满意度指标和效益指标内容开展评价。

2. 专项评价 聚焦高级护理实践的某个项目或问题进行深入、有针对性的评价方法。

（1）专科服务评价：关注专科护理领域的高级护理实践，如心血管疾病护理、急危重症护理、肿瘤护理等。评价内容常包括高级实践护士对专科护理知识、技能的掌握情况；高级实践护士对专科护理流程、指南、标准等的执行情况；高级实践护士对创新护理服务模式、新技术、新方法等的应用情况；患者对治疗效果满意度情况等。

（2）质量持续改进项目评价：关注特定高级护理实践质量持续改进项目的实施效果。评价内容常包括质量改进措施的执行力度与效果；相关数据的收集、分析及反馈机制等。

（3）高级实践护士教育与培训评价：关注高级实践护士培训内容的适宜性、培训方法的有效性以及培训效果的持久性。评价内容常包括教育和培训计划的制订与实施情况；教育和培训效果的评估与反馈机制；高级实践护士对教育和培训内容的实践应用情况；教育和培训对高级护理实践质量的影响等。

（4）高级实践护士管理评价：关注医院、护理部和科室对高级实践护士的组织协调与领导能力。评价内容常包括组织管理架构、工作职责与流程、支持保障、团队建设、创新管理模式及效果等。

3. 专题分享 通过学术会议、工作坊、案例分析等形式，以交流和学习为目的的一种评价方法，旨在推广高级护理实践中的最佳实践、创新方法和研究成果。通过专题分享，能够促进护理人员之间的知识传递和经验交流，提高护理质量。分享内容常包括国内外高级护理实践发展趋势；专科护理标准、指南、新进展；质量管理与控制；高级实践护士教育与培训；高级实践护士组织管理；高级护理实践创新模式等。

（二）根据服务评价的时段确定方法

可分为目标评价、阶段性评价、总结性评价和长期追踪评价。

1. 目标评价 在某项高级护理实践活动开始或初期进行的评价，旨在确保设定目标的合理性、明确性和可实现性，常用以下评价方法：

（1）回顾分析：包括对医院相关政策、服务流程、护理资源分配、患者健康状态与需求等资料进行回顾分析，确定服务开始前的现状或基准水平，为后续评价提供比较参照值，同时设定预期目标。目标的评价遵循 SMART 原则，即具体的（specific）、可衡量的（measurable）、可达到的（attainable）、相关性（relevant）和时限性（time-bound）。

（2）利益相关者参与：通过讨论会、调查等形式组织患者、高级实践护士、医生和其他利益相关者参与到目标设定和评价过程中，其反馈和建议对设定切实可行的目标至关重要，也有助于提高对目标的承诺度和接受度。

（3）同行评审：通过小组讨论、咨询等方式邀请同行专家对设定的目标进行评价，进而改进目标和实施策略。

（4）定期检查与评价：通过会议等形式，定期评估目标达成的进展情况，并对目标值、行动计划和策略进行必要的调整。

2. 阶段性评价　对高级护理实践活动不同阶段进行的评价，关注各阶段的环节质量。旨在实时监测高级护理实践流程的效率及效果，以便及时调整和改进措施，做好质量控制，常用以下评价方法。

（1）实地考察：考察高级实践护士的工作场所、环境、设施和流程等，评估医院层面给予的支持和保障，如岗位设置、专科门诊、会诊流程、专病路径管理等。

（2）定期反馈：通过定期座谈会、讨论会等形式，收集患者、高级实践护士、医生等多方人员的反馈意见和建议，对服务过程进行评价和整改。

（3）案例评价：基于护理程序制订高级护理实践案例管理质量评价指标体系，组织专家与高级实践护士、医生等一起阅读患者的住院病历，听取高级实践护士对某一个案的分析，到患者床边了解其服务质量以及解决复杂疑难问题的能力。

（4）质量持续改进评价：贯穿高级护理实践的各个阶段，常采用PDCA循环、医疗失效模式与效应分析、服务质量差距模型、根因分析等质量管理与评价工具，评价、识别和解决高级护理实践过程中的问题。

3. 总结性评价　在高级护理实践活动结束后进行，旨在评价服务的整体效果是否达到预期目标，常用以下评价方法。

（1）关键绩效指标评价：关键绩效指标（key performance indicators，KPI）是衡量目标达成程度的具体指标，在高级护理实践中，通过监测与患者护理质量、临床结局、安全、满意度等相关的KPI数据，与预先设定的目标值和基线数据进行比较，进而评价服务效果。

（2）成本效益分析：通过评价高级护理实践的医疗成本、收益、患者医疗费用等，确定其经济效益，以利于资源的合理分配。

（3）360度反馈：采用调查或访谈等方法，从患者、家属、协作医护人员、管理者、高级实践护士等多维角度，全面了解不同角色对高级护理实践服务满意度、高级实践护士核心能力表现、高级护理实践服务效果等的反馈。

（4）约见领导：向护士长、科室主任、护理部主任、分管院长等各层级领导反馈高级护理实践服务质量评价的结果，讨论需要改进的问题并制订改善措施。

4. 长期追踪评价　在高级护理实践活动结束后的较长时间内进行，旨在评价服务的长期、持续性效果，常用以下评价方法。

（1）追踪随访：通过电话、邮件、社交软件、专科门诊、家访等方式定期追踪、随访患者的健康状况、康复进程、生活质量，评估高级护理实践服务的长期影响和效果。

（2）与社区合作：与社区建立合作关系，通过共享医疗资源、健康信息、专科技术，对患者实施长期健康监测与照护。

（张玉侠　邵　静　甘秀妮）

本章小结

　　高级实践护士的管理与评价是一项系统工程，亟须各方协同努力，共谋发展。卫生行政部门应高瞻远瞩，构建引领未来的政策蓝图，积极引领并激励医疗机构深入探索高级护理实践的广阔天地。医疗机构则需迅速响应，精心构建全方位、多层次的培训体系，打造一支技能精湛、素质过硬的护理精英队伍。岗位管理方面，则需精准界定高级实践护士的

笔记栏

角色定位与职责范畴，通过持续优化工作流程，释放其专业潜能与创造力。应秉持全面、客观、公正的原则，融合患者满意度、护理质量、科研创新等多重视角，形成一套多维度、立体化的综合评价体系。这一体系不仅能够精准反映高级护理实践的实际成效，更能有效激励护理团队不断追求卓越，引领高级护理实践向更高层次、更宽领域迈进。

思考题

1. 在你的专业方向内，分析并选择高级护理实践的服务质量评价指标，拟订一份服务质量评价的方案。

2. 分析管理者在高级护理实践发展过程中的角色和作用。

3. 结合医院实际情况，设计高级护理实践护士的准入和遴选标准。

高级护理实践研究

ER5-1
第五章
教学课件

随着社会进步、卫生事业的发展以及护理教育和科研水平的提升，人们围绕高级护理实践取得了诸多认识上的进步。而高级实践护士角色的设立，则推动了高级护理实践研究的不断深入。高级护理实践研究通过系统的方式收集与护理相关的知识和证据，通过科学的方法发展与临床实践相关的专业知识，护士应用这些科学的知识和证据去指导临床护理实践，以达到护理学科发展的最终目标。了解高级护理实践研究的领域及其发展趋势具有十分重要的意义。

第一节　高级护理实践研究的意义

高级护理实践研究的意义不仅体现在高级护理实践的发展上，还体现在高级护理实践对社会的贡献中，它对提高护理质量和促进医疗服务体系的发展有着重要的意义，对促进护理学科的发展也有深远的影响。

一、提高护理质量

高级实践护士所接受的专业和研究能力训练为开展循证护理实践打下了良好的基础，成为循证护理实践的先锋和主力军。高级实践护士能够跟踪最新研究进展，将护理研究和护理实践有机地结合起来，为选择最佳的护理方法提供科学依据。在直接为患者提供护理、与医疗干预或与其他医务人员密切合作的过程中，高级实践护士用最新的研究结果去解决临床问题，包括解决患者的护理问题，提升临床教育效果，不断改进对诸如疼痛、失禁、压力性损伤、伤口或造口、活动障碍、焦虑等问题的传统处理方法和护理常规。大量证据表明，高级护理实践对于减少并发症、降低感染率、减少住院费用和住院时间、减少急诊次数、提高患者和照顾者对护理的满意度等发挥了积极的作用。高级实践护士不仅能为大众和患者提供优质、高效及个体化的护理服务，也能较好地满足服务对象生命过程中的特殊需求。

高级实践护士善于在护理实践中运用评判性思维和临床判断能力捕捉患者的个体化反应，通过对患者全面、深入、细致地了解和分析，形成自己的专业判断，实施及时且有效的护理处置。如针对肿瘤、糖尿病、康复、疼痛、伤口等专科护理问题，高级实践护士能运用相关知识进行专业判断、制订护理方案并作出决策。此外，高级实践护士的特定角色有助于通过多学科的合作获得最佳的护理方案，从而进一步提高专科护理水平。

二、促进医疗服务体系发展

医疗服务体系是一个综合的系统，包含提供健康服务的人、机构和资源。健康服务提供者由多学科专业团队组成，在不同层级的医疗组织机构中，利用各种资源合力为人类提供健康服务。护理专业是医疗服务体系的重要组成部分，护士是多学科专业团队的重要成员之一。随着高级护理实践的发展和高级实践护士的成长，多国在高级实践护士角色上积极探索，如建立护士诊所、为患者提供咨询和教育等，确立了高级实践护士在医疗服务体系中的独特作用。高级实践护士作

笔记栏 ✐

为护士群体中的一支先锋队伍，不断地通过研究去开拓实践的领域，改革现行的实践，以优质的服务提高医疗服务的整体水平。

1. 解决初级卫生保健力量不足的问题 高级实践护士已显示出对健康保健的独特贡献，他们的参与使得初级卫生保健的队伍得到有力的加强，改善了许多国家初级卫生保健力量不足的问题。高级实践护士所具有的知识、能力与素质，提高了护士服务社会的能力，将护士的服务范围从医院拓展到社区、学校、家庭等所有需要健康维护的领域。高级实践护士所提供的服务关注疾病全程，从医院到社区和家庭的延续护理使人们能够获得及时、高效但费用相对低廉的优质健康服务，从而促进了医疗服务体系的发展。

2. 在医院护理工作中发挥重要作用 高级实践护士在医院护理工作中也发挥了重要作用，辅助医生提供更多专业服务，如手术前造口定位、外周置入中心静脉导管等。高级实践护士同时还能提供更多的健康教育指导和健康促进工作。诸多研究均证明，高级实践护士不仅满足了患者及时就医的需要，也降低了医疗费用，使患者获得高质量、低成本的服务。此外，高级实践护士在患者的延续照顾、家庭康复、医院与社区联动等若干方面发挥了独特的作用。

三、促进护理学科的发展

护理学科和所有学科一样有其独特的知识体系，护理概念、护理理论与护理模式是护理学科知识体系的重要组成部分。

1. 建构和完善护理学科的理论 高级护理实践研究建立在指导实践的理论基础上，应用护理的概念、理论和模式，制订创新的循证护理方案，并常将其他学科的理论应用于护理实践，解决复杂和疑难的健康问题。护理理论和护理模式通常以假说为基础，需要经过实践来检验。高级实践护士在应用理论来指导研究框架的构建和研究的过程中，发挥了重要作用。

2. 积极推进延续护理实践 随着高级护理实践研究广泛而深入地开展，护理理论和护理模式在实践中获得检验的同时也得到了不断发展，尤为突出的是延续护理概念和模式的发展。延续护理概念起源于20世纪80年代的美国，后由国内研究团队引入我国护理实践。该模式在糖尿病、COPD、慢性肾病、脑卒中、老年慢性病、癌症和终末期器官功能衰竭的患者中均得到了有效验证，并发展了由高级实践护士主导，多专业团队与社会合作伙伴支持，具有全面性、连续性、协调性和协助性等特征，适用于医院和社区的延续护理模式。随着我国信息化条件的不断提升，基于"互联网＋"的延续护理模式日益成熟，已大大拓展了我国高级护理实践的形式。

第二节 高级实践护士研究角色的设立与发展

随着医学科学的不断进步，高级实践护士的职责不再局限于临床护理，而是涵盖了更广泛的领域，包括科学研究。高质量的科学研究能够催生护理新知识、创新护理核心技术、增强护士解决临床问题的能力，对于拓宽、深化护理学科知识体系和实践范畴具有重要推动作用。因此，高级实践护士在科学研究中角色的发挥及其能力的培养与应用，对于护理学科发展至关重要。本节将深入探讨高级实践护士的研究角色和研究能力及其对护理实践的影响。

一、高级实践护士研究角色的发展与培养

医学院校和医疗机构在培养高级实践护士的过程中始终重视科学研究核心能力，从最初的参与研究的支持角色，发展至现今的产生研究问题、推动研究进展、分析研究结果、建立基于证据的最佳实践以及独立开展科学研究的主导角色。高级实践护士通过科学研究理解临床问题的本

质，推动护理实践的不断改进，从而改善患者的护理服务体验和健康结果。

高级实践护士研究角色的培养始终与学位教育密切结合。1954 年，美国 Rutgers 大学首次开展临床护理专家教育计划，后续 Colorado 大学开设儿科开业护士教育课程，并分别于 20 世纪 70 年代及 1999 年发展成为护理硕士和博士研究生教育项目。美国护理院校学会（American academy of colleges of nursing）在对硕士学位和博士学位设置教育培养方针时，都提出将基本科研能力作为学生应具备的核心能力之一。

高级实践护士的研究角色有助于推动临床实践。资深临床护士虽然可以通过长期工作积累临床经验，具有一定的洞察能力，但由于没有接受过系统的科研训练，缺乏系统查阅文献的能力，其接触学科前沿的能力相对不足，难以获取外部信息以支持最佳护理决策，在开展科学研究和领导专业发展方面的能力也都较为薄弱，而科学推理、批判性思维等科学研究能力是开展高级护理实践的关键素养。因此，在高级实践护士的继续教育课程以及临床实践中，科学研究能力时刻贯穿在日常学习和实践中。1996 年，Hamric 提出并开发了高级护理实践模型，该模型要求高级实践护士具备七种核心能力：临床实践（clinical practice）、护理科研（nursing research）、健康指导和教育（health coaching and education）、咨询（consultation）、合作（collaboration）、专业领导（leadership）以及伦理决策（ethical decision making）。科研能力作为七种核心能力之一，愈发受到重视。目前，美国高级实践护士的培养目标正是建立在 Hamric 提出的高级护理实践模型基础上的。ANA 在确定临床护理专家角色的五个维度中也明确指出研究角色的重要性和必要性，即临床护理专家需要通过提出和完善研究问题、促进科学探究以改进实践、在临床实践中解释和应用研究结果、向其他护士传播研究结果、合作设计和开展研究（包括通过出版物分享研究结果）等方式为其所在的专业领域作出贡献。

 知识链接

高级实践护士应具备的研究能力

除了注册护士的能力外，ANA 要求高级实践护士还需具备以下能力：

1. 在所有临床情境中整合循证实践研究。
2. 利用当前的医疗研究成果和其他证据来扩展知识、技能、能力和判断力，以提升护理角色表现，并增加对专业问题的认识。
3. 运用批判性思维技能，将理论和研究联系到实践中。
4. 整合护理研究结果，以提高护理实践的质量。
5. 通过综合研究和其他证据，发现、检验和评估当前的实践、知识、理论和标准，并创新实践方法，以改善医疗结果，从而为护理知识作出贡献。
6. 鼓励其他护士发展研究技能。
7. 对数据库中获得的证据进行严格评估，以产生对护理实践有意义的证据。
8. 注重研究中的伦理问题，特别关注研究参与者的权益。
9. 促进协作研究和临床探究的氛围。
10. 通过演讲、出版物、咨询和期刊等形式传播研究成果。

二、高级实践护士研究角色的能力要求

高级实践护士评价体系能够评估高级实践护士的实际工作效果，并证实其对于医疗保健作出的巨大贡献，其中对于研究角色的评价能够了解高级实践护士应具备的科学研究相关知识和技能，不仅能够明确高级实践护士的创新能力，而且能够揭示高级实践护士研究角色的实践现

笔记栏

况，为护理管理者和教育者制订教育培训方案提供依据。目前国内外已经针对高级实践护士的角色能力评价开展了相关研究和实践，其中部分评价工具和结果测量指标对于高级实践护士的研究能力也作出了相应的要求，包括修订版高级实践角色描述工具（modified advanced practice role delineation，mAPRD）等。总体来看，高级实践护士需要具备建构及发展护理知识、技术及标准的能力，具体包括以下方面：

1. 发现临床问题的能力 发现临床问题是科研创新的第一步。高级实践护士应具备批判性思维，对于患者现存的和潜在的生理、心理、社会等健康问题保持敏锐度，对于护理实践具有系统化分析能力和主动创新意识，能够发现对患者有价值、对护理理论和实践有建构意义的临床护理问题。

2. 设计临床研究的能力 高级实践护士应具备良好的科研思维，能够将发现的临床问题转化为科研问题，了解与科研问题相关主题的研究状况、发展脉络以及相关理论，同时掌握流行病学基本方法、统计学基础知识，厘清解决问题的思路，并设计科学、合理的研究框架，应用科学研究方法，探索护理新知识、新技术、新工具及新模式。

3. 开展临床研究的能力 高级实践护士应熟悉临床研究开展流程，根据临床研究方案高质量开展研究，包括研究开始前准备研究工具、培训调查员、获取伦理委员会审批以及患者知情同意等，研究过程中的组织协调、资源调度、实施盲法、分配隐藏、专业调研技术和访谈技巧等。

4. 研究质量监测和控制的能力 质量控制是临床研究能够高质量完成的关键。高级实践护士应在临床研究开展过程中全程实施严格的质量监测和控制。在研究设计时，咨询专业团队（如临床专家、统计学专家以及患者代表等），确保研究方案科学可行；研究开展时，从研究实施者、研究对象、实施场所、资料收集方式、干预内容等要素出发，以同质性、标准化为准则实施研究方案。

5. 数据整理和分析能力 高级实践护士应掌握数据分析的基本方法和统计分析软件的使用方法，熟练使用描述统计、推断统计、假设检验等统计方法以及 Excel、SPSS、AMOS 等统计分析软件，为得到研究结果和结论提供重要支撑。除了传统统计分析技术，高级实践护士应与时俱进，主动学习，应用人工智能分析技术，如机器学习法和深度学习法等。

6. 整合并运用研究成果的循证实践能力 高级实践护士是最佳实践的倡导者，应充分检索当前的文献和研究成果，汇总特定临床问题的证据，并开展证据质量评价，生成最佳证据集；同时组建多学科团队，明确证据应用的障碍因素，促进科学证据的转化应用，优化临床护理实践，为患者及其家人的医疗保健提供有效的循证实践。Hamric 在《高级护理实践》（第 6 版）界定高级实践护士循证实践的能力有三个层次（表 5–1）。

表 5–1 高级实践护士循证实践的三个能力层次

能力	基础层面	扩展层面
Level 1：在临床决策中解释并使用研究和其他证据	在个体临床决策中运用循证实践原则	在个体、诊所、部门、设施、医疗保健系统、国家或国际层面创建和整合循证实践原则。高级实践护士可以作为跨专业团队的一员，在单位、设施或卫生系统层面制订政策和程序。高级实践护士可以作为专家小组的一员，制订最佳实践、循证实践或混合实践指南，供国家或全球使用
Level 2：使用循证实践原则改变临床实践	根据循证实践原则将最佳实践变化纳入自己的实践或作为导师指导临床一线护理人员	设计和实施一个流程，用于在个体、诊所、设施、医疗保健系统或国家基础上改变超出个人实践范围的实践

能力	基础层面	扩展层面
Level 3：运用循证实践原则评估临床实践	确定评估准则，用于高级实践护士自身临床实践或临床一线护理人员和其他临床工作人员实践的评估	设计并实施流程，用于评估超出个体实践范围的相关实践结果（例如，一般护理实践、高级护理实践小组、跨专业团队实践、全机构或全卫生保健系统实践）

7. 撰写科研论文的能力 整理、传播科研成果是临床研究至关重要的最后一环。高级实践护士应善于总结提炼，以"分析问题—解决问题—研究结论"为思维逻辑，以"背景—方法—结果—结论"为脉络，撰写科研论文，促进传播科研成果，并在更大范围内推广应用。在这个过程中，高级实践护士应掌握规范化论文写作能力，保证语言表达准确、层次分明、逻辑严谨、图表规范。

三、高级实践护士的研究与转化实践

高级实践护士的研究范畴包括原始研究和循证研究，其中原始研究能够促进新知识、新理论以及新实践的产生，是高级实践护士创新能力的直接体现，而循证研究是指运用研究成果直接改善临床实践。美国医学研究所（Institute of Medicine，IOM）在 2001 年将循证实践作为医疗保健专业人员所需的核心能力之一，在其教育计划和总体愿景中提出，所有卫生专业人员都应作为跨学科团队的成员，都应提供以患者为中心的护理，强调循证实践、质量改进方法和信息学的重要性。因此，高级实践护士作为护理研究领域中的领导者，应该同时掌握原始研究和循证研究的方法学，为临床问题寻找解决方案，给患者带来更多福祉。

（一）原始研究的开展

开展原始研究的能力和水平直接反映了高级实践护士的创新能力。原始研究是指研究人员基于自己的研究假设或问题，设计实验方案并收集数据，通过分析数据得出研究结果，并对结果进行阐述和讨论。原始研究的特点是通过第一手数据的收集和分析，回答研究问题，因此结果具有创新性和原创性。

1. 原始研究的方法

（1）观察性研究：高级实践护士立足工作岗位，可以开展观察性研究揭示护理现象发生、发展与转归的规律。如面对肿瘤患者的不适症状体验，肿瘤科高级实践护士可以开展前瞻性研究，持续追踪症状表现的动态变化，分阶段、分人群识别高发、高频、高困扰的症状，揭示症状发生发展的轨迹和规律，明确个体症状体验波动状态的"生物钟"，为提供精准的医疗照护提供科学依据。

（2）实验性研究：高级实践护士也可以开展实验性研究，创新护理现象的新干预方法。如面对早产儿吸吮力下降这一护理问题，新生儿科高级实践护士结合文献研究和专家经验，研发了一套包括非营养性吸吮和口腔刺激的口腔运动干预方案，并开展了随机对照研究。结果显示，口腔运动干预方案能够缩短早产儿从开始经口喂养过渡到完全经口喂养所需要的时间，能够增加喂养效果。

因此，开展原始研究不仅能够提高护理人员对于特殊护理现象的把握，更能够基于事物发生发展规律，创新护理方案，从而提高护理质量、改善患者结果。

2. 原始研究对高级实践护士的能力要求 开展高质量原始研究对于高级实践护士的研究能力提出了较高要求。

（1）研究设计阶段的能力要求：在研究设计阶段，高级实践护士既要掌握各类常见科研设计

笔记栏

的原则和方法，设计严谨的研究方案，包括正确的研究对象、合适的样本量、准确的资料收集工具和分析方法等。

（2）研究实施阶段的能力要求：在研究实施阶段，高级实践护士需要严格把握研究质量，提高资料收集的同质性。

（3）数据分析阶段的能力要求：在数据分析阶段，高级实践护士应掌握各种资料分析方法，包括量性资料统计分析和质性资料文本分析等。在量性资料分析时，除了常规使用的单因素分析、多因素分析等方法，可以积极与大数据学科交叉融合，应用机器学习法和深度学习法等人工智能技术，回答高级护理实践领域的科学问题。

（二）循证实践研究的开展

研究表明，高级实践护士能够提升机构层面的循证实践水平。循证实践（evidence-based practice，EBP）是对公开报道的研究结果的组织、整理、分类、筛选、评价和有效利用，其强调证据的等级性、多元性、情景相关性和时效性。EBP 是一种科学决策理念和临床思维方法，以科学程序有效解决临床实践中的问题，提升护理实践科学性和有效性。临床循证实践需结合医护人员个人经验、患者意愿和来自系统化评价和合成的研究证据。高级实践护士能够批判性地评估、转化和实施证据，此外，高级实践护士还能够带领协调多学科团队应用综合证据，实施策略，维持循证实践文化，监督证据使用，并与其他卫生保健人员合作产生证据。高级实践护士可以通过以下六个步骤将 EBP 融入医疗保健服务中：①提出问题。②文献回顾收集证据。③批判性地评估证据。④将证据和研究结果融入实践。⑤评估研究结果和实践决策。⑥传播 EBP 结果。

然而，将研究成果应用于实际操作中存在许多挑战和困境。近年来，随着证据转化研究的逐渐开展和问题的逐渐暴露，循证领域学者开始研究实施科学（implementation science，IS）。实施科学是研究如何在日常实践中促进采纳、应用、转化研究结果的一门科学，作为一门新兴交叉学科，旨在弥合知识与实践之间的鸿沟，促进循证实践的采纳与应用。WHO 在《健康领域实施性研究的实践指南》中，将实施性研究界定为"在实施过程中明确哪些干预措施有效、实施成功或失败的原因、实施成功的方法"。也就是说，实施科学解释哪些措施有效、为什么有效、什么情况下有效。相同的干预内容需根据不同的实践环境制订不同的实施策略，最终产生不同的实施效果，此为实施性研究的特点。在方法学上，实施科学应用临床流行病学和循证医学、社会科学、卫生经济学、社会政策学、政策分析学的方法，解决干预方案实施中的问题，探索如何在卫生保健真实情景中落实和应用基于证据的干预，以弥合理论与行动、证据与实践之间的差距。因此，高级实践护士应该在实施科学范式的指导下，科学、有效、可持续性地开展循证实践研究。

第三节　高级护理实践研究领域

我国高级护理实践的研究紧紧围绕专科护士的实践展开，目前相关研究集中在专科护士的核心胜任力、实践模式方面。效益评价的研究最能呈现高级护理实践的专业价值，虽然目前国内相关研究较少，但是国际上的研究可为我国带来启示。处方权体现的是高级实践护士的专业自主性和独立性，目前国内基于国际经验已经有了很好的开局。本节将从高级实践护士核心胜任力的研究、实践模式、实践效益评价和处方权相关研究展开阐述。

一、高级实践护士核心胜任力的研究

高级实践护士的核心胜任力包含其胜任高级护理实践工作必须具备的知识、技能和态度，使其在既定的角色和环境中提供安全和合乎标准的护理服务。

（一）国际高级实践护士核心胜任力的研究

1. 核心胜任力内涵的研究 核心胜任力（core competency）又称核心能力，最早由管理学家 Prahalad 和 Hamel 在 20 世纪 90 年代提出。美国护理学家 Hamric 于 1996 年提出了高级实践护士的核心胜任力。目前国际上和国内对高级实践护士的核心胜任力内涵尚未统一。本书前面已经提到 Brown 和 Hamric 提出的不同的高级实践护士核心胜任力的框架。美国护理学院联合会（American Association of College of Nursing）提出高级实践护士必须具备的六种核心胜任力：①满足临床护理实践所需要的能力：主要包括健康促进与疾病预防的能力及疾病护理的能力。②建立和维持专业关系的能力。③承担教育 / 辅导任务所需能力。④促进专业发展的能力。⑤管理与协调医疗健康服务机构的能力。⑥监督及保证专业服务质量的能力。

2013 年 ICN 指出：全球高级实践护士核心胜任力框架存在广泛的异质性。2014—2017 年 ICN 项目组对包括中国在内的 19 个国家或地区的高级实践护士核心胜任力框架进行了分析和比较，结果发现各国或地区对高级实践护士核心胜任力维度的归类方式有较大差异，但核心组成部分集中在五个领域：直接综合护理、系统支持、研究、教育、出版 / 领导。在高级实践护士核心胜任力中，直接护理实践能力是高级实践护士的首要特点。对患者和家庭实施以患者为中心的、基于证据的实践在直接护理实践中至关重要。由于要面对复杂的处境或处理较为疑难的案例，高级实践护士要具备直接护理实践能力，才能实践整体护理理念、执行具有专科护理特色的全面和综合的评估、找出健康问题、制订计划、协调多方资源和其他团队成员、家属和患者合作以持续动态执行护理计划、评价护理效果。高级护理实践的其他能力有机结合及相互作用成为高级实践护士的重要特点。

2. 核心胜任力评估工具的研究 基于高级实践护士核心胜任力的研究，部分国家和地区开发了高级实践护士胜任力评估工具，如西班牙学者 Sastre-Fullana 等人开发的高级实践护士胜任力评估工具 "advanced practice nursing competency assessment instrument"，包括研究与循证实践、临床与专业领导、跨专业关系与指导、专业自主、质量管理、护理管理、专业教育和指导、健康促进八个维度，该工具为组织管理部门和临床实践提供了全方位的高级实践护士角色能力评价方法，也可用于高级实践护士的教育项目效果评价和研究项目，从而促进高级实践护理的发展。但目前相关评估工具较少，已有工具的应用也有待探讨。

（二）我国高级实践护士核心胜任力的研究

21 世纪初我国在护理领域中引入核心胜任力。香港特别行政区的高级实践护理发展较早，高级实践护士胜任力框架包括七个核心领域：处理患者复杂的健康问题；提升护患间的治疗性关系；有效地领导和团队合作；加强和改进质量保证；管理和协商找出保健服务的创新和有效的方法；加强通用专业素质和高级实践；增强个人素质。

2009 年原广东省卫生厅在《专业护士核心能力建设指南》中，对急诊、ICU、手术室、产科、助产士、血液净化专科护士的核心胜任力以及培训做了指导，推动了我国高级实践护士核心胜任力的研究。2017 年我国学者通过德尔菲专家咨询法形成国内专科护士的核心胜任力框架，包括六个维度（直接临床护理实践、研究和循证护理实践、组织和管理、专业发展、指导和咨询以及道德 / 法律实践），其中直接临床护理实践最重要，其次是研究和循证护理实践。有学者在 2021 年基于 ICN 的高级实践护士核心胜任力框架，同样使用德尔菲专家咨询法，形成了专科护士的六个核心胜任力维度（照护、领导、协调、咨询、教学和研究），专家一致认可照护维度最重要，协调和咨询维度的重要性较高，而领导与科研维度的重要性评分较低但变异系数较高。虽然以上研究对国内专科护士核心胜任力的一级指标维度有所差异，但结合二级指标分析可以发现国内专科护士的核心胜任力的内涵还是相对聚焦的。

我国针对各个专科护理领域的专科护士核心胜任力框架开展的研究较多。针对心脏介入、急诊等多个专科护理领域的专科护士开展的调查结果提示：我国专科护士的专业可持续发展能力偏

笔记栏

弱有待提高；临床实践能力虽然是被公认为最重要的核心能力，但是在各项能力中表现并不是最好的，需要重点关注。目前也有研究针对高级实践护士的个案管理和健康管理，以及体现中国本土化特色的中医专科护士的核心胜任力的研究。

　　总的来说，在高级实践护士发展较为完善的国家，学者们已经对各种高级实践护士角色以及不同护理专科领域的高级实践护士的核心胜任力进行了系统性的研究。由于国际上高级实践护士的发展具有较大的差异性，高级实践护士的核心胜任力有待进一步统一。目前高级实践护士核心胜任力的研究仍然局限在核心胜任力的界定，已构建的核心胜任力以框架或提纲形式呈现，各指标仍然需要细化，各指标的权重也有待研究。国内外研究大多是借助德尔菲法、访谈法构建高级实践护士及其各个角色或各专科领域高级实践护士的核心胜任力框架，框架的适用性和有效性有待验证。2024 年，国务院学位委员会办公室明确了护理学一级学科下的二级学科，包括母婴与儿童护理学、成人与老年护理学、健康与慢病管理学、交叉护理学、急危重症与灾害护理学、中医护理学、精神心理健康护理学以及护理人文社会学，今后研究也可以结合该分类框架开展各个领域的高级实践护士核心胜任力的研究。

二、高级护理实践模式的研究

　　高级实践护士在不同医疗环境提供护理专家服务，实践模式多样化，但均强调护士的自主性、创新性和专业性。护理专科门诊是为满足就诊患者及其家庭在护理方面的健康需求，在门诊开展的以护士为主导的正式有组织的卫生保健服务形式。2003 年在香港特别行政区开展护理专科门诊系列研究后，其他各省市地也开始实施护理专科门诊。随着信息化的发展，"互联网 + 护理服务"成为高级护理实践的创新模式，满足了更多民众的需求。

（一）护理专科门诊及相关研究

　　1. 护理专科门诊模式　香港特别行政区的护理专科门诊是一项承接疾病急症期至过渡期的医疗服务策略。2003 年研究者通过访谈和参与式观察等方法，对护理专科门诊的最佳实践模式、护理专科门诊建立的架构、程序和效果进行了研究，研究结果被香港医院管理局采纳后成为护理专科门诊营运的评审标准。研究者总结出护理专科门诊是一个正式的、有组织的健康护理服务模式，该模式涉及护士及有健康护理需要的独立个体及家人。护理专科门诊的就诊者往往来自护士、医生或其他专业医护人员转介。在护理专科门诊的护士表现出在专科护理领域上的高级护理实践能力。护士的工作至少有 80% 是独立或与其他医护人员互相依赖的；护士得到多专业团队的支持，并有充足的资源支持他们的工作。护理专科门诊提供的关键措施包括监测、治疗和程序、教育 – 指导 – 咨询、个案管理；护士可以按照既定的指南进行药物调整、初步治疗和诊断性检查，也可以提供转介到其他专业医护人员的服务。护理专科门诊采用的护理模式是整体护理。护理专科门诊有别于医生诊所的是：较少地依赖药物；在针对照顾对象与其家人的需要时，采用整体性的处理方法。护理专科门诊主要的医疗成效评价指标包括症状控制、并发症的预防和对护理的满意度。护理专科门诊每次看诊的持续时间及复诊的时间由护士根据受照顾者的需要而决定。香港特别行政区的护理专科门诊已经被证实是一个能为患者提供高质量的、有效且可行的整体护理模式。

　　我国内地的护理专科门诊虽然起步迟，但是发展迅速。2016 年面向 19 个省、市、地区的三级医院调查结果显示，已有 330 家医院开设各类护理专科门诊共 926 个，以 PICC 护理专科门诊、伤口 / 造口 / 失禁护理专科门诊、糖尿病健康教育门诊、围产期保健护理专科门诊和腹膜透析护理专科门诊最为常见，平均每家医院有 8 名护理专科门诊出诊护士。这些护士中 81% 具有本科及以上学历。该研究说明我国的护理专科门诊已形成一定规模，并具有良好的发展态势。总结我国大陆地区的护理专科门诊呈现以下特点：

　　（1）开设的类型：以在医院开展较为常见。目前也可见以医联体为平台、在基层医疗卫生服务机构开设护理专科门诊的探索，和欧美国家的开业护士（NP）在初级保健机构的工作模式类似。根据工作的独立性，常见的类型有护士独立开设的护理专科门诊，也有医护协作型的护理专科门诊。

（2）开设的专科领域：我国已开设了 PICC/ 静脉治疗、伤口造口、糖尿病、围生期保健、新生儿护理等多个专科领域的护理专科门诊。近些年具有中国特色的中医护理专科门诊也在逐步开展。自 2006 年广州率先设立中医护理专科门诊后，2020 年调查显示浙江省三级医院中已经有 33 所开设了以医护合作为主的中医护理专科门诊，为患者提供中医护理适宜技术等服务。

（3）门诊对象：护理专科门诊对象以医院出院患者居多，也有来自医疗专家诊疗转介和初诊的患者。服务对象从老年慢性病人群慢慢向全生命周期的人群覆盖。

（4）工作内容：护理专科门诊的工作内容涉及四个领域的多个方面，分别是：①教育、指导和咨询。②监测。③个案管理。④治疗和程序。工作内容中以提供健康咨询、健康教育、技能的指导最为常见，大部分护理专科门诊都提供疾病和症状评估和监测，除此之外，提供换药等治疗以及标本采集也较为常见。目前，护理专科门诊已将疑难病例处理、并发症筛查等纳入服务范围，因此提供转诊和实施会诊等需要多学科合作的个案管理服务也在逐步增加。随着护理处方权工作的推进，各试点单位的护理专科门诊执业者会在一定范围内独立进行诊断、开具处方、解释诊断报告、开药和实施特殊操作等。除以上工作内容外，护理专科门诊往往还承担教学和科研工作。

（5）坐诊护士资质：目前我国对护理专科门诊的坐诊护士资质，如学历、工作经验、培训经历等尚无统一要求。但是在实践中，护理专科门诊的坐诊护士通常都是具有 5 年及以上临床工作经验的专科护士。近些年的调查结果显示护理专科门诊的坐诊护士大部分具有本科学历，并且绝大部分有各类各级的专科护理证书。虽然国内护理门诊的坐诊护士在学历、经验和证书等方面的要求和国际认可的高级实践护士的资质还有一定距离，但多项数据显示，大部分护理专科门诊的坐诊护士能胜任专科护理门诊工作，并且我国多省市也要求护理专科门诊的坐诊护士要定期接受培训和考核，以保证护理专科门诊的工作质量。

（6）评价指标：护理专科门诊的评价指标可分为专科护理数量指标和质量指标。①专科护理数量指标：包括门诊次数、会诊次数、工作量等。②专科护理质量指标：包括疾病恢复率、病情好转率、并发症发生率、满意度、患者生活质量、健康状况的各项指标。在各类指标中，患者满意度是最常见的评价指标。现有研究证实护理专科门诊呈现出较为显著的社会效益，主要表现在：从患者角度来看，患者自身就医体验得到提升，如缩短就诊等待时间，就诊时长增加，从而增加了满意度。从护士的角度来看，护理门诊在提高患者执行治疗的准确度、正确认识疾病、治疗疾病的信心方面都有益处。但目前研究较少关注护士体验，为数不多的研究显示：护士认为护理专科门诊的出诊提升了自身处理专科护理问题的能力、积累了护患沟通的经验，同时也提升了护理专业的社会地位。目前，极少有护理专科门诊的经济效益评价研究，经济效益指标局限在平均住院日方面，其他如成本效益的指标以及研究有待探讨。护理专科门诊本质上是一项由护士提供的具有专业性和技术性的护理服务，涉及人力物力等成本，但各地护理专科门诊多数只收取挂号费，甚至部分医院是全部免费，许多咨询项目尚未设立收费项目。

2. 护理专科工作室模式 在全国各地护理专科门诊持续发展的背景下，北京在全国率先探讨基于护理专科门诊建立护理专科工作室，如糖尿病足护理工作室。工作室由负责人牵头成立团队，负责人的准入标准为：①具备本科及以上学历。② 10 年以上工作经验且具备高级职称。③在专业技术、学科发展等方面有所专长，在本专业领域有一定影响力。④具备创新能力，获批专利或取得科技成果，在人才培养、学科建设方面有丰富经验。团队由伤口专科护士引领的多学科合作团队成员（专科护士、伤口治疗师、临床医师等）组成。专科护士为工作室专职人员，负责糖尿病足患者的全程接诊及管理。工作室为独立诊室，除了常规的仪器设备，也配备抢救设备和药物。患者通过公众预约平台实名预约挂号后就诊，工作室也接受医生门诊转诊和复诊患者。接诊后建

笔记栏

立电子病历，按规定要求进行评估、提供直接护理和健康教育、定期随访等延续护理服务。工作室同时也承担教学培训和科研任务，接受教学督导。在两年运行后，工作室门诊量明显增加，患者预后得到改善，承担的教学和培训等工作均有显著成效。

护理专科门诊作为一种医疗服务的有效补充形式，在实施分级诊疗和平均住院日缩短的背景下展示了其优势，但在推进过程中也面临着诸多挑战：①护士处方权是护理专科门诊中高级实践护士发挥独立性作用的重要体现，但目前护士处方权仍然处于试点阶段，限制了护理专科门诊的发展。②大多数发达国家在护理专科门诊护士资质要求中明确规定坐诊护士需要具备硕士学位，我国现有符合基本资质的护理人才储备不足。③护理价值与收费标准不平衡。④缺乏规范、统一的管理规范。⑤出诊地点局限。

（二）高级护理实践创新模式及相关研究

近年来，全国多地发布持续改善护理服务的工作方案，鼓励三级医院专科护士到基层医疗卫生机构开设专科护理门诊，鼓励护士在养老院、护理院巡诊或兼职。调查发现专科护理门诊护士对多点执业态度积极、意愿较高，绝大部分的护士对多点执业表示赞成，近90%的护士愿意尝试到下级医疗机构或养老机构多点执业，让患者就近享受更好的护理服务。专科护理门诊护士可以作为多点执业的先行者，但也面临着多点执业的相关法律法规、执业保障机制还不健全的困境。

互联网＋护理的出现创新了护理服务模式，也为高级实践护士的多点执业打开了新的局面。2019年国家卫生健康委员会办公厅下发《"互联网＋护理服务"试点工作方案》，各地开始探索在护理专科门诊中结合互联网＋护理拓展服务，开展线上咨询、随访等，也开始探索"网约护士"等新模式。2022年浙江省护理服务数字化应用（"浙里护理"）上线发布，推进了专科护士借助互联网＋开展多点执业，取得了良好成效。平台由省卫生健康委牵头，行业信息化部门提供技术管理，省护理学会、省护理质控中心指导业务，医疗机构提供服务，市场第三方公司进行平台运营，使得更多的高级实践护士可以利用碎片时间，为居民提供优质、规范的"互联网＋护理服务"。这种创新的高级护理实践模式提高了高级护理实践的可及性，改善了患者（尤其是就医存在困难患者）的服务体验，同时也为服务提供者和接受者双方提供了保障。但是目前也面临着缺乏信息共享平台，患者信息缺乏连续性和可追踪性，多学科合作存在困难等挑战。

三、高级护理实践效益评价的研究

高级护理实践效益评价是评估服务有效性的重要内容。高级护理实践效益评价有助于展示高级实践护士的价值，为扩展高级实践护士角色提供理论基础。

（一）高级护理实践有效结局指标

合理选择结局指标是高级护理实践效益评价的前提条件。国内外高级护理实践效益的结局指标范围较广，Kleinpell将众多的高级实践护士结局指标归类为临床/护理相关结局、社会心理结局、功能性结局、经济结局和满意度。

1. 临床/护理相关结局指标　常见有死亡率、发病率、感染（医院相关感染、尿路感染、呼吸机或导管相关感染）、手卫生达标率、出现医疗状况、生理反应（血压、心率、体温、肺音、血流动力学压力、体重和体重管理、血清/尿液葡萄糖水平、伤口愈合、皮肤完整性）、症状管理（疼痛、疲劳、恶心、呕吐）、营养状况/管理、保持睡眠、限制措施的使用、戒烟、药物使用/滥用（非法或处方药物）、低出生体重儿和早产儿、最佳实践的执行率等。

2. 社会心理结局指标　压力管理、心理辅导、重返工作岗位、角色功能、家庭功能/应对、焦虑、抑郁、性功能、护理者的压力/负担、患者/护理者知识（疾病/状况、药物、饮食、治疗方案、精神运动技能）、健康知识、文化敏感性、未得到服务的人群等。

3. 功能性结局指标　生活质量、自我护理（洗澡、进食、自我穿衣、服用非肠道药物）、行动能力、沟通、返回工作/学校正常活动/社会交往、症状控制等。

4. 经济结局指标 住院时间（住院和/或 ICU）、再入院率、家庭护理、其他服务、急诊室就诊率、医疗服务利用率、每次护理的成本、资源利用率（辅助服务、社区/其他服务）、患者流动性、获得医疗服务的途径和障碍、接受的护理和结果的差异、全科护士实践节省的费用等。

5. 满意度指标 患者体验（提供的护理、提供的服务、医疗服务提供者）、家庭（为家庭成员提供的护理、提供/可获得的服务）、服务费用支付者、服务提供者。

以上结局指标可以是高级实践护士或者是某种特定的高级实践护士角色（如 CNS）的结局指标。同一种角色的结局指标也可见不同的分类系统，如 Doran D 将 CNS 结局指标分为以患者为中心的结局指标和以组织为中心的结局指标。①以患者为中心的结局指标：包括针对特定疾病/状况的结果、生理和社会心理症状结果、早期识别和预防并发症、自我管理和坚持治疗、患者满意度。②以组织为中心的结局指标：包括医疗单位/医院的住院时间、医疗费用总额。虽然对于结局指标的分类方法有所不同，但是结局指标中通常都包括患者和家属、医疗保健提供者、护理质量、机构、卫生服务利用和费用等相关的结局指标。尽管对高级实践护士的结局指标的归类或命名不同，但所确定的结果却一致说明了高级实践护士产生影响的程度。无论使用哪种类型的结局指标分类，为了准确测量结局，有必要识别、选择合适的高级实践护士结局指标，并制订适当的测量方法。由于不同高级实践护士角色对指标敏感度不一样，因此在选择结局指标之前首先要明确所评价的对象。同时，还要考虑所选用指标的测量结果是否会被卫生保健系统所理解和采纳。

（二）高级护理实践效益评价结果

1. 国际高级护理实践效益评价 国际上高级实践护士及其四个角色 CNS、NP、RNAs 和 CNMs 在各种实践环境、多种疾病人群中呈现了专业价值。近些年一系列有关高级护理实践效益的系统评价总结了高级护理实践效益的证据。总的来说，多数研究都表明高级护理实践能获得更好的患者临床/护理相关结局、社会心理结局、功能性结局和满意度，并通过缩短住院天数和减少再入院降低了卫生保健的使用和花费等效益。有学者系统综述了主要来自高收入国家的 18 项研究，评价了由高级实践护士提供与医生提供的初级卫生保健产生的效益（包括对患者健康的影响、满意度和服务使用），研究结果指出高级护理实践是一种提高护理的可获得性、效率和质量的策略。

在当前评价高级护理实践效益的工具中，最常用的是患者报告结局测量工具（patient-reported outcome measure，PROM），这是一种由患者或护理者完成的心理测量的、有效的测量工具，用以获取健康状态或行为的信息。PROM 工具分为普适性或特殊性。选择最合适的 PROM 具有很大的挑战性，因此最好是选择在以往高级实践护理研究中使用过的工具，以利于研究结果之间的比较。需要注意的是，评价高级护理实践效益的研究不能只依赖于随机对照试验（randomized controlled trial，RCT）和单一的结局指标，应使用多样化的研究方法和新的评价方法，对复杂的高级护理实践问题开展研究。

2. 国内高级护理实践效益的研究 国内高级护理实践仍然在起步阶段，很少有经严格科学设计的实践效益的研究报道，特别是缺少有关经济效益的研究。在为数不多的 RCT 相关研究中，有关经济效益指标的局限在再住院率、再住院次数和天数、门诊就诊率，缺乏成本效益的研究。在香港特别行政区和广州等地开展的几项延续护理研究中，采用严格的 RCT 设计，多方面验证了执行个案管理的高级实践护士在提高脑卒中患者、心衰终末期患者、老年人的实践效益，包括：①临床指标，如血脂、血糖、呼吸困难等症状控制等。②心理-社会指标，如依从性、生活质量等。③功能指标，如日常生活活动能力、自我管理等。④满意度，如患者满意度。⑤经济指标，如服务使用率、住院日、再住院率、医疗费用、质量调整生命年等。

四、高级护理实践护士处方权相关研究

处方权是高级实践护士的核心执业权限，是指医疗专业人员可以合法开具处方（药物或治疗

方案）的权威或程度。以下围绕国内外有关护士处方立法情况及处方权限规定、护士处方权模式、护士处方权的实施框架及护士处方的影响，介绍护士处方权的相关研究。

（一）护士处方立法情况及处方权限规定

护士处方权的发展历史可以追溯到 20 世纪 60 年代，当时由于全球面临医生短缺和医疗资源分配不均的问题，许多国家开始探索护士处方作为一种解决方案。1971 年美国率先赋予护士处方权，1978 年南非授予护士紧急用药处方权。2000 年左右，英国和加拿大试点实施在不同的医疗环境中护士处方的适用性。随后全球多个国家开始实行护士处方权。1999 年开始国际上有关护士处方权的文章数量呈现递增趋势；国内在 2012 年以前仅可见零星的护士处方权的研究，2018 年后有缓慢增加趋势。在发展的初级阶段，国内外相关研究集中于护士处方的可行性和安全性、处方护士的教育和培训、处方过程中护士角色和责任的界定、政策法规的影响以及公众接受度等。这些研究厘清了护士处方权发展初期必然经历的一些模糊认识，为界定护士处方权的概念与特质、护士处方权的权限及处方护士的准入条件等提供了依据，为护士处方权的发展奠定了基础。随着护士处方权研究的深入，客观评价处方护士的贡献，不仅能推进护士处方权的发展，也增进了同行、社会对护士处方权的理解与认同。

（二）护士处方权模式

护士处方权在各国的模式不同。根据护士处方权的限制程度从低到高，可以分为：独立处方、补充处方和群组处方。

1. 独立处方　是指由从业者开具处方，负责评估未确诊或已确诊疾病的患者，并决定所需的临床管理。

2. 补充处方　又称为依赖、合作、协议或者半自主处方，是最早被许可的处方，基于独立处方者与补充处方者之间的自愿伙伴关系或转诊关系，在独立处方开具者的指导下或者合作框架下，从开放的或有限的处方集或管理计划中协商或独立开具。

3. 群组处方　是一份书面指示，由指定的医疗保健专业人员向符合标准的患者群体供应和/或管理药物。目前群组方案在临床中主要用于提供免疫接种、紧急避孕和抗生素服务。

基于我国国情，我国专家提出我国护士的处方类型应包括独立处方、协议处方、延长处方和调整处方。①独立处方：指护士通过自身对患者评估和诊断，在国家规定的范围内独立开具处方。②协议处方：是指在医生提前授权并签署协议的前提下，护士可以根据患者的具体情况开具规定范围内的处方。③延长处方：是指在医生明确诊断并开具药物后，护士根据患者的情况沿用原有的处方药物和剂量。④调整处方：又称补充处方，是指在医生明确诊断开具药物后，护士根据患者病情变化的评估和诊断，在临床实践指南的规范下，改变原有的处方药物的剂量。

（三）护士处方权的实施框架

2021 年 ICN 发布的《护士处方权指南》中指出：护士处方权的实施框架包括教育、监管、授权、执业范围以及继续教育 5 个核心内容。该实施框架为各国开展或推进护士处方权提供了参考，成为制订相应管理方案的依据，也可作为考核处方护士胜任力的标准。目前我国尚未形成统一的、与国际接轨的护士处方权规范体系。但我国专家在《新时代护士处方权内容专家共识》和《新时代我国高级实践护士药物处方范围专家共识》中，基于我国国情，界定了我国护士处方范畴、护士药物处方内容、护士处方模式及护士处方培训大纲等，为我国护士处方权的实施提供了实践指导。

1. 教育　是指完成国家认可的处方教育课程。为确保处方开具者具备其专业领域中所需的处方开具能力，处方权申请者须在被授予处方权之前完成教育课程和认证项目。由于地区、文化等差异，各个国家护士处方相关教育课程各有特点。西欧一些国家的硕士学位水平执业护士教育中包含独立和补充处方课程。西班牙常规护理学位的必修课程和研究生护理专业课程都包含了独立和补充处方的内容。荷兰的补充处方培训由学士学位的继续教育课程提供。瑞典的处方培训属于初级卫生保健专科护理课程的一部分。目前，国际上有关护士处方的教育内容多为药理学和治疗学基础知识，评估、诊断和临床决策能力，处方基本原则，法律、道德和责任以及专科处方知识。

2. 监管 是指通过相应的处方监管机构认证。卫生健康行政部门负责处方监管。为确保护士开具处方的质量和能力，监管机构应制订处方能力标准，并有必要对符合要求的处方开具者进行认证。英国的护士处方资格认证由护士和助产士协会进行，认证过程包括申请、培训和考试以及资格证书的颁发，协会向处方机构登记处方资格和处方权范围。目前我国护士处方权监管尚在起步。

3. 授权 是指经过法律法规授权。目前大部分实施护士处方的国家都对开具处方的护士的资质、处方的内容和处方的对象，以及是否被允许独立开药或在医生监督下开药做了法律规定。英国、美国、澳大利亚、加拿大等13个国家通过了护士处方法，并制定了监管和最低教育要求，以确保患者安全，目前大多数护士处方的开具需要某种形式的医生监督。ICN在2021年9月发布《护士处方权指南》时，全球已有44个国家或地区制定了正式的法律法规授予护士处方。2017年，我国安徽省提出探索给予符合条件的执业护士在高血压、糖尿病以及伤口换药等特定范围内的处方权，在医师的指导下开具处方。2022年深圳市《深圳经济特区医疗条例》明确规定：取得专科护士证书的护士，可以根据医疗机构授权，在护理专科门诊或者社区健康服务机构按照市卫生健康部门公布的目录开具检查单申请单、治疗申请单和外用类药品。

4. 执业范围 是指在规定的执业范围内开具处方。护士处方权范围受到多种因素的影响，如处方者个人的教育背景和专业技能以及经验、护士实施处方的环境、护士处方的需求、护士的执业范围、法律、护理对象等。全球各地对护士处方范围的规定尚未统一。《护士处方权指南》总结了国际上现有的护士处方范畴，包括药物（在某些国家也包括疫苗、血制品）、治疗、检查、医疗设备、器械和一些敷料、特定的治疗饮食等。我国专家提出我国临床护理工作中护士可独立决策的工作和医护共同决策的工作内容，确定了特定情况下非临床专科护士药物处方权内容，包括急症和延长处方，明确了糖尿病、肿瘤、急诊、社区、助产专科护士的特定处方范畴，涵盖药物、检查、器械、敷料、饮食、教育等内容。

5. 继续教育 是指接受继续教育以巩固和提高处方开具的能力。继续教育是保持最新知识和技能的一种手段，这些知识和技能直接影响护士处方能力。在一些国家持续执业和资格认证都需要持续接受继续教育。《护士处方权指南》建议各国处方护士可根据个人的能力和学习方式，通过在线学习、专业期刊、医学论坛、临床实践等多种途径，不断更新、补充、拓展知识和能力，提高处方开具能力和高质量的医疗保健服务，这为各国发展和推进护士处方权提供了参考和借鉴。

（四）护士处方权的影响

护士处方权有助于提高医疗服务效率和患者便利性，扩展医疗服务的覆盖面，增进患者对药物的可及性，满足不断变化的卫生保健需求。由于护士处方权仍然处于起步阶段，目前仅有少量基于RCT和系统评价的护士处方影响的证据。一项Cochrane系统评价分析了1980—2012年国际上发表的有关护士处方对患者预后的RCT、观察性研究或非随机对照的35项研究。该系统评价纳入的护士处方权类型为独立处方、补充处方及患者群组方案；纳入人群多为混合的患者群体、糖尿病、高血压患者及精神卫生领域的患者；研究的结局效应包括临床结果、护理满意度、护理质量、咨询时间、信息的提供、检查、转诊、随访次数、服药依从性及患者应对能力。研究结果显示：①护士处方和医生处方在接受处方药的患者数量、开出的药物类型和剂量方面无显著差异。②大多数研究证实两者在临床疗效方面无显著差异。③护士通常比医生花更多的时间与患者相处，并且向患者提供更多或相同数量的信息，患者通常对护士提供的护理更满意或同样满意。目前尚未见有研究报道护士处方带来的患者安全问题或其他危害。另有证据表明，和医生处方组相比，护士处方组患者的满意度更高或同等满意，患者咨询时间长，患者回访率更高或相同。

笔记栏

护士处方权的实施对推进我国高级护理实践具有积极作用。我国的处方权试点工作、处方权的专家共识、相关研究的深入、护理专科门诊的发展、护理专业硕士研究生队伍的稳步增长，都为实施护士处方权提供了支持。但现阶段我国护士处方权还面临诸多挑战，如相关法律政策不健全、护士群体自身能力有待提升、相关教育准备还不充分等，还需经历漫长和艰辛的过程。

第四节 高级护理实践与多学科交叉融合

当代科学发展的一个重要特点是不同学科间的联系越来越密切。为了深化护理理论研究、基础研究和技术研究，深入揭示护理学的内在规律，需要切实加强多学科的联合研究，用多学科综合研究的方法获得新的知识和智能，用跨学科的研究方法去寻求解决护理理论和实际问题的各种可能途径。

一、高级护理实践与管理学科的交叉融合

高级护理实践具有实践性强的突出特点，且高级实践护士多承担团队中的沟通、协调等职责，因此在高级护理实践的相关研究中，最先开始也是与护理学交叉融合最多的学科莫过于管理学。国际上，高级护理实践过程中的几个关键护士角色，无论是开业护士、临床护理专家还是个案管理者（case manager，CM），为构建最佳医疗服务体系，都在不断探索如何科学应用管理学理念和知识预防疾病、照护病患、促进和恢复健康。我国的高级护理实践虽然目前并未严格区分NP、CNS 和 CM 等高级实践护士角色，但高级护理实践的理念也已深入人心，许多地区和医院设立了专科护士，他们同样十分关注护理管理问题，以科学的管理学理论为指导开展了大量研究。

1. 疾病预防相关研究 借助管理学理论，高级实践护士将诸多关注点放在促进疾病预防的研究上。在初级卫生保健工作中，NP 作为主力军，其关注的重点在于疾病初级预防；而作为医院高级护理实践的主体，CNS 和 CM 则更多地关注于疾病的二级和三级预防。通过研究，探寻不同角色的高级实践护士在各类疾病预防中的作用，从而寻求提升疾病预防总体效果的有效措施。例如，对于跌倒这一现象，围绕跌倒和 / 或再跌倒的预防，在初级卫生保健机构和医院均开展了多项高级护理实践研究。这些研究中护理与管理学的交叉体现在研究者将"计划 – 执行 – 学习 – 处理"（plan-do-study-act，PDSA）循环、累积复杂性模式（cumulative complexity model）等管理学理念用于发挥 NP、CNS、CM 等高级实践护士的领导作用，指导其制订临床护理持续质量改进计划，设计相应的跌倒风险预测或干预工具包、教育策略，从而提升预测高跌倒风险人员及预防再跌倒的赋能作用，以及实施跌倒风险评估和预防策略的能力，跌倒发生率、急诊转诊率与再跌倒预防效果得以改善。

2. 健康促进相关研究 树立人群正确的健康观、提供健康知识、训练健康促进技能、推进公共卫生服务，均是高级护理实践领域关注的健康促进问题。高级实践护士也常利用管理学知识，实施健康促进的护理活动，开展相关研究，从而探索促进人群整体健康的有效措施。例如，在美国一家初级医疗卫生机构的病毒性上呼吸道感染患者中开展的研究，针对抗生素滥用这一社会现象，通过借助美国疾病预防控制中心提供的平台和资源，实施多模态的持续质量改进计划，包括开展医护人员教育、患者宣教、提供临床决策工具等多项举措，病毒性上呼吸道感染患者的不合理抗生素使用率大大降低。

3. 照护疾病相关研究 除了疾病预防和健康促进，高级实践护士还经常将管理学理论用于指导开展改善疾病照护结局的相关研究。此类研究的关注点十分广泛，涉及社区和医院高级护理实践的诸多方面，例如如何加强患者的术前精神卫生评估、如何提升多学科人群在安宁疗护高级护理实践中的作用等。通过应用 DMAIC 模型，即包含定义（define）、测量（measure）、分析

（analyze），改进（improve）和控制（control）五个阶段的模型，以及病案管理模式等管理学理念，积极发挥诸如 CNS、CM 等高级实践护士的领导力，从而调动 APN 的协作、咨询能力，取得满意的高级护理实践效果。

二、高级护理实践与信息学科的交叉融合

信息学是以信息为研究对象，以计算机等技术为研究工具，以扩展人类的信息功能为主要目标的一门综合性学科。近年来，随着信息学相关理论和技术的飞速发展，高级护理实践与该学科的交叉融合也在不断深入，并产生了"护理信息学"这一新兴学科。该学科整合护理学、计算机科学、信息学等多个学科，其特点是融合数据、信息、知识和智慧，辅助患者、护士及其他提供医疗服务者制订决策。护理信息学研究不仅有利于推动智慧医疗多领域交叉和全方位布局，同时也有助于优化护理实践流程，提升护理工作质量。

1. 医院高级护理实践相关研究　将先进的信息技术高效应用于专科疾病护理工作，是近年来医院内高级护理实践研究关注的重点。

（1）电子病历：包含患者基本信息、病情记录、医嘱执行和抢救措施等的电子护理病历，已成为信息化条件下医院护理文书记录的基本形式。病历系统（medical records systems）、电子健康记录（electronic health records）在临床护理实践中发挥着不可或缺的作用，不仅可以减少护士手工书写病历所耗时间，还可大大提高护士工作效率和护理质量。国际上，已发展了诸如奥马哈系统、临床护理分类系统和最小数据集等多个标准化护理术语系统。这些系统的应用研究证实，有助于实现跨单位、跨地域、跨系统间的沟通，从而实现护理信息共享。而我国目前尚缺乏与国际接轨的统一标准化护理术语体系，未来应在加强与发达国家沟通交流的基础上，加快我国标准化护理术语建设进程。

（2）移动护理技术：主要通过个人数字助理（personal digital assistant，PDA）和移动护士工作站形式实现的移动护理技术，在专科护理中的应用成为研究热点。诸多移动应用（mobile applications）被证实在伤口护理、孕产妇并发症管理、手术室不良事件预警等领域有效。随着 5G 时代的到来，智慧病房缓解对因技术迅猛发展带来的移动设备信号延迟、软件卡顿等现象、提高护士工作效率与工作满意度的优点，必将成为未来的发展重点。

（3）其他：ChatGPT 时代的到来，使得利用大数据（big data）、人工智能（artificial intelligence，AI）等新兴技术开展患者数据挖掘、预测模型构建等研究的成效日益凸显，有助于探究临床疾病的内在关联性、赋能护理信息学发展。

2. 初级医疗保健实践相关研究　与医院高级护理实践相比，初级医疗保健系统能够提供的医疗服务往往相对有限，容易导致居住在社区或出院回到社区的护理对象，常由于某些护理需求无法满足而不得不去医院寻求帮助。而随着 5G 移动网络、物联网、AI 等信息技术的发展以及远程医疗、"互联网+"等理念的普及，这些问题就可能得到解决，产生了诸多丰硕的研究成果。例如，许多基于虚拟医疗技术、移动设备载体开发的居家自动监控和管理决策系统，满足了糖尿病、高血压、冠心病、COPD、心衰等常见慢性病患者的居家自我监控和管理需求。远程医疗和"互联网+"带来的医疗护理模式改变，使得经济相对落后或偏远的地区在远程医疗技术的帮助下，同样能享受到优质的医疗护理服务；身处家庭或护理院、养老院的人群，也能够足不出户就得到来自 CNS 甚至顾问护士的专业建议，从而避免不必要的医院转诊或急诊科就诊。通过传感器获取生理指标以及采集图像资料的方法，则在患者自我管理之外，增加了一份来自高级实践护士的远程专业保障，使慢性病患者出院后的延续护理质量能够大幅提升，避免了部分患者的再入院，同时增强了他们居家自我照护的信心。

3. 高级实践护士能力相关研究　在开展护理信息学相关实践中，鉴于高级实践护士对于信息技术的掌握情况将在很大程度上影响护理效果，因此诸多研究关注护士的信息学能力建设。研

笔记栏

究学者认为，对于数字技术解决方案，护理人员存在诸多需要解决的问题，包括建立正向的态度、拥有足够的知识、能力和自我效能以及展示出恰当的行为等。而围绕知信行，可能的影响因素研究也是人们关注的重点。此外，对于诸如 ICU 高级实践护士需具备的具体护理信息学能力，研究人员通过研究提出了基本计算机技能、应用信息管理软件的技能以及特定的护理信息学技能等能力标准。

三、高级护理实践与人文学科的交叉融合

护理学科兼具的科学和人文属性决定了高级实践护士在掌握护理专业知识技术的同时，还要具有人文精神和人文素养，能够为护理对象提供充满人文关怀的护理照护，全方位维护他们在全生命周期的生理、心理、情感、精神健康，使其获得舒适感、尊严感，提高生命质量。相对应的高级护理实践不仅应基于护理过程中对患者生命体征的数据观察，更应基于理解和减轻患者痛苦所形成的身心疾病体验和就医文化需求。正因为如此，高级护理实践与哲学、伦理学、史学、人类学、社会学、法学、心理学、文学和美学等诸多人文学科就有了千丝万缕的联系，它们之间的交叉融合也就顺理成章，相关研究尤其是我国本土化的研究日益活跃，研究成果也丰富了人文护理的内涵。

1. **高级护理实践相关研究**　无论是 NP、CNS 还是 CM，也无论他们是在从事预防疾病、照护病患还是促进和恢复健康的护理实践过程中，人文所起到的作用都受到广大研究人员的极大关注，Watson 的人文关怀科学理论等人文护理理论得以发展，人文学科相关技术和方法也被引入护理实践并不断得以拓展。在我国，护理学者首先进行了护士人文关怀品质相关理论和测评工具研究，明确护士人文关怀品质是护士经过特定文化教育形成的、带有稳定性倾向、能够通过护理人文关怀行动体现出来的内在专业秉性或特征，包含人文关怀理念、人文关怀知识、人文关怀能力和人文关怀感知 4 个维度的构成要素；进而探讨了护士人文关怀品质的内化过程，认为其内化是 4 大构成要素相互作用的结果，包含模仿榜样、审美、体验、感悟、价值认同和实践 6 个环节。创设情境和激发道德则是实现护士人文关怀品质内化的重要条件。随着学者就人文护理实践在不同实践场景的应用进行具化并验证效果，人文护理的外延得以不断丰富。2013 年起，借鉴"叙事医学"领域的研究成果，采用 Walker 和 Avant 提出的理论派生策略，所构建的叙事护理学理论（包括核心概念群、跨学科理论基础、研究对象、主要研究内容、特色研究方法 5 部分）以及"双线制"叙事护理实践流程，使得高级护理实践与人文学科的交叉融合更为深入。

2. **高级实践护士能力相关研究**　实施人文护理的能力是高级实践护士的重要能力，国内外围绕人文护理能力建设的相关方面（如现状调查、评价工具研发、培训课程发展、教学方法探索及效果验证等）开展了研究。在我国，"健康中国"国家战略的实施与全民健康的巨大需求，使全方位护理的理念已经渗透到临床医疗、社区医疗卫生、康复医疗、医养结合等诸多领域。进入 21 世纪，我国护理范围和职责逐步扩大，慢性病患者的筛查、诊断、治疗和康复涉及从个体诊所、社区卫生服务中心、乡镇卫生院到二三级医院的医护人员，而人文护理实践也在同步开展。护士群体为了慢性病患者的健康促进，要在领导、评价、计划、执行、倡导和协作等方面体现胜任力。在社区护理站、家庭签约服务过程中，社区护士、家庭护士要具备更广泛的相关人文护理知识、技能、方法和关怀能力，并与医疗团队共同完成基本医疗、公共卫生和健康管理各项任务。因此，我国诸多研究关注于护士通用人文护理能力及其在不同工作场所的人文护理能力。在前期理论和实证研究的基础上，反映护士人文护理能力的诸如护士同情心、护士人文关怀品质调查问卷、人文护理实践能力等测评工具得以科学研制。对应的，其能力培训的研究也备受关注。榜样示范、叙事教育、引导思辨、敏感训练、情境体验、艺术表达、观察日记、个案报告、评价激励等诸多教学法被引入人文护理品质课程中，更具信息化时代特性的数字故事也被用于基于叙事护理学理论构建的相关课程护士能力培养。

第五节　中国高级护理实践研究的发展与展望

我国高级护理实践研究始于 21 世纪初，与其他国家发展初期阶段研究重点相似，集中在高级实践护士的角色、管理、培养以及实践等相关研究。目前，高级护理实践在国内已进入快速发展期，高级护理实践研究也面临着新的机遇与挑战，应立足当前研究成果，进一步发挥高级护理实践研究桥梁的作用，连接高级护理临床实践与科研创新，通过科学问题的有效提出、严谨解答、快速转化等策略，全面、持续推动护理学科的健康发展。

一、科学研究问题的提出

高级护理实践科学研究问题的提出，应着眼于全球健康问题，顺应时代发展，以满足人们对卫生保健服务的需求。高级实践护士应提高站位，充分发挥其研究角色，密切关注护理研究前沿领域，以全球人类健康为最终目标，不断拓展高级护理实践的研究范畴，应对全球健康挑战，改善患者结局。下文将以老年健康问题的提出、慢性病管理健康问题的提出及人工智能护理研究问题的提出为例，说明高级护理实践应如何在全球健康议题中提出科学研究问题。

1. 老年健康研究问题的提出　中国已经步入老龄化社会。2022 年末，60 岁及以上人口为 28 004 万人，占总人口比重 19.8%；其中 65 岁及以上人口为 20 978 万人，占总人口比重 14.9%。到 2027 年，中国将从老龄化社会转变为老龄社会。预计 2057 年，中国 65 岁以上人口达 4.25 亿峰值，占总人口比重的 32.9% ~ 37.6%。我国老龄化趋势呈现老年人口规模庞大、老龄化速度快、空巢化问题日益突出、老年扶养比大幅上升以及养老负担加重等特点。当前，老年人长期照护问题得到全社会的关注和研究。

国内关于老年护理研究热点的演变包含了 3 个阶段：第一阶段为 2000 年以前，主要是以患者为中心的疾病护理基础研究；第二阶段为 2001—2010 年，更加注重对疾病护理方法的研究；第三阶段为 2010 年以后，老龄化问题日渐严重，人们对生活有了更高的要求，更加关注对老人生活质量、身心健康等养老服务的研究。随着人口老龄化程度的加深，生活护理、长期照护、养老服务、医养结合、护理保险制度、失能老人、社会支持等养老方面的研究，在未来一段时间的老年护理领域，很有可能继续成为研究的前沿热点。

因此，面向提高老年健康这一全球议题，高级实践护士作为护理领域高级研究人才，既应关注衰弱、生活方式、健康行为、心理健康等老年普适性健康问题，也应对专业领域内老年患者特异性健康问题保持足够的敏锐度。通过开展高质量的科学研究，把握专业领域内老年患者健康面貌、厘清健康问题发生发展规律、制订老年健康提升策略，从而提升老年照护能力、推动构建老年友好型护理服务体系。

2. 慢性病管理研究问题的提出　慢性非传染性疾病（简称慢性病）是目前威胁全球公共卫生和人民健康的主要因素。其中心脑血管病、慢性呼吸系统疾病、糖尿病、恶性肿瘤等几大类慢性病，给患者和社会的发展带来了沉重的疾病和经济负担。随着人口老龄化的加速，慢性病患病率的上升成为老龄化社会的一大挑战。我国由于慢性病而导致的死亡人数已占全国总死亡人数的 86.6%，其疾病负担约占我国疾病总负担的 70%，而且慢性病的病因复杂、病程持续长、难以彻底治愈、疾病后期致残和致死发生率都较高。对于慢性病带来的公共健康问题，联合国可持续发展峰会明确提出"到 2030 年，通过预防、治疗和促进身心健康，将非传染性疾病所导致的过早死亡减少 1/3"，针对慢性病防控的具体目标，将加速推进全球慢性病防控进程。

从慢性病管理研究的趋势来看，早期研究者们的关注重点在家庭护理、健康教育、照护者及照护负担，中期学者们对于居家养老和居家照护的研究增多，随着老龄化的全面加速，老年慢性病患者对于长期照护的需求凸显，给照护者带来了更大的压力，对照护者照护负担及心理等影响因素的研究也将持续聚焦，成为学者们在未来继续研究的方向之一。《健康中国行动 2023 年工作

笔记栏

要点》指出，加强高血压、糖尿病等慢性病患者健康管理，推进医防融合、提升服务质量。结合《中国防治慢性病中长期规划（2017—2025年）》的实施进程，慢性病健康管理模式成为当下关注的热点和趋势，利用"互联网+"等信息技术，丰富并探索健康管理的多重模式。当前更加注重对老年慢性病和共病的提前防控和早期健康教育，引导患者明确自我管理的责任，提高自我效能及对疾病的自我管理能力，即提升赋能能力。伴随国家政策的导向和慢性病防治的现实需求，创新慢性病健康管理模式和老年慢性病患者健康赋权水平能力提升，将是未来学者们研究的前沿和趋势。

从高级护理实践全球发展的历程来看，高级实践护士在慢性病管理中发挥了突出作用，一定程度上弥合了慢性病防治巨大需求与基层慢性病管理能力之间的鸿沟，极大提升了医疗卫生保健服务的公平性和可及性。目前，我国高级护理实践仍处于起步阶段，高级实践护士不仅仅是临床实践者，更应充分发挥其研究者的角色作用，密切关注慢性病管理研究趋势和进展，创新慢性病管理模式，建立适合我国国情的以高级实践护士为主导的慢性病健康管理模式，并通过开展高质量科学研究，从患者结局、成本效益等角度，验证高级实践护士在慢性病管理中的效果。

3. 人工智能护理研究问题的提出　AI作为一门以计算机为基础的交叉学科，旨在利用机器来模拟、延伸和扩展人的智能，随着其理论和技术的快速突破正引起各界的广泛关注。2017年7月，国务院制定了《新一代人工智能发展规划》，助力人工智能进军医疗领域，将人工智能上升到国家战略层面和高度。虽然AI在护理领域起步较晚，但随着计算机储存和计算能力的快速增长，以及深度学习、自然语言处理等AI技术的不断发展，AI在护理领域展现出了巨大的应用前景并引起护理研究者广泛的关注。

近20年来，国内外发表了大量AI护理相关研究，主要研究方向包括：①AI技术在构建预测模型中的应用。②AI技术在护理诊断、护理决策和护理信息提取和管理中的应用，如开发自然语言处理软件识别护理文书、语音录入、提取数据等。③AI技术在提高护理质量中的应用，如利用患者病情监测系统提高护理质量和效率。④将基于AI技术用于疾病风险识别和护理管理，如利用风险预测模型区分高危人群并针对性开展护理工作和解决护士排班或日程安排问题。

AI在护理领域的发展仍处于起步阶段且具有较大拓展空间，随着科研能力和教育水平的飞速发展，我国高级护理实践在这一领域有相当大的潜力和发展空间。高级实践护士应主动学习新技术、新方法、寻求新合作，加强跨专业、跨学科领域合作研究，引入信息学、工程学的关键技术，创造性地解决高级护理实践研究中的复杂难题。

二、科学问题的解答

护理学科具有自然科学和社会科学的双重属性，要求从业者不断开展科学研究，通过科学的方法，反复探索、回答和解决护理领域的问题，直接或间接地指导护理实践的过程。护理学领域常用的研究方法包括量性研究和质性研究。分析的、经验的、实证主义的研究范式常应用量性研究方法，建构主义的、解释学的、说明性的研究范式常应用质性研究方法，折中主义的、实用主义范式常应用混合研究方法。量性研究和质性研究各有其优势和弱点，前者比较适合在宏观层面对事物进行大规模的调查和预测，对研究变量进行控制、干预来验证已有的理论和假设，找出客观规律；后者适合在微观层面对个别事物进行细致、动态地描述和分析，适合对特殊现象进行探讨，以求发现问题或提出看问题的新视角。量性研究设计包括实验性研究、类实验性研究和非实验性研究。质性研究的主要类型包括现象学研究、扎根理论研究、人种学研究、历史研究、行动研究和个案研究。采用何种研究设计类型需要根据研究目的和研究情景而定。尽管越来越多的研究设计用于评估各种干预措施、诊断程序和干预包的有效性，但RCT仍然是产生证据的金标准研究设计。

从国内高级护理实践主题论文发表来看，相关文献的数量整体呈上升趋势，尤其是2000年以后，文献量稳步增长，但国内高级护理实践倾向于理论研究，集中于课程设置、培养模式、教学改革等内容，在研究方法上也存在一定的局限性。一篇关于高级实践护士角色的系统综述指出，在纳入的 61 篇文献中，研究方法的选择上多采用问卷调查法、专家访谈法、质性研究法，实验性研究所占比例较低，而设计严密的实验性研究更是亟待加强，削弱了研究结果的可信度。因此，未来我国高级护理实践研究应拓宽研究领域、丰富研究方法，克服研究设计上的局限性，采用严谨的高质量科研设计以解答高级护理实践领域的科学问题，推动学科建设与发展。

三、研究结果的转化

（一）循证实践

将研究成果转化为实践是高级护理实践研究的主要目的，通过研究去改革实践是高级实践护士的重要职责。循证实践是将研究成果转化为实践的一种更系统、更严格、更精确的方式，也是高级实践护士的核心能力之一。

1. 阻碍循证干预措施使用的因素　尽管循证实践概念已经被广泛接受，将当前最佳证据应用于日常实践仍然受到限制。很多在研究阶段被证实有效的循证干预措施并未在现实中得到有效应用，这在造成资源浪费的同时，也使最佳干预措施无法被用于解决实际问题。Balas 等在对 9 项循证干预措施的实施情况进行调查统计后发现，循证干预措施的平均使用率只有 50%，并且其中大部分干预措施的应用都存在严重滞后，研究成果到应用的转化平均需要 17 年的时间才能完成。这可能是因为将研究成果应用于实际操作中存在许多挑战和困境，主要分为个体和组织两个层面的因素。

（1）个体层面的因素：个体层面主要由于以下原因可能导致护理研究难以转化为实践：研究流程认识不全、缺少评估研究文献的能力、时间不足、统计分析技能的缺乏以及没有足够的权限去改变现有的实践方法。

（2）组织层面的因素：在组织层面，困境包括研究机遇的缺失、实施改革所需资源不足，以及缺乏员工支持等方面。

2. 促进循证干预措施落实的措施　需要采取多种方式解决障碍并促进高级实践护士在开展临床相关研究活动中的作用，以下将从微观、中观和宏观三个层面进行详细阐述。

（1）微观层面：高级实践护士在微观层面需要关注到患者参与临床决策的过程。由于患者不是专业的卫生保健人员，在面对临床研究人员提供的复杂医学知识时，患者很有可能由于沟通不畅而导致参与依从性和积极性下降。而 EBP 实践的开展，首先需要高级实践护士与患者沟通，根据患者的具体情况来找出健康问题，并且高级实践护士作为专业研究人员和患者群体之间的纽带，应协助患者理解相关干预措施的信息、风险和益处。所以高级实践护士的沟通水平是研究转化实践实施的前提条件。此外，高级实践护士需加强 EBP 在课程教育中的融入，改变其他卫生保健人员对于研究转化实践的态度和认知，以提升相关技能。

（2）中观层面：要加强高级实践护士的信息素质教育，并结合信息系统，将研究转化实践的习惯融入日常工作中。高级实践护士要主动主导相关信息系统和程序的设计和开发，嵌入循证实践等相关模块，培养临床护士决策决断能力。高级实践护士也应充当各临床研究小组的领导者，积极组织培训课程和研究指导等活动培养优秀人才，吸引机构和利益相关者支持各级护理服务的 EBP。

（3）宏观层面：应鼓励医院调整不良医疗管理体制，倡导行政支持。由于我国医疗的特殊性，临床工作人员人力资源匮乏，工作压力大，高级实践护士关注新理念、新方法和从事护理研究的时间和精力受限。而护理研究、循证护理指导实践，都需要丰富的资料来源和大量的时间，并经过严格的评价、检验过程。护理研究可能导致的医疗风险和法律责任以及所需的经费和资源也可能桎梏高级实践护士的研究脚步。因此，需要优化医疗机构组织管理方式，提高管理者对循证护理的认知与重视程度，提供一定的经费支持和丰富的信息资源，为护士提供支持性的实践环境，确保循证实践的有效开展。

笔记栏

（二）实施科学

在证据实施的过程中，由于"真实世界"的复杂性，实施可能会遇到多层次的阻碍，这些都是成功实施干预措施所必须面对和克服的问题。在这样的背景下，实施科学应运而生。实施科学是为促进循证实践在现实中推广应用的新兴学科，主要研究循证实践或新技术在传播、采用、评价、改进等环节遇到的问题，促进研究结果和循证证据应用至临床实践，从而提高卫生服务的质量和有效性，可以解决有效干预措施"实施"的影响因素，提高证据转化的速度、数量和质量。如何有效地将实施科学的理念、内涵、理论与护理学科内涵相融合，更好地推动护理领域证据转化研究，成为当前研究者关注的重点。徐东教授提出了实施性研究的一般范式——踏车模型（PEDALs），指出了实施性研究的基本步骤：

P：problem in clinical work，public health or policies 现实困境

E：evidence-based practice（EBP）to address that problem 解决困境的 EBP

D：determinants（barriers and facilitators）of implementing that EBP 实施 EBP 的决定因素（阻碍因素和促进因素）

A：actions（implementation strategies/techniques）to address those determinants 推动 EBP 实施的策略

L：long-term plans（sustainability）持续实施的计划

s：scale（monitoring and evaluation）监测和评估

近 20 年，实施科学取得了长足发展，日益受到关注，但与传统学科相比，依然处于发展的初期阶段，高级实践护士主导的实施性研究更鲜有报道，也正因如此，高级实践护士将拥有更多的发展机遇，基于实施科学的理念和方法，促进高级护理实践中的研究成果转化为临床实践。

四、瞄准难点、热点、重点和靶点问题的研究

WHO 发布的《2023 卫生劳动力》指出，改善卫生人力资源将继续是全球优先事项。与卫生劳动力投资相关的战略计划目标和里程碑、基于需求的劳动力规划、改善教育机会和质量以及优化提供者的执业范围，将有利于高级实践护士角色的全球发展。因此，未来 15 年将提供宝贵的机会，扩大高级实践护士在改善全球健康方面的作用。高级护理实践之所以展现出很强的生命力，是因为它顺应了时代的发展，以满足人们日益增长的卫生保健需求为目标。因此，未来的高级护理实践研究必须加强对各国医疗卫生事业热点和难点问题的探讨，瞄准热点、难点和靶点问题的研究。

1. 拓展高级护理实践研究范畴　高级护理实践在我国还处于发展起步阶段。一方面，高级实践护士相关管理方法和实践举措多借鉴自国外经验或多为单一医疗机构经验，未来需要着力加强高级护理实践准入、培训、认证、使用、管理体系和标准的研究，通过严谨的科学研究，界定相关管理标准，促进高级实践护士管理体系的建设从经验迈向科学，推动高级护理实践的健康发展。另一方面，高级实践护士需要对世界的卫生大趋势、国家的卫生政策、公众的健康问题时刻保持着敏锐的洞察力，紧随时代的发展，积极地寻求解决健康问题的切入点，力争在各国的卫生事业中发挥重要的作用，比如前文提到的老龄化和慢性病带来的医疗卫生问题，AI 带来的新的研究方向等。高级实践护士应该提高站位，加强与多学科的交叉融合，投入相关热点问题的工作和研究中，主动作为，有所贡献，不断开拓高级护理实践研究的新思路，拓宽高级护理实践的研究范畴，并获得更好的发展。

2. 重视高级实践护士角色评价　高级实践护士角色具有复杂性，不仅需要关注具有挑战性的医疗保健问题，还需要针对多个群体，如患者、社区、提供者、组织等。我国对高级实践护士角色评价较为欠缺，仍经常与专科护士角色相混淆，存在着角色职能不明确、评价体系不健全等问题。角色评价既应该识别可量化的结果，又需要捕捉高级实践护士不确定的定性方面，因此需

要一个系统的、灵活的评价方法。在临床实际应用时，应该根据不同的实践环境，将角色能力评价工具和角色能力评价指标相结合，综合应用主观、客观的测量方法，并联合自我评价、同行评价等多维度评价方式进行全面的评价，以更好地明确高级实践护士的独立贡献。在高级实践护士角色效果方面，从高级实践护士全球发展现状来看，迄今为止，高收入国家在高级实践护士社会作用的引入和扩大中受益最大，已有大量证据表明高级实践护士在改善健康结果、提高护理机会以及改善护理服务质量方面具有重要作用。但目前我国高级实践护士在医疗保健系统中的作用缺乏足够实证证据，需要更多的研究进行探索，通过高质量的研究设计评价高级实践护士角色效果，以更好地发挥高级实践护士的作用，提高临床护理质量。

3. 提升高级实践护士研究能力　目前发展高级实践护士角色较为成熟的国家普遍将硕士学位作为高级实践护士的准入标准之一，ICN 建议高级实践护士教育标准应为硕士及以上。然而，我国高等护理教育起步较晚，具有硕士和博士学位的护理人才储备不足。据统计，随着我国高等护理教育规模不断扩大，人才供给能力不断增强，2021 年我国注册护士中具有研究生学历者约1.5 万人，虽然为发展高级实践护士储备了一些人才，但我国研究生学历护士就业后多向管理、科研、教学类岗位发展，从事高级护理实践的比例较低。基于这种情况，国内医院在探索设立高级实践护士岗位时，主要采取降低学历标准或逐步过渡的方式进行人员选拔。

与非研究学历的资深护士相比，具有研究生学历的护士更擅长应用研究证据指导临床实践，具有更强的科研创新能力和后续发展潜力。ICN 在报告中指出，标准化的硕士 / 博士研究生教育为护士提供了更深入的专业知识，并提升了其学术严谨性、抽象思考、科学推理、评判性思维和决策能力，这是开展高级护理实践所需的关键素养，也是护士成为高级实践护士的必要准备。Kilpatrick 等研究表明，取得硕士学位的高级实践护士在科研和专业发展方面遭遇瓶颈的可能性相对较低，更容易获得职业长远发展。

我国要真正落实高级实践护士角色内涵，达到国际一流的护理实践水准，达成提供高水平护理以改善患者结局、获得专业认证和社会认可的愿景，尚存在较大的挑战。发展高质量的高级实践护士角色是一项长期工作，未来还需要进一步通过科学研究，建立和完善高级实践护士人才培养体系，探索护理硕士学位教育与高级实践护士培养并轨，在教育和实践中不断促进高级实践护士培养对象的科研能力成长，提升我国高级实践护士科研创新能力和发展潜力，推动我国护理事业发展。

（张玉侠　桂　莉　朱雪娇）

本章小结

本章第一节从高级护理实践对护理工作质量、医疗服务体系发展和护理学科发展三个方面，陈述了高级护士实践研究的意义；第二节从高级实践护士研究角色的发展和培养、研究角色评价和研究转化实践，介绍了高级实践护士研究角色的设立与发展；第三节介绍了包括高级实践护士核心胜任力的研究、高级护理实践模式的研究、高级护理实践效益评价的研究及高级护士处方权相关研究；第四节从高级护理实践与多学科交叉融合的角度，介绍了高级护理实践与管理学科、信息学科和人文学科的交叉融合；第五节立足我国高级护理实践研究现状，提出了高级护理实践研究应关注的问题及今后研究的方向。高级护理实践研究应立足当前研究进展，提高站位，不断拓宽研究范围，提高研究质量，积极通过原始研究、循证研究探索全球护理领域尚未解决的科学问题和我国护理事业发展中亟待解决的瓶颈问题，推动高级护理实践的深入发展。

笔记栏

●●● **思考题** ●●●

1. 举例说明高级护理实践领域可能开展的交叉学科研究。
2. 在你的工作范围内，找出能开展高级护理实践的研究选题，并制订一个完整的研究计划。
3. 当前高级护理实践研究领域的热点和难点有哪些？
4. 发展我国的高级护理实践需要采取哪些措施？
5. 护理研究生如何在开展高级护理实践研究中有所作为？

笔记栏

个体化高级护理实践

个体化高级护理实践是高级实践护士根据护理对象的具体情况和需求，结合护理专业知识和技能，为其制订个性化护理计划并提供个性化的护理服务的实践过程。实施个体化高级护理实践，能够增加护理对象对高级实践护士的信任和依赖，改善护理效果和治疗结局，降低医疗成本，提高满意度，是高级实践护士必备的实践技能之一。

📄 导入案例

金某，女，18岁，高三学生，9岁时因车祸导致截瘫。金某虽然活动不便，但她身残志坚，成绩一直名列前茅。1个月后，金某即将参加高考，却因外阴部压力性损伤合并感染、高热入院接受治疗。入院治疗1周后，金某体温恢复正常、但外阴部伤口未愈合，医生建议她继续住院一段时间，这让她心急如焚。造口治疗师发现，给金某换药时，她一直在听真题解析。面对如此特殊的现状，是选择先休学住院治疗，还是选择先居家换药保守治疗，金某和父母都犹豫不决。

请思考：

1. 该患者目前首优的护理问题是什么？
2. 高级实践护士如何帮助该患者妥善处理好就学与就医的关系？
3. 高级实践护士如何选用最佳方案帮助患者的伤口早日愈合？

第一节 概 述

个体化高级护理实践是高级实践护士针对个人及其家庭提供的护理服务，需要高级实践护士准确分析服务对象的需求，并在护理实践中准确定位好自身角色，不断提升个人能力核心能力，以满足服务对象多样化的护理需求。

一、个体化高级护理实践的内涵

高级实践护士拥有深厚的专科知识、对复杂问题的决策能力及扩展临床实践的才能，在进行个体化护理实践时，需充分体现护理的广度、深度和整体性，以惠及服务对象及其照顾者。

个体化高级护理实践需以护理对象为中心，协调整合医疗照护服务。以高级实践护士为核心成员的护理团队在实施评估、计划、护理、评价、协调与监控为一体的健康护理与照护过程中，高级实践护士用其所具备的理论、实践、研究和沟通能力，通过有效协调可利用资源，满足个体及其家庭的整体健康需求，达到保障患者安全、提升护理品质、降低医疗成本的目的，以满足个体多样化的护理需求。

笔记栏

二、高级实践护士在个体化高级护理实践中的角色定位

在高级护理实践中，高级实践护士同时承担多种角色的职责，他们是高水平护理计划的制订者和实施者、特定专业领域的临床领导者、护士和医疗团队其他成员的顾问、基于证据的新服务创新者、患者的教育者以及其他护士的导师。有学者从患者、服务（护理）、专业三个层面概括了高级实践护士的贡献，由此分析高级实践护士在个体化高级护理实践中的角色定位。

1. **患者层面** 从患者层面来看，高级实践护士作为临床领导者，在进行个体化高级护理实践时，能够处理复杂病例，并在症状管理、并发症预防和增进健康方面为改善疗效作出贡献。

2. **护理层面** 从护理层面来看，高级实践护士作为高水平护理计划的制订者和实施者，可以提供循证实践，以改善个体健康和促进康复。同时可以增加患者获得护理的机会，减少等候时间。

3. **专业层面** 从专业层面来看，高级实践护士作为专科护理专家，在进行个体化高级护理实践时，能以护理知识和研究证据为依据，基于对个体的身心健康、家庭与社会和环境状况的分析，构建整体性的专科护理计划并实施，并与护理职能的总体目标保持一致，为护理对象提供更好的服务。

三、个体化高级护理实践对高级实践护士的核心能力要求

护士核心能力被认为是护理专业人员从事临床护理工作必须具备的最基本能力，可分为综合核心能力与专科核心能力两种类型，包括管理能力、领导能力、人际交往能力、评估和干预能力、交流能力、评判性思维能力、教学能力和知识综合能力等。高级实践护士要胜任个体化高级护理实践工作，必须具备相应的知识、技能、态度，达到基本的综合核心能力和专业核心能力。有研究者已构建了多种高级实践护士核心能力框架，但是其适用性因国家或地区而异，不同专科护理核心能力的侧重点也有所区别。本文基于中国香港专科护理学院制定的高级实践护士通用核心能力框架，结合学者们提出的高级实践护士核心能力框架，来说明高级实践护士胜任个体化高级护理实践工作需具备的核心能力。

1. **处理患者复杂的健康问题** 临床照护是高级实践护士最重要的能力，高级实践护士结合自身专科护理领域的知识和技能，为疑难、危重、特殊患者提供符合诊疗规范及法律伦理原则的全程整体化健康照护。高级实践护士在实施个体化高级护理实践时，能提供个案管理服务，以满足患者多方面的医疗保健需求。高级实践护士基于对患者的全面评估，利用与多学科医护团队的合作和协商，对现存的和潜在的复杂护理问题进行综合和优先排序后，计划并实施个体化护理方案。通过监测病情变化和进行风险评估，及时调整护理计划，帮助有不稳定和复杂医疗问题的患者恢复健康。部分国家和地区的高级实践护士还拥有诊断权、开药权、开具治疗处方和转诊患者的权力，他们在护理实践中能进行诊断和处理急、慢性疾病，审查用药方案并就用药方案、药物副作用和相互作用为患者提供咨询，监控患者的随访、咨询、转诊和治疗结果等工作。

2. **提高护患关系的有效性** 护患关系是具有治疗性的，护士通过与患者保持良好互动关系，有助于改善其健康状况。高级实践护士需利用人际交往技巧提高护患关系的有效性，一方面就病情管理为患者提供指导和咨询，展示促进治疗互动的技能，以改善患者的健康行为；另一方面要为患者及其照顾者提供情感和信息支持，传达一种与他们"同在"的感觉。对于复杂的病例，需要有经验和专科知识的高级实践护士向患者及照顾者解释程序和治疗计划，给予患者详细的安排与指导。此外，还应该时刻关注患者的感受与心理状态，引导患者表达负性心理，观察评估患者在互动中的情绪反应，并将其作为进一步心理护理的基础。

3. **促进有效的领导和团队合作** 高级实践护士在个体化高级护理实践中以护理对象为中心，统筹运用可获得的人力和环境资源，以应对不断变化的情况。高级实践护士作为特定专业领域的临床领导者，通过发展合作实践或创新伙伴关系组成跨学科团队，影响团队中其他人的态度、情

感、信仰等，促进团队的积极发展；能够遵循专科护理业务管理制度与流程，分析不良事件的系统性因素，领导质量改善项目以促进系统优化，在专业领域实践、医院/社区健康教育和宣传活动中展示有效的领导技能；能对团队进行授权，协调和管理事务性工作，激励团队承担更多的复杂个体化高级护理实践工作，发挥领导影响力。

4. 持续改进护理质量 高级实践护士会严格把控护理质量，持续进行质量改进。在进行个体化高级护理实践时，以结果衡量标准为各种护理计划设定基准，并为临床管理提供建议，或根据情况对干预措施进行审查。通过全面质量管理等对同行、自身和服务系统进行督导，管理投诉并监督不当行为。拥有相应权限的高级实践护士还可在执业范围内开发随访追踪系统，确保护理对象获得适当的随访服务；进行跨学科合作，发起并实施质量改进战略和临床审计。此外，高级实践护士还可领导制订和修订指南、规程、标准和应急计划的持续进程，以改进护理质量。

5. 创新有效的护理方法 高级护理实践是创新的护理服务。高级实践护士对创新持开放态度，兼具批判性思维，在进行个体化高级护理实践过程中能够发现临床问题，充分检索并评价证据，以证据为基础开展专业研究，建构和发展护理知识、技术及标准。针对患者个体，高级实践护士基于证据开展护理实践，采用适当的护理措施和方案，制订详细的实施时间表、资源规划、绩效指标和监督机制，并注意安全、成本、可接受性、疗效和成本效益，以取得最佳效果。这既能促进科学证据的转化应用，优化临床护理实践，又能促进专业学术交流，推动护理学科发展。

6. 树立专业行为的模范标准 高级实践护士基于专业优势、角色和能力，在个体化高级护理实践中展现自我专业素质，树立专业行为的模范标准。从知识能力来看，高级实践护士应用理论构建框架来指导实践，在临床实践中充分应用流行病学和人口学原理，在循证转化中批判性地评估和应用与护理对象的护理管理和结果相关的研究。从实践能力来看，高级实践护士能够整体化分析患者的问题及需求，为患者及主要照护者提供专科领域的护理咨询，同时为护理及多学科团队成员提供专业建议，指导解决患者的健康问题，提升患者对自身疾病照护的认知及自我效能。从教学能力来看，高级实践护士能面向患者、公众、护士及多学科团队开展教学工作，传递健康照护知识与技能。在个体化高级护理实践中，通过评估护理对象的健康教育需求，开展多种形式的个性化健康教育与科普，推广疾病照护知识以促进健康、预防疾病。

7. 增强个人素质 高级实践护士作为专科领域护理专家，须积极进取，不断增强个人各方面素质。高级实践护士在个体化高级护理实践中探索护理新知识、新技术、新工具及新模式，通过发起和参与循证实践与研究活动，掌握先进医疗保健技术在特定领域的应用，并展示对所发现证据的了解，在专业上实现自我进步。

第二节 护理程序在个体化高级护理实践中的应用

护理程序（nursing process）是运用系统方法实施计划性、连续性、全面整体护理的一种理论与实践模式，是进行护理实践的标准化流程，由评估、诊断、计划、实施和评价五个相互联系、相互影响的步骤组成，其目的是确认和解决服务对象对现存或潜在健康问题的反应。在高级护理实践中贯彻实施护理程序，能够提升高级实践护士进行护理工作的逻辑性和规范性，提高护理实践能力。高级护理实践是基础护理实践的提升，高级实践护士应在护理实践过程中表现出综合性、动态性、决策性和反馈性的思维及实践过程。

一、护理评估

护理评估（nursing assessment）是护理程序的第一步，是有目的、有计划、系统地收集服务

笔记栏

对象生理、心理、社会、精神及文化方面的健康资料并进行整理，以发现和确认其健康问题。高级实践护士对个体护理对象进行系统而深入的评估时需把握以下要点：以循证为依据、体现整体护理观、体现专科性、具有前瞻性。

1. 以循证为依据　现代医学发展要求护理实践从以经验为基础的传统护理，发展为以科学为依据、有据可循的循证护理（evidence-based nursing，EBN），以体现护理学的专业内涵。以循证为依据进行护理评估是高级实践护士的工作特色之一，在对个体进行护理实践时，要尽责地、明确地、审慎地采取当前最佳的科学证据进行决策，同时兼顾个体的意愿。高级实践护士针对个体特征进行护理评估时，需基于循证研究问题，搜集、评价和应用证据，确定个性化评估内容，选择适合的评估方法和具有良好信效度的评估工具。在基于循证结果进行护理评估时需注意国内外文化差异，必要时对评估方法或评估工具进行跨文化调适后再应用。

2. 体现整体护理观　整体护理（holistic nursing）是一种护理实践哲学，综合考虑患者的身体、情感、社会、经济和精神需求，患者对疾病的反应，以及疾病对患者自我护理能力的影响，进而对患者进行全面护理。高级实践护士对患者的护理评估需以整体观念为基础，强调因人而异，根据患者身心需要、社会及环境状况，对生理、心理、社会、环境、家庭支持、健康相关行为等方面进行全面评估，并依据此制订个性化的护理实践方案。

3. 体现专科性　高级实践护士多为特定专业领域的护理专家，在护理评估时要有针对性地评估专科疾病相关的症状、体征及检验检查结果。全面而准确的专科评估能帮助高级实践护士更好地了解患者的病情，为进一步制订具有针对性的诊疗计划提供参考，也能提前为实施护理做相应准备。

4. 具有前瞻性　高级实践护士在进行护理评估时，除了重视当前的护理问题，还应根据患者实际情况关注到潜在的健康问题并主动加入评估项目，为患者作相应风险评估，以早期识别风险，预防并发症，改善临床结局。

本章的导入案例中，造口治疗师从全身情况、局部情况、心理及社会情况及综合压力性损伤风险等方面对金某进行了全面评估，发现该患者自理能力属于重度依赖完全需要他人照护，存在中度营养不良；焦虑自评量表（self-rating anxiety scale，SAS）评分 65 分，提示中度焦虑状态；压力性损伤风险评估量表（Braden scale）得分为 10 分，属于压力性损伤发生的极高危患者，需要引起重视。

二、护理问题

护理问题（nursing problem）是在评估基础上对所收集的主客观资料进行分析，结合医疗诊断以及相关信息，通过科学评估所确定，并从护理的角度精准描述服务对象的健康问题。高级实践护士在提出护理问题时，需要遵循以下要点：

1. 基于证据　护理问题应基于科学的研究和护理评估过程的主客观依据，对核心问题进行充分分析，确保护理措施的准确性、有效性和安全性。

2. 综合考虑　护理问题应综合考虑个体的身体、心理、社会等多方面的需求，并按照首优、中优、次优原则对护理问题进行排序，提供全面的护理与照护。

3. 明确具体　护理问题应具体明确，避免含糊不清或不明确的问题，这要求高级实践护士能够根据有关依据提出护理问题，正确使用标准化术语描述现存和潜在的护理问题。

4. 可测量性　护理问题应具有可测量性，能用具体的方法进行评估与诊断，以便后续的跟踪和评估。

5. 可干预性　护理问题应具有可干预性，即可以通过个性化护理措施来改善患者的病情和生活质量。

6. 与医疗诊断一致　护理问题应与医疗诊断相一致，避免重复或矛盾的问题。

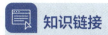

护理问题的标准化护理术语分类体系

在确定护理问题时可使用护理领域认可的标准化护理术语（standardized nursing terminology，SNT）分类体系。目前国际上已发展了多个标准化护理术语分类体系，美国护士协会（American Nurses Association，ANA）主要认可了7个标准化护理术语体系，即北美护理诊断协会护理诊断（the North American nursing diagnosis association-international，NANDA）、奥马哈系统（Omaha system，OS）、国际护理实践分类（international classification for nursing practice，ICNP）、临床护理分类（clinical care classification，CCC）、护理措施分类系统（nursing intervention classification，NIC）、护理结局分类系统（nursing outcome classification，NOC）和围手术期护理数据集（perioperative nursing data set，PNDS）。其中，NANDA是目前应用最广泛的护理诊断分类体系，由北美护理诊断协会国际组织开发，其开发的初衷是为了使护理人员能够识别和分类护理领域中的健康问题。

三、护理计划

护理计划（nursing plan）是指针对护理诊断所涉及的健康问题制订出一系列预防、减轻或消除这些问题的护理措施及方法，包括排列护理诊断顺序、确定预期目标、制订护理措施及书写护理计划。高级实践护士制订的护理计划必须以循证为基础，同时具备科学性、个体性、全面性、连续性、团队协作性、协调性，从而系统、有计划性地开展个体化高级护理实践活动。

1. 科学性 高级护理实践强调将基于实践理论及研究基础的治疗方法，应用于护理学科某一专科领域的临床实际工作。高级实践护士作为特定专业领域的临床领导者，在临床实践中能针对特定的临床护理问题，评估证据转化的可行性、相关性、适用性、可行性和临床意义，构建循证实践项目，并基于科学的理论和实践经验制订护理计划，确保护理计划安全、有效、可行。

2. 个体性 高级实践护士负责的个体化高级护理实践案例具有特殊性或典型性，应充分考虑患者的病情、年龄、性别、文化背景、生活习惯等因素，精准了解每位患者的实际需求，制订个性化的护理计划。

3. 全面性 高级实践护士对患者实施整体护理，要考虑到其生理、心理、社交、精神等各方面的问题，此外，还需要将其照顾者包括在计划之内。在制订护理计划时，应当针对不同方面、不同阶段分别提出科学合理的护理目标；在与护理问题的原因分析保持逻辑一致的前提下，基于证据支持设定护理措施；对于护理计划中干预者的资质要求、干预的强度和量、干预的周期和时间表以及干预方法和途径等要点均需明确设置。护理措施与护理目标相对应，护理目标与护理问题相匹配。

4. 延续性 延续护理（transitional care）是指设计一系列的护理活动，以确保患者在不同健康照护场所或不同层次健康照顾机构之间转移时，所接受的健康服务具有协调性和连续性，涉及流程安排、患者和照顾者教育、医疗专业人员之间的协调、转移送出和接收环节的护理活动。高级实践护士要在不同的诊疗过程中实现连续化护理管理，制订的护理计划中有各环节的具体实施时间，在护理实践中根据患者的认知、行为、状态等方面的护理结局动态调整计划，并持续跟踪随访。

5. 团队协作性与协调性 以高级实践护士为主导的护理计划中既需要不同领域、不同层级的专业人员共同参与，也需要有患者及照顾者的参与。在人员分工上，要充分体现出本专科医护协作过程和本专科团队不同层级护士的工作要求，必要时也可邀请多学科团队参与护理计划，体

笔记栏

现出不同专科的协作过程。在护理实践过程中，要注重以患者为中心，邀请患者和其照顾者参与护理过程，敏感地挖掘出需求，重视其价值观和主观意愿，提高依从性，改善预后效果。

四、护理实施

护理实施（nursing implementation）是指护士及服务对象按照护理计划共同参与实践护理活动。高级实践护士作为个体化高级护理实践的核心，需要在护理实施中体现其专业性、先进性和扩展性，达成协助护理对象解决健康问题、促进健康状态的目标。

1. 充分发挥主观能动性　主观能动性又称自觉能动性，指人的主观意识和实践活动对于客观世界的反作用或能动作用，在护理领域主要体现为在提升护理服务、健康教育、沟通能力、心理护理能力、医护患合作、理论知识及技能等方面的主动性和积极性。高级实践护士作为临床领导者与护理提供者，需通过高质量的管理，发挥自身与团队成员的主观能动性，建立高效的护理团队，以卓越的领导力和实践能力，提升护理服务质量。

2. 与患者及照顾者保持充分沟通　高级实践护士作为健康照顾者，其言语、态度和行为的适宜性和专业性会影响患者疗效。高级实践护士能够与患者及其主要照护者保持充分沟通，准确理解他人的想法和观点，在护理实践中准确、高效和清晰地传递信息，并及时、准确地识别与病情变化等临床事件有关的重要信息。

3. 与多学科保持密切合作　多学科协作（multi-disciplinary team，MDT）诊疗模式是近年来兴起的一种团队合作医疗模式，高级实践护士能够以患者为中心，集结专科护士、医生、护士、营养师、心理咨询师等多学科团队成员，建立并维持良好的多学科合作关系，统筹运用可以获得的多学科医疗资源，为患者提供更加专业、科学且有针对性的跨领域协同照护，推动个体化高级护理实践。

4. 动态监测护理效果　高级实践护士能够在复杂多变的临床情境下，对患者进行连续性的动态监测。通过针对患者的生理、心理－社会、健康相关行为和环境等方面制订合适的护理效果评价指标与评价办法，快速、系统、准确地形成关于患者干预过程中的健康状态和风险程度的评估和预测，并根据对监测结果的全面反馈和总结，及时调整实施方案，提高护理实践质量。

5. 及时更新专业知识　高级实践护士作为基于证据的新服务创新者，能够及时跟进专科领域研究前沿，根据最新的指南、共识或标准等研究成果调整护理理念，创新实践方法，优化护理实践。

五、护理评价

护理评价（nursing evaluation）是将护理对象对护理活动的反应、护理效果与预期的护理目标进行比较，以评价目标完成情况，必要时应重新评估其健康状态，引入下一个护理程序的循环。高级实践护士根据疾病发展过程，选择合适的评价时机，围绕护理问题和干预措施动态评价护理结局，并体现对不良事件、相关并发症等负性结局的分析。结局评价指标应是具有护理敏感性的量化指标，涵盖认知、行为、状态三个方面，常用指标主要有以下六类：临床指标、心理－社会指标、功能指标、经济指标、满意度、患者的主观自我评估指标。

（一）临床指标

临床指标用于评价症状控制、并发症预防等方面的护理效果。不同的专科有不同的临床指标，每一临床指标有具体的评分标准。高级实践护士根据护理对象个体化情况，结合专科特点选择适当的临床指标对护理效果进行全面评价。如专科护士对妊娠期乳腺癌患者进行个案管理时，主要考察干预后的并发症控制情况和妊娠结局；对 2 型糖尿病患者实施延续护理后，重点检测血糖（如 HbA1c）、血压和体质指数等指标；在老年人群中评价症状控制效果的临床护理指标，包括尿失禁处理效果、便秘处理效果、疼痛舒缓效果、神志改善程度、活动耐力的提高程度等；评价老年人群高危事故预防的临床指标，则包括跌倒发生率、误吸发生率、药物意外发生率、压疮发生率等。

（二）心理－社会指标

心理－社会指标主要包括两类：①焦虑、抑郁、压力感、幸福感等个体心理健康指标；②社会支持程度、家庭关怀度等社会指标。其中一些指标对于各类患者是通用的，如疾病负担感；还有一些指标仅适用于特定群体的患者，如产后抑郁。高级实践护士应基于对患者的系统化评估，选取对其影响较大的心理－社会指标进行评价。以常见的心理指标"抑郁"的评估工具为例，患者健康问卷抑郁量表（patient health questionnaire-9，PHQ-9）适用于所有人群，而爱丁堡产后抑郁量表（Edinburgh postnatal depression scale，EPDS）则仅用于初步筛查产后抑郁。

PHQ-9 是测量抑郁状况的最常用工具之一，除了用于对抑郁症进行基于标准的诊断外，还是衡量抑郁症严重程度可靠和有效的指标。PHQ-9 由 Kurt Kroenke 等编制，已被翻译为中文版本。该量表共有 2 个维度、9 个条目，分为认知－情感维度（6 个条目）和躯体症状维度（3 个条目），每个条目计分 0~3 分，分数越高表示抑郁越严重。研究者在此基础上开发了 8 个条目的 PHQ-8 作为衡量非抑郁症人群当前抑郁状况的指标，以及 2 个条目的简短版本 PHQ-2。

（三）功能指标

功能指标主要关注患者的生活活动能力、生存质量、自我照顾能力等方面，多用于老年人群和危重症患者。已有多种国际通用的量表可用于评估功能指标，高级实践护士应根据患者当前状态选择恰当的评价工具。比如，对于生存质量指标的评价分为普适性和疾病特异性两大类，疾病特异性指标除了包括生存质量指标一般关心的范畴，即心智功能、社交互动、性能力、睡眠、社会支持等，同时也关注疾病的特异性问题。

以日常生活活动能力的测量为例，临床中常用 Barthel 指数（Barthel index，BI）作为测量患者日常生活活动能力的普适性工具。BI 由 Mahoney 和 Barthel 编制，常应用于康复医学等领域。BI 的内容包括进食、床与轮椅转移、个人卫生、如厕、洗澡、步行、上下楼梯、穿衣、大便控制、小便控制 10 项内容，总分 100 分，得分 0~40 分为重度依赖，对此类患者应结合病情采取一级护理甚至特级护理；41~60 分为中度依赖，需结合病情采取二级护理；61~99 分为轻度依赖，需结合病情采取二级护理或三级护理；100 分为无须依赖，需结合病情采取三级护理。另有基于 BI 开发的改良 Barthel 指数评定量表（modified Barthel index，MBI），其 10 个项目不变，而评分分值分为了 5 个等级，不同的级别代表了不同程度的独立能力水平，最低是 1 级，最高是 5 级，级数越高代表独立能力程度越高。

（四）经济指标

经济指标包括医疗服务和社会经济成本两部分。常用的医疗服务指标有住院天数、再入院率、急诊使用率、门诊使用率、其他医疗服务使用率及每次使用医疗服务的费用等；社会经济成本指标主要收集误工天数、前往寻求医疗帮助的交通费用、由于要照顾家人不能继续工作的代价等信息。经济效益的分析是决定某一干预是否已达到以最低成本去获取最大的效果。对于比较严谨和具科学性的经济效应的计算，常使用成本分析（cost analysis，CA）等卫生经济学领域的方法，对护理的成本和效应进行衡量与分析，以体现高级实践护士对控制某一患者的经济成本的贡献，并使有限的资源得到合理的分配与利用，为护理决策提供重要参考依据。

（五）满意度

满意度是反映护理服务质量的重要指标，可通过访谈、问卷调查等多种形式进行评价。进行满意度评价时，需要重点了解护理对象对护理服务的满意度，以体现护理实践对提升个体整体健康的反馈，而作为高水平护理服务提供者的高级实践护士的工作满意指标和同仁对其工作的满意度也需要同时参考，三者结合起来能更好地帮助改善高级护理实践效果。

国内外已有多种研究工具用于评价患者对护理服务的满意度。有学者将国内患者护理满意度

笔记栏

量表的开发总结为依据相关理论制订、改编国外量表和参考专家意见制订三种方式。如有专家依据美国医学研究所提出的护理质量管理与评价标准编制住院患者护理满意度测评量表，该量表包含安全、环境、可及性、尊重患者、护理技术、身体舒适、健康教育、沟通交流、情感支持、患者和照顾者参与护理、出院及转诊11个一级指标，以及28个二级指标。还有专家以服务质量模型为理论基础，通过德尔菲专家咨询法和统计学方法，最终制定了包括感知质量、患者预期、医院品牌、疾病压力、患者满意、患者抱怨、患者忠诚7个一级指标，14个二级指标以及21个三级指标的住院患者护理服务满意度评价指标体系。

（六）患者的主观自我评估指标

无论客观结果怎样，个体对自己身体状况和自我照顾能力等方面的主观评价指标是极具参考价值的。患者的自我评价是病死率、健康服务使用的预测指标。患者的自我效能感、自我管理能力的信心等自我评估指标的水平，能让高级实践护士了解所提供的健康教育是否有效，并基于此调整个性化健康教育的计划。

目前国内外用于测量患者自我评估指标的工具主要有普适性量表和专科特异性量表两类。以患者自我效能感的测量工具为例，适用于所有个体的普适性量表，如 Lev 和 Owen 编制的健康促进策略量表（strategies used by people to promote health，SUPPH）和 Becker 等编制的健康行为自我评价量表（self-rated abilities for health practices，SRAHP）；专科特异性量表则由研究者依据各专科疾病管理和护理实践需求以及文化背景，制订或引进患者自我效能感量表，如学者基于自我管理理论（日常生活管理、疾病医学管理和情绪认知管理）编制肝硬化患者自我管理行为量表。该量表有24个条目，分为日常生活管理、饮食管理、病情监测管理、用药管理4个维度。

第三节　个体化高级护理实践的建立

建立个体化高级护理实践的第一步是制订高级实践护士的服务信念、工作目标、服务范围及方式。为推广这种服务，可设计"高级实践护士服务项目"宣传页，介绍有关服务，取得医疗团队和服务对象的理解与支持。本节将阐述高级实践护士服务信念、服务项目宣传页和会诊单的制订，在此基础上以糖尿病护理的案例，说明高级实践护士与普通护士在护理同一患者时如何分工和协作，并介绍反思的方法和反思日记的书写，帮助高级实践护士保持工作的先进性。

一、高级护理实践服务信念的建立

信念是一种价值理念，引导护理服务的方向及范畴。在建立高级护理实践前，高级实践护士首先需要思考有关专科的服务信念（service belief）。高级实践护士是受过深造培训的专科护士，他们利用专科的护理才能及经验，独立为患者及其家人或服务对象提供高质量的护理服务，解决健康/疾病的问题，降低治疗带来的风险。高级实践护士主要采用具有护理疗效的措施，包括健康或风险评估、健康指导、治疗与程序及个案管理。护理成效指标包括症状控制、并发症或风险预防及提高照顾满足感。高级实践护士有责任为其他医护人员提供有关专科的专业咨询及培训。

二、高级护理实践服务的推广

为推广高级实践护士服务，可用文字将高级实践护士的服务信念、工作目标、服务范围及服务方式向其他同行及医疗队伍简要介绍并进行广泛宣传。实例6-1是一份"糖尿病高级专科护士服务简介"宣传页。

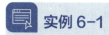 **实例 6-1**

糖尿病高级专科护士服务简介

服务信念：

1. 糖尿病患者均有接受健康教育的机会。
2. 健康教育能提高糖尿病患者主动参与治疗的意识。
3. 健康的生活方式有利于糖尿病患者的康复。
4. 积极的心态有利于提高糖尿病患者的生活质量。
5. 整体护理能够提高糖尿病患者的健康水平。
6. 糖尿病患者自我管理能力的提高有利于达到控制糖尿病的目的。
7. 家属参与和社会支持能够促进糖尿病患者的健康。

工作目标：

1. 患者掌握控制糖尿病的知识和技巧。
2. 患者改变对待糖尿病消极或错误的态度。
3. 患者提高对糖尿病综合治疗的依从性。
4. 患者成为糖尿病管理的主动参与者。
5. 患者提高糖尿病自我护理能力。
6. 减少及延缓患者糖尿病并发症的发生。
7. 患者达到身心健康。
8. 医护人员糖尿病专科防治知识与技能得到提高。

服务范围：

1. 对患者　开展糖尿病专科护理门诊及护理会诊；评估现存的或潜在的健康问题，制订个体化护理计划，督导提供有效的护理措施，进行糖尿病并发症的全面检查以及各种急症的处理；开展糖尿病健康教育，包括糖尿病用药、饮食与运动以及心理压力与应对指导，患者胰岛素注射、血糖监测指导，糖尿病并发症的监测、预防及护理指导，复诊指导。

2. 对医护人员　充当糖尿病护理顾问的角色，开展糖尿病专科咨询与培训，指导和帮助低年资医生和其他护士提高糖尿病相关防治工作。

3. 对社区　开展社区医护人员糖尿病护理培训与咨询服务；开展社区延伸服务，举办社区糖尿病健康教育；配合社区卫生服务中心开展高危人群筛查工作，对社区糖尿病患者、高危人群进行监控，利用社区卫生服务中心信息化，系统实行糖尿病患者分级管理。

服务方式：

建立微信平台，开设糖尿病专科公众号；电话咨询、教育辅导；上门指导；糖尿病专科护士门诊；糖尿病护理学习班；糖尿病护理宣传单、健康教育手册、视频录像；会诊。

联系人：_____　地址：_____　联系电话：_____　电子邮箱：_____

　　宣传页中糖尿病高级专科护士的服务信念与工作目标相呼应，如信念中陈述"糖尿病患者均有接受健康教育的机会"，与之相应的工作目标之一是"糖尿病患者掌握控制疾病的知识和技巧"。服务范围与服务方式则从患者、医护人员及社区等不同层面分别进行阐述。在宣传页中，还需附高级专科护士的联系资料，以便患者及其家人需要时能够及时与高级专科护士取得联系。

三、高级护理实践服务的实施

　　国内高级实践护士在专科护理门诊与专科病房，通过多专业团队的合作与转诊，提供高质量的护理服务。会诊、转诊是高级实践护士合作开展服务的一种途径，高级实践护士常常以会诊的形式解决普通护士甚至医生无法解决的专科领域护理疑难问题，如造口专科护士独立对手术后难愈合的伤口进行处理、糖尿病专科护士为糖尿病足患者进行换药及推广调整生活习惯等。为方便会诊，高级实践护士可设计会诊单（referral form）。会诊单的内容一般包括需要会诊的科室、会诊的原因及会诊的性质。转诊者在会诊单上简单介绍患者情况，包括简要病史、专科情况、有无合并症、转诊的目的等。高级实践护士会诊后书写处理意见并签名。实例 6-2 为高级专科护士会诊单范例，实例 6-3 是一例糖尿病患者护理案例的背景资料。

实例 6-2

高级专科护士会诊单

科室：_____ 床号：_____ 患者姓名：_____ 性别：_____ 年龄：_____

住院号：_____ 入院时间：_____ 诊断：_____

简要病史：_____

_____

专科情况：_____

合并症：_____

会诊原因：_____

会诊专业：_____ □ 紧急会诊 □ 一般会诊

_____

以下由高级专科护士填写

会诊意见：_____

_____

主要问题：_____

护理目标：_____

护理措施：_____

其他：_____

签名：_____ 时间：_____年_____月_____日

实例 6-3

一例糖尿病患者护理案例的背景资料

王先生，69 岁，已退休，与老伴生活在一起。育有一儿一女，儿子婚后定居美国，每隔 2～3 年回家一次，与女儿生活在同一城市，周末女儿、女婿及小外孙女一起过来陪伴。6 年前患者确诊为 2 型糖尿病，口服二甲双胍降糖治疗，半年后自行改为消渴丸治疗（剂量不详），后又轻信各类电视广告，自行购买广告药物进行治疗，自己在家中未监测血糖，也未定期去医院复查。1 年前因胆石症在医院普通外科住院治疗期间，空腹血糖波动于

10～15mmol/L，餐后2小时血糖波动于18～25mmol/L。请内分泌科医生会诊后确定降糖方案，给予门冬胰岛素注射液三餐前注射，联合甘精胰岛素每天22：00注射。患者出院后因胰岛素注射操作复杂且家中无人协助注射，自行停用胰岛素。半月前无诱因出现左足第一跖趾关节痛，自行外敷膏药后皮肤破溃，社区医院给予消毒、包扎等对症处理后症状无好转，且创面进行性扩大，伴足部肿胀。门诊以"糖尿病足"收入院。经询问后发现，患者平时喜欢抽烟，除左足部伤口外，还有视物模糊、手足麻木等症状。医生诊断为2型糖尿病、糖尿病足、糖尿病周围神经病变、冠心病。医嘱给予足部清创换药，注射胰岛素降糖以及扩张血管、改善循环、营养神经等对症治疗。现患者血糖控制不佳，情绪低落、失眠，多次询问护士足部伤口能否愈合，由糖尿病高级专科护士接诊。

案例中的患者被确定主要存在左足部皮肤完整性受损、血糖过高、焦虑、知识缺乏、有感染的危险5个护理问题。高级专科护士从整体护理的视角，在与患者建立良好的治疗性护患关系的基础上，实施循证护理实践，指导病房护士按需提供适宜的护理，并为患者及其家属做好糖尿病治疗、并发症防护以及疾病自我管理等方面的教育。具体为：

问题一：左足部皮肤完整性受损。由于糖尿病足截肢率非常高，患者左足部溃疡的护理以及双足其他部位溃疡的预防是护理重点。糖尿病专科医师根据患者左足部破溃的程度以及是否感染、是否合并下肢血管闭塞与周围神经病变制订相应的治疗方案。糖尿病（或伤口）高级专科护士实施非手术清创换药，观察局部伤口的动态变化，为患者及其家属进行糖尿病足防护的健康教育。病房护士在高级专科护士的督导下，根据医嘱及时给予各类药物，并实施常规护理措施。

问题二：血糖过高。结合患者的年龄、合并冠心病等特点以及药物治疗与规范化饮食管理的要求，糖尿病高级专科护士根据2型糖尿病防治指南及最新研究证据，确定患者血糖控制的适宜标准，监测其血糖波动规律，为医生调整胰岛素治疗方案提供依据；对患者及其家属实施胰岛素注射、饮食管理及低血糖防护等方面的教育；确认病房护士能够正确注射胰岛素及有效处理患者可能出现的低血糖反应。病房护士主要协助高级专科护士，提供健康教育相关书面资料，实施胰岛素注射等护理措施。

问题三：焦虑。患者情绪低落、失眠，多次询问护士足部伤口能否愈合，存在焦虑负性情绪。糖尿病高级专科护士重点关注患者血糖与负性情绪的交互作用，做好心理护理。病房护士遵医嘱正确给予各类药物的同时，关注患者心理变化，提供心理护理的相关教育资料。

问题四：知识缺乏。缺乏糖尿病用药治疗以及血糖监测相关知识。患者因糖尿病用药治疗及疾病自我管理知识匮乏，出现糖尿病足、糖尿病周围神经病变等并发症，严重影响了生活质量。糖尿病高级专科护士按计划分次为患者讲解糖尿病用药治疗、血糖监测等相关知识并指导其掌握自我管理技能。病房护士配合高级专科护士进行教育指导，鼓励、督导患者实施疾病的自我管理。

问题五：有感染的危险。患者因血糖增高、微循环障碍等因素，存在感染的危险。糖尿病高级专科护士主要做好病情动态监测分析，教给患者皮肤、泌尿道及上消化道感染的预防知识。病房护士负责测量患者生命体征，协助进行教育指导。

附录二呈现了由内分泌科糖尿病高级专科护士主导的护理计划的具体内容。除一般标准护理计划的项目内容外，为阐明高级专科护士与普通护士的分工，"措施"栏注明即普通护士和高级专科护士负责工作的不同点；"依据"栏解释高级专科护士制订计划的依据；"评价"栏对普通护士和高级专科护士的合作护理进行了实时评价。

四、高级护理实践服务的评价

高级护理实践服务的评价可以从服务对象、服务机构以及高级实践护士本人出发，开展多视角

笔记栏

的服务过程性评价和服务成效评价。在服务评价中不仅要关注服务对象的满意度，也要关注服务对象的期望值；不仅从服务对象、服务机构的角度去评价服务，也要关注高级实践护士自身的评价。前面章节已经阐述过高级护理实践服务的患者结局指标的系列评价，以下主要介绍的是从高级实践护士角度进行的自我反思，主要是针对服务过程进行的主观评价。由于国内的高级护理实践仍在起步阶段，高级实践护士在自我反思中可以不断完善高级护理实践的服务过程和达成成效。

从普通护士到高级实践护士是一个成长的过程，高级实践护士功能角色的拓展需要在工作中主动挖掘临床问题并自行寻找解决答案。反思护理实践工作对高级实践护士的成长十分重要。反思（reflection）就是从经验中学习，透过分析、组合、引证所遇到的事件，促进学习和提高。通过回忆经验，可以再一次学习和寻找经验中的意义。实例6-4提供了撰写反思日记指南，旨在引导高级实践护士从经验中不断学习成长和进步。

 实例6-4

撰写反思日记指南

一、撰写反思日记的准备
请回忆你的学习经验。通过这一过程，你可以再一次学习和寻找经验中的意义。
二、撰写的内容
1. 写"发生了什么"。集中描述看来在某方面很重要的学习经验。
2. 写对"所发生的事"的感受。即"我对于该方面的学习有什么感受？"
3. 写"我学到了什么"。可总结和计划将来的学习。
三、建议反思的问题
1. 有什么重要的问题需要我关注？
2. 我怎样感受这方面的学习？
3. 是什么令我有这样的感受？
4. 我怎样将这方面的学习与以往的经验联系起来？
5. 我作出了什么假设？
6. 我用什么知识帮助我理解这方面的学习内容？
7. 从我过去的经验和这方面的学习，我得到什么顿悟？
8. 若将来有类似的学习情况，我怎样才能更加有效地实现我的价值？
9. 我现在需要做什么？
10. 我现在又是怎样感受这方面的学习？

反思是一种比较个人化及自由式的学习模式，学习者不需要像考试那样按照指南中的每一问题作答。但撰写反思日记，首先要清楚描述有关事件，书写发生了什么？然后问自己在这件事上有何感受？检视对事情的感受是很重要的，从这种总体感觉上，查找事件当中发生了什么令自己有这样的感受？总结经验，问自己学习了什么？有什么感悟？实例6-5介绍一则工作反思日记。

 实例6-5

工作反思日记

7月27日8：00，我们按照惯例进行了科室晨交班。大夜班护士汇报23床患者凌晨3：15

出现头晕、心慌、手抖、出冷汗等低血糖症状，测血糖 3.1mmol/L，遂给予葡萄糖溶液 40ml 口服，15 分钟后复测血糖 5.0mmol/L，患者自诉上述症状消失。

该患者 52 岁，因"多饮、多尿 3 年，消瘦半年"于 7 月 25 日入院，入院诊断为"2 型糖尿病，低血糖反复发作"。入院时患者查体：身高 171cm，体重 65kg，脉搏 80 次 /min，血压 108/70mmHg，门诊化验空腹血糖 14.35mmol/L，餐后 2 小时血糖 28.25mmol/L，糖化血红蛋白 11.4%，尿糖 +++。该患者 3 年前出现多饮、多尿症状，就诊后给予口服降糖药物治疗（具体药名不详）。此次入院后医嘱给予门冬胰岛素三餐前 5U 皮下注射，联合地特胰岛素每晚 10U 皮下注射降血糖。血糖监测方案为早餐前空腹、三餐后 2 小时及睡前每日 5 次血糖监测。入院后第一天，患者使用胰岛素后血糖迅速回落，波动于 6.4 ~ 13.0mmol/L。入院后第二天凌晨 3∶15，患者出现上述低血糖症状。

晨交班后我立即前往病房看望患者，详细询问了患者低血糖发生时的状况及以往血糖控制情况。在交流过程中得知患者于 3 年前行"直肠癌切除术"，术后出现低血糖反复发作，患者自以为糖尿病好转，遂自行停药。停药后未定期到医院复查血糖情况，近半年体重下降约 5kg，故前来就诊。针对患者直肠癌术前口服降糖药物血糖控制良好、术后反复发生低血糖的情况，我推测患者的低血糖反应可能与直肠癌手术治疗有关。通过查阅文献得知有研究发现 2 型糖尿病与结直肠癌的发生、发展及预后密切相关，糖尿病患者罹患结直肠癌的风险较正常人群高。糖尿病患者罹患结直肠癌时，在肿瘤负荷状态下，机体会产生大量的肿瘤坏死因子 -α、白细胞介素 -6、白细胞介素 -8 和血管内皮生长因子等，这些细胞因子会引起胰岛素抵抗。在胰岛素抵抗状态下，胰岛素对内源性葡萄糖产生抑制性效应、胰岛素对外周组织葡萄糖摄取和糖原合成的刺激性效应以及胰岛素对脂肪组织分解的抑制性效应产生抵抗，使得胰岛素不能充分发挥其正常的生理功能，表现为糖尿病患者胰岛素用量明显增多。患者经过肿瘤治疗后，机体荷瘤状态解除，胰岛素抵抗状态减轻，胰岛素或口服降糖药的用量亦应随之减少，如果此时仍使用之前的降糖方案，可能会导致患者出现低血糖的不良后果。

我将患者的情况与主管医生进行了沟通讨论，他表示赞同后将治疗方案中地特胰岛素下调至 8U，并支持采用动态血糖监测仪严密监测患者血糖变化情况，发现低血糖及时给予相应处理。8 月 1 日监测时发现患者空腹血糖为 4.9mmol/L，调整地特胰岛素至 6U。之后患者血糖控制平稳，波动于 5.7 ~ 10.5mmol/L，8 月 5 日出院。

通过护理这位患者，我认识到糖尿病患者直肠癌根治术后血糖对胰岛素反应较为敏感，应密切监测血糖变化，根据血糖特点及时调整糖尿病用药治疗方案，使患者在血糖得以良好控制的前提下，避免低血糖的发生。从这位患者的护理中我也得到进一步的启示：作为一名高级专科护士，应具有评判精神，遇到问题不能只通过表面现象被动等待结果的出现，应该多思考、多请教，多问为什么这么做、这么做是否准确，主动查找问题的根源和解决问题的方法。此外，要更多地积累知识和经验，主动发现护理工作中的问题，及时查阅文献资料，通过循证护理的方法将最新的研究证据与个人经验、患者情境有机结合，找到最佳的解决办法，为患者提供高质量的护理。

这篇工作反思日记记述了一位糖尿病高级专科护士在晨交班时，发现一位糖尿病患者凌晨出现低血糖反应，通过仔细询问、观察、分析，作出"患者低血糖反复发作与直肠癌切除术有关"的假设后，主动查阅文献找到问题发生原因及其解决方法，并及时与主管医生沟通建议调整胰岛素用药剂量，经进一步治疗观察，患者病情好转出院。通过对这次经历的回忆，护士反思自己作为一名高级专科护士，工作一定要认真仔细，应具有评判精神，遇有问题不能只看表面现象，应

笔记栏

多思考，多问为什么，主动查找问题的根源和解决问题的方法。此外，还需要更多地积累专业知识和经验，善于发现护理工作中的问题，及时查阅文献资料，通过循证护理的方法为患者提供高质量的护理服务。

第四节　奥马哈系统在个体化高级护理实践中的应用

ER6-2
案例视频

一、奥马哈系统简介

奥马哈系统（Omaha system）是一种以研究为基础、全面用于实践和文书的标准化术语，旨在全面地找出健康问题、评估健康问题的严重程度，制订干预方案和评价护理成效。该系统以问题为导向，具有相对简单、层级性、全面性、与计算机兼容性的特点。系统包含相互联系的三个部分：问题分类表、干预方案和成效的问题评分量表，用以加强实践、文档和信息管理。现在该系统已在多个年龄、地域、医学诊断、社会经济范围、精神信仰、种族和文化价值的个人、家庭和社区的整体护理过程中得到应用。

（一）概述

奥马哈系统起源于社区，由美国内布拉斯加州的奥马哈家访护士学会在 1972 年研发。1975年至 1993 年间，在美国国家研究组织多个项目的支持下开展系列研究后，奥马哈系统得以完善，其可靠性、有效性和应用性也得到验证。1992 年 ANA 确认将奥马哈系统作为一种支持护理实践的标准化术语。2009 年奥马哈系统被整合进计算机护理信息系统。2014 年，美国明尼苏达州基于全州 96.5% 地区使用奥马哈系统，将该系统纳入电子健康记录中。系统的使用者从最初在美国家庭护理、公共卫生、学校卫生实践环境中工作的多学科成员以及教育工作者，拓展到多个国家的处于健康各阶段的各类照护人员，包括护士、物理治疗师、职业治疗师、社会工作者、医生、营养师等；也包括护理教育工作者、研究者、学生、信息技术人员、系统工程师等。在我国，奥马哈系统则主要为高级实践护士、研究者、教育工作者和学生等所用。

奥马哈系统为开放资源，建议参考由美国护理专家、奥马哈系统的创始人之一 Karen Martin 所著的《奥马哈系统：实践、文档和信息管理的关键》和奥马哈系统的官方网站的资料。

（二）奥马哈系统 - 问题分类表

奥马哈系统的问题分类表包含四个层级，用以确定不同受照顾者的健康相关问题。

1. 第一层级　是指 4 个领域，即环境、心理 - 社会、生理和健康相关行为。

（1）环境：是指生活区域，邻里及更广泛社区的内、外部的物质资源和物理环境。

（2）心理 - 社会：是指行为、情感、沟通、关系和发展的模式。

（3）生理：是指维持生命的功能和过程。

（4）健康相关行为：是指为保持或促进健康、康复和降低疾病风险的活动模式。

2. 第二层级　是指 4 个领域下的 42 个问题。

（1）环境领域：4 个问题，即收入、卫生、住宅、邻里 / 工作场所安全。

（2）心理 - 社会领域：12 个问题，即联络社区资源、社交、角色改变、人际关系、灵性、哀伤、精神健康、性、照顾 / 育儿、疏忽、虐待、成长与发育。

（3）生理领域：18 个问题，即听觉、视觉、说话与语言、口腔卫生、认知、疼痛、意识、皮肤、神经 - 肌肉 - 骨骼、呼吸、循环、消化 - 水合、排便功能、泌尿功能、生殖功能、怀孕、产后、传染 / 感染情况。

（4）健康相关行为：8 个问题，即营养、睡眠和休息型态、身体活动、个人照顾、物质滥用、计划生育、健康照顾督导、药物治疗方案。

3. 第三层级　是指修饰语，共 2 组。第一组描述问题类型：健康促进的、潜在的或现存的；

笔记栏

第二组描述问题范围：个人、家庭和 / 或社区。

4. 第四层级 是指每个问题下的症状和体征群。

（三）奥马哈系统 – 干预方案

奥马哈系统的干预方案可用以描述多学科在预防疾病、改善或恢复健康、缓解病情加重、临终前舒适护理方面的实践，可用以描述个人、家庭和社区的健康相关护理计划和服务，为护理计划、临床路径和服务提供组织结构。奥马哈系统的干预方案包含三个层级。

1. 第一层级 是指四大干预类别，即教育、指导和咨询，治疗和程序，个案管理以及监测。

（1）教育、指导和咨询：是指为提供信息和材料，鼓励自我照顾和应对的行为和责任，以及协助个体、家庭或社区作出决定和解决问题而设计的活动。

（2）治疗和程序：是指为个体、家庭或社区预防、降低或减轻症状和体征而设计的技术性活动，如伤口护理、标本采集、阻力训练和药物处方。

（3）个案管理：是指促进服务便利，提升坚定态度，指导个人、家庭或社区使用恰当的资源，以及改善健康和人类服务提供者之间沟通的活动，如协调、倡导和转介等。

（4）监测：是指鉴定与特定情况或现象相关的个人、家庭、社区状况的活动，如检测、量度、评判性分析和监察。

2. 第二层级 是指 75 个导向和一个"其他"的列表。

3. 第三层级 根据受照顾者特定情况开放填写。

（四）奥马哈系统 – 成效的问题评分

奥马哈系统成效的问题评分量表包含三个李克特五级量表，用以监测和量化服务对象接受服务期间在健康问题的认知、行为和状态三个方面的动态变化，从而为定期或预期评价具体问题的照顾成效提供框架。

1. 认知 是指服务对象记忆和理解信息的能力，1= 缺乏认知，2= 少许认知，3= 基本认知，4= 足够认知，5= 充分认知。

2. 行为 是指服务对象为配合特定的情景或目的而作出可观察的反应、行动或行为，1= 不恰当，2= 甚少恰当，3= 间有恰当，4= 通常恰当，5= 一贯恰当。

3. 状态 是指服务对象呈现与主观和客观界定特征相关的状况。1= 极严重的症状和体征，2= 严重的症状和体征，3= 中度的症状和体征，4= 轻微的症状和体征，5= 没有症状和体征。

（五）奥马哈系统与高级护理实践

护士尤其是高级实践护士理解奥马哈系统在改善实践、记录和信息管理中的作用，成为该系统最主要的使用者。通过准确和一致地使用奥马哈系统，高级实践护士可以描述和量化护理实践，促进与团队成员、家庭成员和公众的沟通。20 世纪 80 ~ 90 年代，美国宾夕法尼亚大学 Dorothy Brooten 率先在高风险群体干预中纳入奥马哈系统和高级实践护士这两个关键要素，之后在系列研究中证实了患者在不同级别的照顾场所转介时，高级实践护士所提供的高质量护理服务和降低服务成本的成效。20 世纪 90 年代奥马哈系统被引入中国香港特别行政区的高级护理实践、延续护理研究和实践中，之后得以应用和发展。

二、奥马哈系统的应用

在护理实践中使用统一化、标准化的护理语言是当今护理学科发展的趋势，是加强国内和国际护理交流、护士内部以及和其他卫生保健提供者之间交流的需要，也是护理信息化的必备条件。奥马哈系统是国际上认可的护理标准化语言之一，在国内外的护理教育、护理研究以及高级护理实践中都有应用，并呈现了良好的成效。

（一）奥马哈系统在护理教育中的应用

20 世纪 80 年代，美国护理教育者在社区课程中引入奥马哈系统，旨在提高学生的专业实践、护理质量、文书规范以及交流、评估和决策能力。此后，奥马哈系统逐步应用在多个国家的本科、研究生教育中。在应用早期，奥马哈系统多用于为护理师生提供一种有效文档记录的框架，如采用奥马哈系统记录文档和收集数据，建立整合临床数据的资料库。也有一些高校培训在校护理学生使用奥马哈系统，旨在为学生后续临床护理实践和研究打下基础。随着多学科间合作的加强，非护理领域的卫生保健人员开始使用奥马哈系统，由此促进了跨学科间的临床信息共享。此后，越来越多的国家和地区的教育者将奥马哈系统纳入护理教育中。随着信息技术的发展，美国开发了护理教育特定应用程序南丁格尔跟踪器（Nightingale tracker，NT），将奥马哈系统电子化，并在全球多个国家的社区相关课程，如精神科护理等中应用。这种基于奥马哈系统的高科技便携式自动化通信设备，将资料、语音和图像通过电话线传输到与服务器硬件连接的调制调解器中，便于教师远程掌握学生的临床和社区实践情况，实现了学生和教师间的实时信息传递和互动。之后该系统从护理课程拓展到其他相关课程如语言病理学的多学科合作课程中应用，从本科课程推广到研究生课程以及其他如在职培训和继续教育中。

在我国，奥马哈系统已被纳入护理研究生规划教材《高级护理实践》和护理本科生规划教材《社区护理学》，越来越多的高校在护理本科生教育、研究生教育以及各类的继续教育中开始传授和应用奥马哈系统。有研究者以奥马哈系统为框架构建4个方面7项的COPD延续护理核心能力，包括：评估能力、计划能力、实施能力（健康教育能力、指导和咨询能力、治疗和处置能力、个案管理能力和监测能力）、护理评价能力，成为COPD延续护理培训模式的核心内容，提高了临床和社区护士COPD延续护理能力。学者在奥马哈系统的指引下设立标准化案例和构建培训方案，对护理本科学生进行理论和实践培训，提升护理本科生的评估能力。也有学者以奥马哈系统为框架构建家庭访视的虚拟仿真实验教学软件，构建和验证基于家庭访视虚拟仿真实验的抛锚式教学模式。

奥马哈系统在国内外护理教育中的应用和研究结果证实：①对护理学生而言，奥马哈系统作为一种收集、分析、整理和记录资料的标准化框架，为学生提供了一种操作简单、功能强大、标准化的文档记录方法。在学生为特定人群建立奥马哈系统临床数据文档的同时，其评估能力得以提高。奥马哈系统丰富的数据集有利于提升学生的临床护理决策能力。奥马哈系统帮助学生在临床中获得信息收集与传递的经验，为毕业后的新岗位带来新的信息技术，从而促进护理信息化的传播。基于奥马哈系统全面的、多层级的健康问题的评估可帮助学生全面、系统地获取有意义的数据，从而提高整体护理能力，也能在理论中学习临床护理实践中的各个关键点，提高临床护理能力。②对教育者而言，通过指导学生在实践教学中应用奥马哈系统明确服务对象的照护需求、提供适宜的干预方案、量化评价干预效果，教育者可以根据学生学习效果的评价，总结出修订相关课程设计的建议，促进课程改革，从而推动护理教育的变革。另一方面，在教学中产生的标准化语言记录的信息数据，可为护理学科和其他相关学科信息化提供共享的资源，促进护理信息化和循证护理教育的发展。

（二）奥马哈系统在护理研究中的应用

奥马哈系统是一种以研究为基础的国际标准化的护理语言。1981年首篇奥马哈系统的文章出版后，世界各地出现了大量的研究报道。奥马哈系统官网2024年列举的近700篇文献中包括了中文在内的多种语言的文献。多个国家的研究者以奥马哈系统为框架分析健康问题、护理实践过程和结局，探讨以延续护理或社区护理为主的实践模式。美国宾夕法尼亚大学的团队使用奥马哈系统，并通过多项研究，证明了该系统在急症护理和家庭护理以及在不同环境中的延续护理的作用。中国香港研究团队20多年来围绕常见慢性病（如COPD、脑卒中、高血压、肾脏疾病、心脏疾病）人群以及社区老年人群等，在奥马哈系统的指引下，从全面评估疾病相关的健康问题，到基于证据科学建立各类疾病的干预方案，以及对干预方案的成效进行多方面的、综合的、动态的评价开展了系统化的研究。该团队研制了以奥马哈系统为主要元素的4C（comprehensiveness 全面性，cooperation 合作性，collaboration 协调性，continuity 延续性）延续护理模式，采用 RCT 等科学方法，证实了其应用成效，推动了奥马哈系统在中国的应用。附录三中列举了奥马哈系统在我国应用的部分 RCT 研究。

目前在中国大陆地区开展的有关奥马哈系统应用的研究有以下三类：第一类是应用奥马哈系统的问题分类表针对社区卫生服务重点人群，如妇女、儿童、老年人、慢性病（高血压、糖尿病、脑卒中）、失能者开展全面的健康问题的调查，识别该类人群在环境、心理 – 社会、生理、健康相关行为领域所存在的主要的健康问题。有研究应用奥马哈系统的问题分类表，跟踪调查特定人群如失能者现存健康问题的认知、行为、状态的动态变化。第二类是以奥马哈系统的干预方案为框架，为特定类型的患者建立循证干预方案。涉及的疾病人群包括：①慢性病人群，如脑卒中、糖尿病、COPD、冠心病。②多种类的术后人群，如消化系统的胰腺术后，骨关节系统的关节置换术后，泌尿生殖系统的宫颈癌、乳腺癌、前列腺癌术后。③传染性疾病人群，如肝炎、肺结核。第三类是全面应用奥马哈系统的问题分类表、干预方案和成效的问题评分量表，为复杂的慢性病开展个案管理的研究，如本节第四部分展示的 COPD 个案管理。目前研究中也可见有关奥马哈系统信息化的相关研究，如和医院、社区现行使用的信息记录和管理系统（如临床照护分类系统、北美护理诊断）匹配度的研究。

国内外奥马哈系统在护理研究中的应用越来越广泛，越来越全面。研究场所覆盖了医院、社区、家庭；研究人群包含了疾病人群、高风险人群以及健康人群；研究疾病的类型包括常见慢性病和急危重症；研究设计包括调查类研究（横断面调查和纵向调查）和干预类的研究。但目前研究中有关奥马哈系统 – 成效的问题评价应用较少，这可能和该评价较为主观，缺乏客观依据有关。

（三）奥马哈系统在高级护理实践中的应用

个案管理是奥马哈系统在高级护理实践中应用的常见方式。奥马哈系统和常用护理程序相同，都是一个以解决问题程序为框架的综合系统。有学者以奥马哈系统作为构建 COPD 延续护理模式理论框架的主要元素（图 6-1），指导个案管理护士在患者出院前、出院后的家庭访视中应用奥马哈系统的问题分类表对患者进行全面的评估。个案管理护士在护理过程中，针对个案的需要，实施基于奥马哈系统 – 干预方案的 COPD 延续护理干预方案（附录四和附录五），在个案出院前至出院后六周的持续性评估和评价中，完整记录了个案管理护士向患者提供的全面、系统的个体化延续护理过程，并通过成效的问题评分量表清楚地展示了量化后的护理成效。

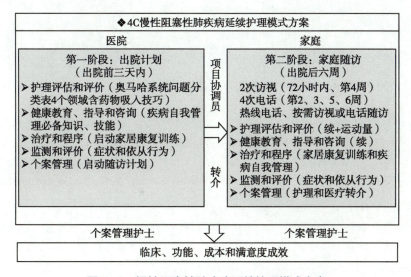

图 6-1 慢性阻塞性肺疾病延续护理模式方案

与高级护理实践的发展一样，奥马哈系统在护理教育、护理研究以及高级护理实践中的应用经历了一个循序渐进的过程，在应用过程中奥马哈系统展示了其优势。在微观层面，奥马哈系统的实用性和丰富的数据集满足了临床需求；在中观层面，奥马哈系统可用于指导研究和临床实践；在宏观层面，奥马哈系统连接学术和临床系统，通过最佳实践提高护理质量和安全。然而，奥马哈系统在我国临床实践中的应用仍然局限在研究层面，如何从研究到实践进行转化和应用仍然有待探索。

（李惠玲　赵丽萍　朱雪娇）

本章小结

本章讨论了个体化高级护理实践的内涵、高级实践护士在其中的定位以及其对高级实践护士核心能力的要求，并介绍了如何运用护理程序，对个体提供计划性、连续性、全面整体的高级实践护理。此外，本章还介绍了如何建立个体化高级护理实践，以及如何将国际标准化护理语言——奥马哈系统（Omaha system）科学地应用到个体化高级护理实践中，从而帮助高级实践护士更好地理解如何基于常规护理，建立和实施个体化高级护理实践，进而提升分析临床和解决实际问题的能力。

思考题

1. 讨论普通护士与高级实践护士在护理实践中的区别。

2. 在你的工作范围内，找出能实践高级护理实践的个体，拟订其护理目标、护理计划、护理措施以及效果评价的方案。

3. 某 COPD 患者治疗好转即将出院，请运用奥马哈系统为其构建延续护理模式。

笔记栏

群体化高级护理实践

ER7-1
第七章
教学课件

高级实践护士在开展护理实践的过程中，为达成更好的护理效果和治疗结局，常以一类人群为对象实施护理干预即群体化高级护理实践。与个体化高级护理实践不同，群体化高级护理实践更关注群体的疾病预防、健康促进、疾病照护和健康恢复等问题，因此在概念内涵、目标任务及工作方法上具有其特异性。群体化高级护理实践程序则多关注人群健康问题的评估和诊断、群体护理计划的制订以及护理活动成效的监测。为有效实施护理干预措施，高级实践护士应具备不同于个体化高级护理实践的能力。

📄 导入案例

某院内分泌护理团队发现，很多糖尿病患者会因血糖控制不佳而反复住院。为改善上述情况，护理团队在病房内开展了一系列糖尿病自我管理的健康教育活动。他们定期把住院的糖尿病患者组织在一起，采用理论讲解、视频播放、技能演示等多种方式，围绕检测血糖、配制和烹饪糖尿病饮食、进行运动锻炼、正确服用糖尿病治疗药物等多个方面开展健康教育。课后数日请患者回顾教育内容，团队发现许多患者，尤其是高龄及文化程度低的患者，大多对所教授的内容再次遗忘。面对此种情况，护理团队决定针对文化程度低的高龄糖尿病人群，开展一个特定的群体化糖尿病健康教育项目。

请思考：

1. 在对该类人群进行护理评估时，应注意收集哪些信息？
2. 该类人群可能存在的健康问题及健康需求是什么？
3. 高级实践护士应如何制订最佳健康教育计划，帮助该类人群提升自我管理能力？

第一节　概　　述

群体化高级护理实践关注具有同类健康需求或问题的群体。本节主要介绍群体化高级护理实践的相关概念、目标任务以及成效指标。

一、群体化高级护理实践的相关概念

（一）群体

1. 定义　群体是指具有共同或相似的健康需求或健康问题的一类人群。准确把握群体化高级护理实践的实质，首先在于确定哪个群体为护理干预的对象，这是群体化高级护理实践活动的关键之一。此时，群体可以是依据年龄阶段、社会分工或职业角色划分的群体，也可以是根据健康问题划分的群体，还可以是在不同场所就医的群体。

笔记栏

2. 确定群体为护理干预对象的依据

（1）按健康需求或健康问题确定人群：一旦某一人群存在普遍性、迫切性和严重性的健康问题，即可作为群体进行护理干预。例如，因为某些化工企业职业病的发生率较高，所以化工企业工人这一群体中的每一个人都具有预防职业病发生的健康需求。这时，他们即因健康需求普遍性的特性成为护理干预的群体。如果化工企业由于工人安全意识欠缺导致安全事故频发，此时安全教育这一健康需求的迫切性，使得化工企业工人成为高级护理实践的群体。而对于糖尿病患者这个群体，每一个个体都有血糖升高的健康问题，如果高血糖控制不佳，会严重损害患者脏器功能、危及健康甚至生命。因此，这类患者健康问题严重性的特性使其成为群体性护理干预对象。

（2）用临床实证确定人群：即界定适当的群体作为护理干预的对象时，需要先找出临床问题，后确立定义和特征。如临床实践发现低体重会影响新生儿日后的生长发育，高级实践护士通过个案分析，从相似的案例了解到生活在高原地区的孕妇及吸烟的孕妇是分娩低体重儿的主要群体，循证文献进一步指出孕妇的被动吸烟对胎儿的生长发育有极大的危害。依据这类群体的特征，最终将居住在高原地区的孕妇、丈夫或孕妇吸烟的家庭作为开展低体重儿高级护理实践的群体。

（二）群体化高级护理实践

1. 定义　群体化高级护理实践是以具有共同或相似的健康需求或健康问题的一类人群（群体）为对象，以循证为护理干预手段，以促进护理质量、有效运用资源和提高人群健康为目的开展的护理服务。高级实践护士开展群体化高级护理实践时，通过敏锐的临床视觉和评判性的临床思维，思考、发现和评估具有健康需求或健康问题的人群，对此群体应用循证的态度分析护理问题、设立干预目标、设计护理干预方案并加以实施，在评价干预效果的基础上提出进一步改进方案并进入下一轮护理干预，循环往复最终达成护理目标。

2. 群体化高级护理实践的实施　在实施群体化高级护理实践时，应先界定群体后再深入评估其健康需求或健康问题。如老年护理高级实践护士，其重要的服务群体之一是老年病房的患者。针对这一人群，高级实践护士需要深入了解其健康问题和需求，并在分析问题诱因的基础上，设计护理干预计划并明确预期成效。应注意的是，护理干预的预期目标可以是跨环境或跨地域的。如对于一群因跌倒导致股骨骨折、需行外科手术的体弱老年人，高级实践护士在分析跌倒导致骨折的问题诱因、此群体的健康问题和健康需求、设计干预方案、确立评价指标时，发现控制术后感染、提供合适的术后疼痛护理、补充营养和水分、实施康复运动、提供出院后的延续护理、保障家庭及社区环境安全、预防再次跌倒均应是参与老人护理的医院、社区和家庭的共同目标，此时群体化高级护理实践就呈现出跨环境、跨地域的特性。

二、群体化高级护理实践的目标任务

群体化高级护理实践的目标是保障人群健康。具体来说，高级实践护士通过关注具有潜在的或现存的健康需求或问题的人群，通过应用恰当的自然科学和社会科学理论、发展先进的护理工作模式和工作方法，达到控制这一人群的健康问题（预防疾病）、满足该群体的健康需求（促进健康）、减轻疾病伤害及最大程度恢复健康（照护疾病和恢复健康）的目标。

（一）预防疾病

预防疾病是群体化高级护理实践的首要目标。20 世纪 60 年代中期，Leavell 和 Clark 以生物医学和流行病学为基础，提出了著名的初级预防（primary prevention）、二级预防（secondary prevention）和三级预防（tertiary prevention）。初级预防是指在病理前期提供对疾病的防护，二级预防和三级预防则是应用在疾病病理期的诊断和治疗。以三级预防理念为指导，高级实践护士应做到发现高危人群、确定护理干预的优先顺序、寻找有效的预防方法。

1. 发现高危人群　疾病预防的关键是找到某些疾病的易感人群，也称高危人群。从事群体化护理实践的高级实践护士需要做好护理评估，以找到各类高危人群。进入 21 世纪以来，我国诸如心脑血管疾病、恶性肿瘤等疾病的发病率逐年增高，因此从初级预防层面，高级实践护士应特别关注引发这些疾病的高危因素，明确可能由于高危因素导致疾病发生的高危人群，并将其作为社区群体护理服务的重点对象。在二级和三级预防层面，高级实践护士的重心可以从社区转移到医院。通过将三级预防的理念应用于医院护理工作，把高危人群按疾病所属专科特性进行分类并采取有针对性的预防措施。

2. 确定护理干预的优先顺序　虽然从疾病预防和疾病自然发展规律的角度，护士可以对每种疾病的患者在不同的预防阶段进行不同的预防干预，且每阶段的干预都会直接影响疾病预防的效果。但实际上社会的资源是有限的，不能满足广大群众对健康服务的所有需求。而有些健康问题如果在病理前期或病理初期加以干预，可以减少一系列的并发症和家庭及社会的问题。因此，在规划群体疾病预防工作前，必须明确护理干预的对象和干预的优先次序，让有限的资源应用最大化。

确定疾病预防服务的优先次序时需要评估群体的特性，而群体的特性又取决于地理、经济、文化、生活习惯、性别、年龄和疾病情况等。群体化高级护理实践护士在从事疾病预防的护理工作中，需要开展调查研究，确定在本地区需要优先开展的疾病预防内容，评估本地区的健康资源，制订疾病预防的行动方案并实施。

3. 寻找有效的预防方法　一是要寻找对指定疾病有预防作用的干预方法；二是要寻找有效的举措促进高危人群实施这些预防方法。为寻找对指定疾病有预防作用的干预方法，高级实践护士需要很好地总结临床工作经验，进行科学研究，并通过对研究结果的验证去确认有效的预防方法。此外，高级实践护士还可应用循证方法寻找证据，依据循证指南确定预防策略。在高级护理实践中，我们常面对一种现象，即高危人群很清楚某种疾病的预防方法，但这些方法往往难以被付诸实施。所以，与寻找有效的预防方法相比，寻找有效的举措增强高危人群执行预防措施的依从性更为艰巨。

（二）促进健康

促进健康是指提高健康状态或健康水平。通过增强体质、提高免疫力和预防有害物质的侵袭等措施，达到健康促进的目标。鉴于健康影响因素的多面性和复杂性，促进健康的干预活动也应是全面综合的。具体来说，高级实践护士可通过对群体的健康评估，确定影响健康促进的因素，发展有效的干预方法，整合各种资源，协调各种关系，实施健康促进的护理活动。具体措施如下：

1. 树立人群正确的健康观　群体化高级护理实践关注的群体能否树立正确的健康观，对于健康促进起着至关重要的作用。人们只有具有科学的健康观，才能努力寻求正确的健康促进知识和技能。当然，需要注意的是，随着时代的发展和进步，人们对于科学健康观的认识也在不断发生变化。

我国古代的健康观认为，健康与生命力可从体内的"气"反映出来，如果气能够在经络顺畅运行、调息，人便能够保持健康。19 世纪初期，细菌疾病理论在西方医学界日益盛行。受这一医学理念的影响，很多人认为没有疾病就是健康。直至 1947 年，WHO 重新界定了健康的概念，指出："健康是身体、心理和社会适应的完好状态，而不仅是没有疾病和虚弱"。这一健康概念既突破了"无病即健康"的低层次健康观，也否定了有残缺就不健康的片面健康观。在这一宏观的健康概念下，健康不再局限在个体生理层面，而是延伸到社会层面。它既阐明了社会交往与人际关系对健康的重要性，也意味着健康的概念是会随着社会意识形态、环境和经济的变迁而改变的。健康不仅是个体层面的，还是群体和社区乃至整个社会的。

科学健康观的发展过程表明了人们对健康的认识从生理健康到生理、心理和社会的健康，从个体的健康到群体、社区和社会的健康。群体化高级护理实践的目标就是建立对象群体的科学健康观，让群体中的个体认识自己的健康问题或不足，选择健康的行为方式，努力维持现有的健康

笔记栏

状态并争取更高层次的健康状态。

2. 提供健康知识　人们只有掌握了正确的健康知识才能具有健康的行为。健康促进的相关知识包括生理健康知识、心理健康知识和社会健康知识。

（1）生理健康知识：提供有关人生各阶段的生长发育规律和健康需求知识、常见的健康问题和保健知识、各种不良习惯的危害及其纠正、损伤的预防、自然环境资源的利用等知识。高级实践护士还应提供获取这些知识或信息的渠道和途径。

（2）心理健康知识：提供有关如何对待自己、家人、同事、邻里的人际关系知识；提供有关应对分娩、亲人亡故等生活事件的知识；提供如何面对困难、挫折的知识。

（3）社会健康知识：讲解个人健康与社区或社会健康的关系、社会资源的开发和利用、帮助他人和贡献社会的重要性和必要性。

3. 训练健康促进技能　健康促进不但需要知识，也需要技能。健康促进的技能既有神经反射活动和防御机制等先天技能，也有进食、运动、交友等后天习得的技能。护理干预时不但要讲解有关的知识，还要对不同群体进行有针对性的技能训练，使其掌握健康促进的技能，如火灾逃生技能、初产妇母乳喂养技能等。

4. 推进公共卫生服务　包括为卫生决策部门献计献策、完善服务网络、提供医疗卫生服务、创造支持性环境、推进社区健康活动等。由于健康促进的对象是以健康人群为主，所以健康促进活动常在人群密集的生活工作环境如工厂、学校、公司等场所展开，承担健康促进任务的高级实践护士则大多为公共卫生护士、社区护士和全科护士。从事群体化高级护理实践的高级实践护士，其在健康促进方面的工作内容和任务与普通的社区护士和学校护士并不相同，其工作重点与个体化高级护理实践的高级实践护士也有区别。

（三）照护疾病和恢复健康

照护疾病和恢复健康的根本目标是使患者的治疗效果和健康恢复最大化、舒适度和满意度最优化、治疗和疾病造成的创伤最小化。虽然总体来说，社区和医院的高级实践护士在提供疾病照护和健康恢复护理实践中的任务和目标是一致的，但他们在工作方式和工作内容上有所侧重。以社区为工作重点的高级实践护士在疾病照护和健康恢复方面的重心是慢性病管理，以医院为工作重点的高级实践护士则更关注疾病的急性期治疗和急危重症的护理。

1. 社区高级护理实践　在慢性病管理方面，社区高级护理实践的对象主要是冠心病、高血压、糖尿病等常见病、多发病患者。通过制订和实施有效的护理措施，促进社区患者的自我管理、社区资源的有效利用以及协调团队中医护人员的参与，高级实践护士的角色得以体现。

2. 医院高级护理实践　不同于社区护理实践，医院内疾病照护和健康恢复工作的效果主要体现为抢救配合的最有效性、治疗效果的最佳化、患者痛苦的最小化和康复效果的最大化。

三、群体化高级护理实践的成效指标

群体化高级实践护士要达到护理干预的预期目标，不仅需要有清晰的工作目标，还需要选择合适的指标去评价护理干预措施。高级护理实践的干预手段大部分为健康教育和疾病管理措施，所以对其预期成效的评价不能仅仅依靠发病率、死亡率或预期寿命等传统指标，还可以通过收集诸如患者对自我健康状态和心理状态改善情况的体验、对干预措施的满意度评价、对自身疾病管理能力的自评和护士的他评等数据来表示，辅以护理干预过程中记录下的患者生理指标、知信行改变等则更为全面。

表 7-1 以一个强化学生肌力及平衡功能并纠正步态的某学校小学生防跌倒干预项目为例，介绍群体化高级护理实践活动预期效果 3W（即 who——受益对象，what——成效种类，when——评价时限）评价框架。表 7-2、表 7-3 则分别举例介绍基于疾病的成效 – 功能状况 – 成本 – 满意度评价框架、Donabedian 的结构 – 过程 – 结果质量评价框架。

表 7-1　群体化高级护理实践活动预期效果 3W 评价框架示例

受益对象	测量方法	预期效果	对健康的影响
学生个人	平衡力、下肢肌力、步态分析、一周跌倒次数、一周纠正步态下防止跌倒次数、每周做强化肌力平衡运动的时间、学生满意度	跌倒次数减少 纠正步态下防跌倒次数增加 学生满意度高	预防肌腱关节受损或骨折 增加学生运动量 增强学生参与体能训练的信心
学校	每周跌倒的平均次数 参与肌力训练的出勤率	群体每周跌倒平均次数减少 学生及家长满意度高	增加学生体能训练量 鼓励均衡生活方式
社区小学生	每月跌倒的平均次数 每周体能训练时数	学生每月跌倒平均次数减少 每周体能训练时数增加	均衡身高和体重发展 培养体能训练习惯
成效种类	测量方法	预期效果	对健康的影响
与护理相关的成效	年学生跌倒发生率 学生平衡力和下肢肌力平均数和中位数	年学生跌倒发生率递减 学生平衡力和下肢肌力增强	减少学生因跌倒引起的受伤
与服务对象相关的成效	学生每周练习时数和体能训练时数	学生下肢肌力改善，达到协定的体能训练时数目标	增加学生运动量 增强学生参与活动的信心 减少缺课天数
与实施相关的成效	观察学校按项目指南执行平衡力和下肢肌力训练的情况	校方按时严格执行指南	减少学生受伤 减少因受伤而缺课
评价时限	测量方法	预期效果	对健康的影响
短期	平衡力、下肢肌力、步态、学生跌倒次数	平衡力和下肢肌力增强 步态改善	减少学生因跌倒受伤
中期	学生 / 家长报告遵从体能训练要求 学生每月跌倒次数 学生运动自我效能	学生跌倒减少 家长预防学生跌倒的知识增长 学生乐意做体能训练	增加学生运动量 增强学生参与活动的信心 减少缺课
长期	年学生跌倒发生率	年学生跌倒发生率递减	适当体能训练的生活方式 增强学生参与活动的信心

表 7-2　基于疾病的成效 - 功能状况 - 成本 - 满意度评价框架示例

成效种类	成效指标举例
特定疾病的成效	血糖、HbA1c、胆固醇、甘油三酯、体重、血压、使用呼吸机天数、新生儿阿普加评分、出生体重、患者对症状管理的自我认知、并发症发生率 特定疾病的生活质量，例如：尿失禁患者生活质量、慢性伤口患者生活质量、脑肿瘤患者生活质量
功能状况	日常生活活动功能、6min 步行、患者功能水平的自我认知
成本	急症就诊次数、非预期入院次数、住院天数、实际护理项目支出、每位患者的花费、成本效益分析、成本利益分析
满意度	满意度调查、员工满意度调查、患者满意度调查

笔记栏

表 7-3　Donabedian 的结构 – 过程 – 结果质量评价框架示例

评价要素	预期成效举例
结构： 指医疗护理资源和提供服务的结构	合作机构的种类和数量 人力资源：专业和支援团队人数及时数 服务使用情况：参与服务的人数、使用率、护理干预对象特征（性别、年龄、教育水平、社会经济状况）、服务等候时间
过程： 指护理实践活动过程和协调	创造新的服务模式：如护理门诊、小组健康推广、电话随访、家访或综合方法 医疗护理团队自我评价合作情况、解决困难能力
结果： 指接受护理实践活动者的健康转变、获得的医疗服务	特定疾病成效、功能状况、成本指标、服务满意度 如护理实践活动属社区健康项目，社区环境改善和家庭邻居关系改善成效等也是干预评价的部分，长期预期成效也可以参考医疗成效指标

第二节　护理程序在群体化高级护理实践中的应用

与个体化高级护理实践相同，高级实践护士在开展群体化高级护理实践的过程中，贯彻实施护理程序，同样有助于提升其进行护理工作的规范性和逻辑性，从而获得良好的护理成效。本节主要介绍群体化高级护理实践程序的基本步骤，包括护理评估、护理诊断、护理计划、护理实施和护理评价。

一、护理评估

群体化高级护理实践程序的第一步是开展护理评估。此时，高级实践护士应对护理干预对象，即具有共同或相似的健康需求或健康问题的一类人群（群体），进行系统而深入的护理评估，即群体评估。群体评估的主要目的是确定群体的健康问题与影响因素及其护理需求。为达成此目的，应对群体的人口学特性、健康状况特性、自然环境特性、社会经济环境特性以及疾病对群体的影响等进行评估，具体内容如下：

（一）评估人口学特性

评估人口学特性包括对健康人群和患病人群的人口学资料评估。

1. 评估健康人群　在对健康人群进行评估时，评估的重点应包括总人口数、人口密度、人口的基本特征以及人口的动态变化等。其中，人口的基本特征包括年龄、性别、婚姻状况、受教育程度、职业类别、民族特征和家庭结构等。人口数量的多少和密度的高低将直接影响人群所需的卫生保健资源及其分配。在人口密集区域，人群可能面临更大的生活压力及发生更多诸如环境污染等危害的可能性。人口基本特征的不同，也决定了人群的健康问题和健康需求的差异。人口的动态变化资料则包括人口在一定时间内增减状况及趋势、人口流动速度和状态、人口就业与失业比例等。人口的增减影响人群对卫生保健资源的需求，而人口就业与失业比例虽然反映的是经济水平，但同样可能直接影响人群对卫生服务资源的利用。

2. 评估患病人群　在对某类患病人群进行评估时，评估的重点应包括能接收患者的医院床位数及使用率、是否有相关专科；该患病人群的年龄和性别组成、职业构成、受教育程度等；流行病学资料，如发病率、治愈率、死亡率等。

（二）评估健康状况特性

健康状况特性包括群体中的个体生物学特征、卫生习惯、饮食、运动状况、所承受的压力情况乃至总体健康素养等。评估生物与遗传因素对健康的影响，了解特定基因缺陷、酶的缺乏等因素对某些疾病的发生、发展的决定性作用。评估刷牙、洗澡、饮食、锻炼等卫生习惯对健康的影响。饮食评估则主要包括饮食内容、烹饪方式、饮食习惯等的评估。饮食受饮食文化的影响，也受生活环境的影响。如寒冷地区的居民多有饮烈性酒的习惯，而高浓度酒精会使动脉硬化、脂肪肝和肝硬化的发病率升高。对于运动状况，主要评估群体的运动量、运动方式、运动条件等。运动量过少容易引发糖尿病、高血压等疾病，而适度运动则有助于患者改善健康状况、促进康复。所承受压力情况的评估内容主要有生活工作节奏、是否长期处于高度紧张状况等。生活工作节奏的加快可以导致紧张、焦虑、失眠，长期处于高度紧张状况则会使血压升高、心率加快、胆固醇含量增高、机体免疫力降低。健康需要有正确的健康态度、知识和行为，因此评估群体的总体健康素养，了解个体获取并运用知识寻求健康行为的能力即知信行水平，往往有助于判断群体的健康状况。

（三）评估自然环境特性

评估自然环境特性包括对群体所在区域的地理位置、占地面积、环境气候、空气、水源、土壤质量、动植物的分布以及群体生活的社区类型、行政管理方式、住宅和建筑设施特点、绿化面积、交通情况等数据的评估。这些人类赖以生存的自然环境因素与人类健康有着密切的关系，因此在评估时要特别注意它们对疾病发生率的影响。如化工厂可能会破坏附近居民的自然环境，高原容易发生低出生体重儿，山区容易发生克山病、克汀病，矿区容易发生硅肺病等。此外，这些因素还可能对患者的治疗和康复产生影响。

（四）评估社会经济环境特性

1. 文化程度　通过评估人群总体受教育情况，了解群体的文化程度。研究表明，文化程度和健康水平有密切的关系。文化程度高的人群，其就业机会多、经济水平高，同时拥有较好的社会地位，因而能为自己提供不错的生活条件，坚持更健康的生活方式，自我保健以及获取健康服务的意识和能力也强。

2. 社会地位　通过评估人群的职业分布和失业状况，了解群体的社会地位。社会地位对健康的影响是间接的。研究发现，社会地位较低的体力劳动者阶层的年龄调整死亡率，比社会地位较高的脑力劳动者阶层高。社会地位高的人群总体死亡率远低于社会地位低的人群。

3. 经济水平　通过评估社区所有家庭可支配收入的总体水平，了解群体的经济水平。贫穷可导致经济水平低的社区没有能力为居民提供基本的生存条件和卫生保健服务，从而严重影响人群健康。而经济发达地区则可能由于生活水平的提高，导致糖尿病等慢性病的增加，同样可能影响社会的整体健康水平。

4. 社会环境　通过评估社会的价值观和大众公认的文化习惯、行为准则，了解群体的总体社会环境。WHO认为，当人们的经济生活水平达到或超过基本需求时，价值观、文化等因素对健康的作用就变得逐渐重要，尤其是对人群行为和生活方式的影响。可通过评估劝酒、递烟、请客吃饭等交友文化和对吸烟、饮酒、饮食的认知等社会文化，了解群体的生活方式，从而判断其对人群健康的影响。例如，在以苗条为美的文化背景下，人们可能会有过度节食的不良饮食行为，并导致损害健康的不良后果。当由于战争、恐怖活动等不安全因素导致人群的公共活动、体育锻炼等减少时，也应评估其对群体的影响。

5. 微观社会支持　通过评估大多数人的社交圈及与他人的相处关系，了解群体的微观社会支持状况。社交圈是指个体与家庭、亲戚、朋友、同事、邻居等的交往圈，圈子内个体间的关系影响着个体的健康。如果社交圈的沟通方式存在问题，势必带来健康问题。此外，还应评估疾病本身是否影响患者的社交能力、是否影响患者及其家庭间的沟通和交流以及患病后其社交圈是否改变。

6. 宏观社会支持　通过对包括卫生保健系统、福利系统、教育系统、经济系统、政治系统等多个系统交互作用情况的评估，了解群体宏观社会支持系统运转情况。社会支持系统的健全反

笔记栏

映了社会的发展和人民与社区互动的协调状况，间接地影响着群体的健康。因此，在进行群体的健康评估时必须了解群体所处社会系统的运作情况。

（五）评估疾病的影响

在对患病群体进行评估时，还需评估疾病对患者及其家庭的影响。首先，应特别关注患者年龄及性格、疾病性质、患病年限、是否并发功能障碍及其残障程度、疾病的病程与预后、治疗情况等因素，这些因素可能决定疾病对患者及其家属的影响程度。此外，还要评估疾病对患者及其家属的具体影响，包括对患者日常生活能力、心理状态、职业状态以及社交功能、家庭功能的影响。慢性病患者由于疾病的发展对身体结构或功能产生的影响，会产生失落、无助、失控感，甚至出现敏感、多疑、易激惹等异常行为。某些疾病如肠造口患者由于不愿将身体的残障示人，就会拒绝回归工作、回避社交活动，久而久之患者可产生社交孤立、情绪低落、缺乏生活信心等问题。长期卧床的患者不仅无法正常进行日常活动，还会出现便秘、压力性损伤、肌肉失用性萎缩、坠积性肺炎等一系列的并发症，从而使得整个家庭都将面临疾病所造成的照护需求、精神心理压力和经济压力的增加。

二、护理诊断

在实施群体评估的基础上开展护理诊断时，可应用流行病学、人口学、生物学资料和社会学、行为学知识，来确定个人和群体健康失调的护理问题并分析原因。确定群体护理问题一般需要经过几个阶段：整理与分析评估资料、形成群体健康问题或健康需求、确定健康问题或健康需求的优先顺序。

（一）评估资料的整理与分析

在护理诊断的第一个阶段，需要对在护理评估阶段收集到的资料进行整理和分析，具体步骤如下：

1. 分类整理资料　首先，需要对由不同方法收集到的资料进行分类。例如，对通过参与性观察、焦点访谈获取的健康状况特性资料，可以按照个人卫生习惯、饮食、运动状况、所承受的压力、健康素养等类别进行归类整理。整理后的资料一般以表格的形式呈现以方便查看。

2. 分析资料　选用恰当的方法，对资料进行分析。对于相对简单的数据通常可以应用基本的统计软件，而对于复杂的数据则需经计算机软件处理；定量资料可采用统计学方法处理，定性资料除进行内容分析，也可使用频率计算等定量统计方法以确定某些问题的严重程度。

3. 推断与假设　对资料分类整理分析后，对健康问题和健康需求及其发展趋势进行推断与假设。

4. 确认　对推断和假设进行确认。如收集的资料与推断和假设不相符合，应重新收集资料、分析资料，并重新确认问题或取消推断和假设。

（二）形成群体健康问题和健康需求

在群体化高级护理实践中，护理诊断是对某一群体健康问题和健康需求的诊断，而非针对群体中某一个体的健康问题和健康需求。因此，形成的护理问题必须能反映这一群体目前的健康状况。此外，每个护理问题必须依据近期获取的评估资料确定，切实反映实际情况。例如在本章的导入案例中，群体的护理问题应该是缺乏糖尿病自我管理的知识和技能。发生此护理问题的原因，可能是患者文化程度低导致他们获取和理解知识的能力不足。具有这一护理问题的群体不是全体糖尿病患者，而是糖尿病群体中文化程度低者，文化程度的缺陷限制了患者对相关知识的获取和技能的掌握。

（三）确定健康问题和健康需求的优先顺序

在对一个群体的护理问题进行诊断后，我们会发现该群体往往有诸多健康问题和健康需求。鉴于社会整体卫生服务资源和护理服务资源的有限性，高级实践护士需对这些健康问题和健康需求进行排序，确定解决问题的优先顺序。

1. 确定优先顺序的原则

（1）严重性：指此健康问题对这个群体的危害有多大。

（2）可预防性：指对健康问题是否有防止其发生的有效手段。

（3）有效性：指通过护理干预能改善健康状况或控制危险因素的程度。

（4）可行性：指是否能获得进行护理干预所需的人力和物力资源。

2. 确定优先顺序的方法 确定优先顺序的方法和程序如下：①用民意团体调查找出问题所在。②思考这些问题在有关群体的认同性和解决这些问题的可能性。③对问题的严重性用数字评分方法打分（如 1 分代表低、10 分代表高）并排序。④找出解决问题的价值标准，包括经济效益、社会效益等。⑤明确一旦问题解决是否可以影响和改变这一群体。⑥与团队共同商讨并依据评分结果对每个问题的严重性进行排序。⑦用公式计算出问题的优先次序：每一个问题的价值标准所占比重 × 价值标准等级分。⑧比较各项问题的总得分，得分高者应优先关注并解决。

三、护理计划

经过护理评估、资料分析和整理、健康问题和健康需求确立以及明确解决问题的优先顺序后，高级实践护士需要制订群体的护理计划。制订护理计划的原则是要反映群体的健康需求、适当利用可及的资源、考虑高级护理实践的服务范围和标准，以及护理干预对象的理解、合作和参与程度。具体步骤如下：

（一）确定要解决的健康问题

虽然在护理诊断阶段已经确定了解决健康问题的优先顺序，但在制订护理计划时还需根据计划实施者的能力和资源，确定护理计划要解决的健康问题。例如，在确定优先顺序时，某贫困地区的失业得分最高，因此被列为需要解决的最优健康问题。但经过分析发现，这一问题无法单纯通过护理干预解决。因此，排在第二位的婴儿营养不良问题便成为最优健康问题。

（二）制订护理目标

制订护理目标，包括长期和短期目标。具体目标的确定，主要依据对健康问题和护理干预对象的分析，有些护理问题可能需要同时制订长期和短期目标，而有些可能只需制订短期目标不必制订长期目标。

1. 护理目标的制订原则

（1）可实现原则：制订的目标是利用可及的资源即能解决的健康问题。如在针对吸烟群体制订护理目标时，可将戒烟而非消灭吸烟行为作为护理目标，因为戒烟是可以实现的，而消灭吸烟行为则完全不可能实现。

（2）可观察原则：制订的目标是可观察的。如戒烟这一行为就是可以观察到的。

（3）可测量原则：制订的目标要可量化。如在戒烟行动中，目标可以为患者 7 天内戒烟，该指标是可量化的指标，患者 7 天内未吸过一次烟即可被认为目标达成。

2. 护理目标的内容

（1）目标内容：制订的护理目标应包括参与者、达标内容、要达到的标准、具体完成的时间和条件。

（2）目标呈现：护理目标常使用 5W 法进行呈现，即计划参与者（who），计划参与者已完成目标的证据（what），计划参与者完成目标所需条件（where and to what extent），提示目标完成的标准成就（how much），完成目标的时限（when）。

（三）制订护理实施计划

1. 实施计划的内容 群体化高级护理实践计划是高级实践护士帮助护理干预对象群体达到预定的护理目标所采取的具体方法。制订具体的护理实施计划前，要考虑需要解决的健康问题、达到目标的方法、可用的资源、最佳护理方法的选择。具体步骤包括：

（1）计划人力资源，即需要具有护理干预能力的人员构成及素质要求、需要的人员数量等。

（2）制订实施护理计划所需的经费和设备预算。

（3）明确实施护理计划的地点和场所。

（4）制订工作进程表，明确起止时间，必要时还可制订阶段计划。

2. 制订计划的注意事项

（1）做到技术可靠：选择技术成熟、预期能够起效的护理干预措施。

（2）考虑费用因素：评估护理干预措施可能需要花费的费用、对患者可能带来的经济负担等因素，选择在费用上对护理干预对象友好的护理干预措施。

（3）注重社会效益：分析所实施的护理干预方案是否能够被公众接受或使其满意。

（4）确保合法性：任何干预措施都应符合国家和地方的法律法规，涉及人群的试验性护理干预措施实施前务必要得到相关机构的伦理委员会批准。

（四）制订护理评价方案

在制订护理计划的同时，还应制订护理计划的评价方案。该方案应包括对达标情况、资源消耗情况、工作投入、工作效率以及工作进程的评价。达标情况是对某一时期该护理计划是否达标进行评价；资源消耗情况是指为达成目标而投入的资源情况，如健康教育次数、药品或敷料数量、人力资源的投入等；工作投入的合理性是评价人力和物力投入的合理性；工作效率是对投入和产出情况进行比较；工作进程是评价干预措施是否如期完成。

四、护理实施

群体化高级护理实践活动中，为达成群体护理目标，高级实践护士往往需要与其他医务人员共同合作完成护理干预措施。此时，高级实践护士除为患者提供直接护理服务外，还需要履行如协调和分配人力、物力和财力资源、信息沟通、领导和决策等诸多职责。

（一）对高级实践护士提出的要求

1. 掌握高级护理实践相关知识和技能　高级实践护士要具有足够的相关领域护理知识，熟练掌握专科护理技能，具备丰富的临床经验。

2. 具备分工与合作能力　群体化高级护理实践多需要团队合作完成，因此高级实践护士应具备有效协调和利用人力资源，与团队有序沟通并根据成员情况合理分工，配合其他成员共同完成护理措施的能力。

3. 做好护理实施的过程管理　在整个护理实施过程中，确保为护理对象提供安全、舒适、方便的护理环境。同时，及时观察和发现护理实施过程中遇到的困难、问题，与护理对象和团队共同分析产生的原因，并探讨合适的解决方法。

4. 及时、准确、真实地记录实施过程　群体化高级护理实践是针对群体实施的，涉及人数众多，因此应提前设计好记录单或表格，确保对整个护理实施过程中的关键环节做到准确记录，全面记录医护群体的干预措施。

（二）实施时的注意事项

1. 记录护理活动时尽量使用可测量的词汇，以提高评价效果和评价的准确性。如在记录干预措施时不仅要记录做了什么，还要记录何时、何地、由谁做、做了多少、效果如何等。

2. 要定期评价实施的情况，及时纠正不适当的干预行为。群体化护理实践的对象是一群人而不是单一个体，在护理计划实施中容易发生不同时间、对不同服务对象所采取的干预方法不一致的问题。及时评价能及时发现问题，也能及时纠正问题。

3. 确定科学的护理成效测评方法。选择客观测量护理干预措施效果的工具和方法，从而对护理干预成效的有效性和可靠性等进行准确评价。

五、护理评价

对群体化高级护理实践的护理评价，主要是监测护理活动的成效，衡量护理活动是否达到预期目标，并继续资料收集、诊断和计划修正的工作。这一过程是用评价目标来评价护理措施实施情况的过程，也是总结经验、吸取教训、改进工作的系统化措施。

（一）护理评价的分类

护理评价可分为过程评价和结果评价。

1. 过程评价 贯穿在群体化护理程序的整个过程，包括及时评价护理评估及诊断的全面性和准确性、目标内容的明确性、措施的针对性和有效性。

2. 结果评价 评价群体化护理活动的近期和远期效果，即评价护理干预是否达到了预期的长、短期目标。评价中发现的问题又可作为新的护理或健康问题，再次通过对其进行护理评估、明确护理诊断、制订并实施新的护理干预措施、进行护理评价的循环，深化护理干预。此时，护理评价既是本轮护理程序的最后一步，更是下一轮护理程序的开始。

（二）护理评价的内容

护理评价包括以下 7 个方面的内容：

1. 干预计划的整体评价 要评价护理计划的合理性、各阶段计划的有效性，并对整个干预计划缓解或解决了多少问题进行评估。

2. 干预行动的总体效果评价 评价护理干预计划和措施是否缓解或解决了群体的健康需求，干预行动的力度是否足以改善群体的健康问题。

3. 干预行动的过程评价 通过翻阅干预活动的过程性文件，包括所有活动的种类、举办次数、参与者数量、举办地点等信息，评价干预行动。

4. 费用开支评价 对每次活动的开支进行计算并加以评价，思考是否存在减低开支而能达到预期效果的其他方法。

5. 干预计划的有效性评价 从资源角度，评估是否有其他更经济的干预方法；从成本的角度，评价每位患者在干预过程中的费用；从获益角度，评价护理干预行动对患者的切实益处；最后从患者角度，评价患者对服务的满意程度。

6. 干预计划对有关群体的长远影响评价 在干预计划进行期间，不断评估相关群体的健康状况，如死亡率、发病率和健康指标等。

7. 干预计划的持久性评价 对干预计划实施过程中项目整体财政状况和人员流动情况进行跟踪和评价。

第三节 群体化高级护理实践的工作方法

群体化高级护理实践因为其工作目标和工作对象的特殊性，高级实践护士的工作方式也具有特异性。常用的工作方法包括建立护理常规、临床护理指南、护理干预项目和临床路径。本节重点介绍这些方法及其应用原则。

一、护理常规

护理常规是保证临床护理有效、安全的基本工作方法，是一定范围内护士在实践中必须执行的专业行为规范。高级实践护士应理解和遵循护理常规的内容和实施要求，并将护理常规执行情况记录在病历中。

笔记栏

（一）概念

护理常规（nursing protocol）是依据医疗管理相关法律、法规、部门规章制度的基本原则，根据护理学科原理，在长期护理实践基础上制订的，主要用于指导、规范护理行为的各种标准、规章、制度的总称。也是护士在从事各项护理工作中须遵循的工作程序和方法。护理常规有广义和狭义的概念。

1. 广义概念　指卫生行政部门以及全国性行业学会针对本行业的特点制订的各种标准、规程、规范、制度、指南，如国家卫生健康委员会发布的各类诊疗规范和指南。

2. 狭义概念　指医疗机构制订的本单位护士进行各项护理工作应遵循的工作方法、步骤等。在各级医院，护士执行的多为狭义的护理常规概念。

（二）分类

护理常规可分为特殊症状护理常规、专科基本护理常规、疾病护理常规、特殊检查的护理常规等类型。

1. 特殊症状护理常规　指患者在患某种疾病时或疾病发展过程中可能出现的症状，如昏迷、发热、呼吸困难、黄疸、头痛、胸痛等问题的护理规程。

2. 专科基本护理常规　指根据各专科患者可能共有或此类疾病发展过程中都可能经历的护理活动而制订的护理规程，如内科患者护理常规、外科患者护理常规、肿瘤患者护理常规等。

3. 疾病护理常规　指根据每一疾病特点和普遍发展规律制订的各项具体护理措施，如糖尿病护理常规、急性肾小球肾炎护理常规等。

4. 特殊检查护理常规　指为配合各种诊断检查而制订的护理措施和规范，如胃镜检查护理常规、腰穿检查护理常规等。

（三）制订原则

高级实践护士在启动制订和修订各类护理常规中起主要作用。群体化高级护理实践中，高级实践护士关注某一类人群的健康问题。为规范护理工作，不仅关注护理常规的制订，而且常对现有护理常规存在的不足，予以修订。在制订或修订护理常规时高级实践护士需遵循以下原则：

1. 关注实用性　先制订各科通用的护理常规，如住院患者护理常规、出院患者护理常规等，再制订各专科的护理常规，如内科护理常规、外科护理常规等。症状护理常规往往需要在医院护理部层面组织，由各专业护理人员共同讨论集体制订。

2. 坚持科学性　制订或修订护理常规时要按照循证的方法，充分检索相关文献和实证研究结果，组织专家讨论，形成护理常规初稿；然后组织一线护士、护理专家进行论证，最后在护理部层面定稿并报送医院备案。

实例 7-1 是胸痛患者的护理常规范例。

📝 实例 7-1

胸痛患者的护理常规

1. **体位**　胸痛发作时，嘱患者立即停止活动，协助取舒适体位，避免诱发或增加疼痛的各种因素。

2. **疼痛护理**

（1）如因胸壁病变引起的胸痛，可遵医嘱予以口服小剂量镇静药或镇痛药，重者可给予热敷、理疗、局部封闭等。

（2）胸膜疾病引起的胸痛，可在患者深吸气状态下，用宽胶布紧贴于患者胸部活动，或用镇咳药。

笔记栏

（3）心肌梗死胸痛时，应立即舌下含服硝酸甘油片剂或肌内注射哌替啶，并遵医嘱进一步治疗，注意观察药物效果及不良反应。

（4）对于影响休息和睡眠的持续性疼痛或癌症引起的胸痛可适当给予止痛或镇痛药。

（5）确认病因后使用松弛、按摩等方法减轻疼痛，分散患者的注意力。

3. 病情观察

（1）观察胸痛的部位、性质和持续时间，与体位活动的关系。注意有无形态及节律变化。

（2）严密观察患者血压、呼吸、心率及心律的变化，持续心电监测，发现异常时及时报告医生并对症处理。

4. 氧疗　胸痛伴呼吸困难者，根据血氧饱和度监测情况给予面罩或鼻导管吸氧，一般4~6L/min，保持患者SPO_2在90%~94%。

5. 必要时遵医嘱行冠状动脉造影检查，做好相关准备。

6. 护士应与家属及患者及时沟通，讲解病情，避免引起疾病的诱发因素，根据病情可参加适当的体力劳动和锻炼，注意劳逸结合。

二、临床护理指南

（一）概念

临床护理指南（clinical practice guideline，CPG）是针对特定临床情境，由多学科合作的相关专家系统制订的、基于系统评价证据进行全面的利弊分析后的推荐意见。临床实践指南能够为医护人员提供决策依据，为患者提供最佳医疗保健服务。临床护理指南特指护理领域内的临床实践指南，选择合理的临床护理指南能够规范护理工作者的行为、缩小临床护理工作的差异、为患者提供更为优质的护理服务。

（二）分类

临床护理指南可以分为三类，即以共识为基础的指南（consensus-based guideline）、以证据为基础的指南（evidence-based guideline）、以证据为基础并具成本效益分析的指南（explicit evidence-based guideline）。

1. 以共识为基础的指南　是总结专家的意见制订的、为临床决策提供依据的指南。该类指南仅有推荐意见，缺乏形成推荐意见的证据（实例7-2）。

实例 7-2

成人氧气吸入疗法护理（团体标准）（T/CNAS 08—2019）

各种氧疗装置的特点

氧疗装置	提供氧流量	适用人群	优点	缺点
鼻导管	1~5L/min	无高碳酸血症风险的低氧血症患者	1. 简便、快捷、价廉 2. 满足大部分轻症患者需要 3. 耐受性相对较好，不影响患者进食和语言表达	1. 吸入氧浓度不稳定，受潮气量、呼吸频率等因素影响 2. 不能提供高浓度氧 3. 长时间或5L/min流量以上时湿化不足，耐受性变差

笔记栏

续表

氧疗装置	提供氧流量	适用人群	优点	缺点
普通面罩	5～10L/min	严重低氧血症、不伴高碳酸血症的患者	1. 简便、经济 2. 能利用呼出气体的湿热提供较好的湿化，适用于缺氧严重而无 CO_2 潴留的患者	1. 幽闭感，影响进食和语言表达，有误吸风险 2. 氧流量＜5L/min 会导致 CO_2 重复吸入
储氧面罩	6～15L/min	氧疗需求高、无高碳酸血症风险的患者	提供更高浓度氧，适用于严重缺氧患者	1. 幽闭感，影响进食和语言表达，有误吸风险 2. 若氧流量不足，非重复呼吸面罩会增加吸气负荷 3. 部分重复呼吸面罩可能导致 CO_2 重复吸入，加重 CO_2 潴留
文丘里面罩	2～15L/min	低氧血症伴高碳酸血症的患者	1. 精准给氧 2. 患者呼吸模式不影响吸入氧浓度 3. 基本无 CO_2 重复吸入	1. 费用高，湿化效果一般，吸入氧浓度有限 2. 氧流量与吸入氧浓度之间需匹配
经鼻高流量湿化氧流装置	空氧混合气流量 8～80L/min，氧浓度 21%～100%	需高浓度氧疗、不伴高碳酸血症的患者	1. 精准给氧，良好湿化和温化，舒适性、依从性好 2. 应用范围广泛，效果、舒适度优于普通氧疗	需专门设备和导管

2. 以证据为基础的指南　是指对特定的临床问题，在循证医学方法学的指导下综合所有可获得的、经过严格评价的最佳证据，对不同干预措施的利弊进行充分评估，综合考量患者的需求、意愿和价值观，提出推荐意见（实例7-3）。

实例 7-3

压力性损伤临床防治国际指南（2019）
——体位变换和早期活动

证据等级：

A	• 不止一项高质量的 1 级研究提供直接证据 • 证据体一致
B1	• 中等或低质量的 1 级研究提供直接证据 • 高或中质量的 2 级研究提供直接证据 • 大多数研究结果一致，不一致的结果能够解释
B2	• 低质量的 2 级研究提供直接证据 • 3 级或 4 级研究（不考虑质量）提供直接证据 • 大多数研究结果一致，不一致的结果能够解释

笔记栏

续表

C	•5级研究（间接证据）例如在正常受试者、有其他类型慢性伤口的患者以及动物模型中进行的研究 •证据体中不一致的结果无法解释，表明该主题确实存在不确定性
GPS（good practice statement）	•良好实践声明 •指南管理小组（guideline governance group，GGG）的声明没有上述证据体的支持，但被认为对临床实践具有重要意义。

推荐强度：

↑↑	强正向推荐：一定要做
↑	弱正向推荐：可能要做
↔	非特定性推荐
↓	弱负向推荐：可能不要做
↓↓	强负向推荐：一定不要做

1. 除非有禁忌证，否则所有有压力性损伤或发生压力性损伤风险的患者均应根据个性化时刻表进行体位变换。（证据等级 =B1；推荐强度 =↑↑）

2. 当确定体位变换频率时，考虑到患者活动、移动水平及独立变换体位的能力。（证据等级 =B2；推荐强度 =↑↑）

3. 当确定体位变换频率时，考虑到患者的：
•皮肤和组织耐受度；
•总体医疗状况；
•总体治疗目标；
•舒适与疼痛。（GPS）

4. 实施体位变换提醒策略，以促进其依从性。（证据等级 =B1；推荐强度 =↑）

5. 变换体位时，尽可能减少骨隆突处受压，并最大限度使压力再分布。（GPS）

6. 通过体位变换解除压力或使压力再分布，使用人工辅助技术和设备降低摩擦力和剪切力。（证据等级 =B2；推荐强度 =↑）

7. 考虑使用持续床旁压力监测图作为指导体位变换的可视化工具。（证据等级 =C；推荐强度 =↔）

8. 在安置体位时，采取侧卧位 30° 优于 90°。（证据等级 =C；推荐强度 =↑）

9. 尽可能保持床头是水平的。（证据等级 =B1；推荐强度 =↔）

10. 除非患者医疗状况管理需要，否则应避免长时间采取俯卧位。（证据等级 =B1；推荐强度 =↔）

11. 督促患者下床坐在合适的椅子或轮椅上，但要限制时间。（证据等级 =B1；推荐强度 =↑）

12. 为患者选择后倾坐姿并抬高下肢。如果患者坐在椅子或轮椅上不合适或无法后倾时，应坐直并确保双足得到很好的支撑或使用搁脚物。（证据等级 =B2；推荐强度 =↑）

13. 将椅子或轮椅调整到倾斜位置，防止患者向前滑落。（证据等级 =B2；推荐强度 =↑）

14. 教会并鼓励长时间保持坐姿的患者进行缓解压力的动作。（证据等级 =C；推荐强度 =↑）

笔记栏

129

15. 实施早期活动计划，在可耐受的范围内增加活动和移动能力。（证据等级＝C；推荐强度＝↑）

16. 对于坐骨或骶骨处有压力性损伤的患者，评估卧床休息对促进愈合的益处，可能导致新发或原有压力性损伤恶化的风险及对生活方式、生理和情绪健康的影响。（GPS）

17. 对于病情不稳定的重症患者，变换体位时需缓慢、逐步进行，确保血流动力学和氧合状态的稳定时间。（GPS）

18. 对于病情非常不稳定无法常规变换体位的重症患者，尝试频繁的小范围的体位变换，并以此作为常规体位变换的补充措施。（证据等级＝C；推荐强度＝↑）

19. 给手术患者安置体位时，将压力分布在更大的身体表面区域并避免骨隆突处受压，以降低发生压力性损伤的风险。（GPS）

3. 以证据为基础并具成本效益分析的指南 是在以证据为基础的指南上增加成本效益方面的剖析。

（三）制订及应用

指南制订过程是保证指南质量的基本要素。WHO 及其他权威机构都曾发布指南制订的相关手册和文件。综合各指南制订方法，临床护理实践指南的制订步骤大体分为六步：

1. 确定主题 选择临床实践或临床研究结果存在较大差异且具有一定的临床价值、需要规范的主题。

2. 成立工作组 每个指南工作组必须有多学科人员参与，尽量涵盖全面，还应该包括一线临床工作者和患者。

3. 收集和评价证据 全面系统地收集所有可获得的证据，并对证据进行严格的质量评价。

4. 形成指南 根据支持证据的强度对推荐意见进行等级分级，制订指南初稿，随后进行专家同行的审议、指南试用、论证指南、修订指南，并制订指南终稿。

5. 指南应用 临床护理实践指南一般不能直接应用于临床实践，还需要借助护理常规、护理干预项目、临床路径等引入临床实践。

指南的实施分为指南的发布传播和指南实施两部分：指南的发布和传播途径主要包括行业协会、卫生决策机构、正式出版、网络发布、组织专业人员进行培训和解读等方式。指南的实施一般要经过成立小组、临床情境分析、实施前准备、选择实施方法和工具、制订计划书、应用指南等步骤。其中临床情境分析主要是指了解该指南是否适用于目标人群以及对引入指南的准备度；选择实施的手段和工具是指通过办培训班、邮件、网站等进行指南的宣传和应用。

6. 定期更新 在指南形成和应用之后，专家组成员定期开会，评价指南实施的效果，收集反馈意见，确定指南更新的时间间隔，根据新文献、新证据对指南进行修改完善。

三、护理干预项目

护理干预项目（nurse-led program）通过设计和实施系统的护理干预行动达到改变干预对象相关知识、态度、信念、健康行为及治疗效果的目的。护理干预项目的特点是关注一个特殊的群体而非个人或家庭，它是一个综合的、多视角的干预流程。通过了解群体的健康问题和需求，确定优先需要解决的问题和干预的重点人群，组织特定的干预内容和实施方案，此类项目能够保障和促进公众健康，达到促进健康、预防疾病的目的。群体护理干预项目的流程一般包括评估、诊断、计划、实施和评价，群体化高级实践护士具备专业的知识技能，在日常工作中往往能够对群体资源进行分析（评估），找出影响群体健康的主要因素（诊断），针对群体的健康问题和健康需求制订相应的护理计划（计划），然后通过组织措施加以改善或消除（实施），分析实施群体干预项目后的效果是否达到目标（评价）。下面以提高糖尿病患者自我管理能力护理干预项目的工作方法为例做详细介绍。

（一）评估群体需求

评估是实施群体护理干预项目的第一步，通过客观科学的方法收集相关群体的资料，对资料进行整理与分析，确定群体的问题和需求，实施团队分析哪些问题可以通过群体干预得到解决，从而进行下一步的策划。

1. 群体评估　群体评估是一个综合和复杂的过程。确定项目干预群体后，应当以整个目标群体为评估对象，考虑该群体的需求和健康问题。例如针对糖尿病患者群体时，应评估该人群的日常生活方式、自然环境和社会环境、生物遗传因素、精神心理因素以及教育水平等，完整的群体评估应当包括主观资料和客观资料。主观资料包括群体的饮食习惯、日常锻炼情况、不良生活习惯（吸烟、饮酒）、生活工作压力等。客观指标包括：①社会性指标：失业率、受教育率和受教育程度、卫生政策、卫生经济、卫生服务等。②环境状况指标：居住密度、饮用水及空气质量指标等。

2. 流行病学评估　评估糖尿病患者群体主要的问题和需求，通过流行病学调查确认目标人群特定的健康需求。流行病学评估包括该疾病的死亡率、发病率、疾病相关费用、疾病主要危险因素的暴露水平。流行病学的评估方法有回顾性调查、前瞻性调查、现状调查及文献回顾等。

3. 资料的整理与分析　资料收集后的整理与分析是群体护理评估的重要组成部分。对原始资料进行分类筛选，进行统计分析，找出本质问题，为诊断群体护理问题奠定基础。

（二）诊断群体问题

通过评估，总结归纳群体存在的需求和问题，诊断群体的护理问题，结果往往显示该类群体的健康需求和问题有很多方面，所以，项目策划者必须选择优先项目，能够解决目标群体最关心的健康问题。优先项目是那些最重要、最有效、所用的人力和资金最少而能够达到最高效益的项目。

在糖尿病患者群体中，通过糖尿病诊断标准以及前期的评估将人群进行分类，分为确诊患者、高危者、亚健康者，针对不同人群进行项目计划的制订，根据各计划的重要性、可行性、可预防性、有效性等指标选择优先项目。本项目是根据其血糖控制水平和自我健康管理情况进行分析，找出影响该人群血糖控制效果不佳的关键原因，即该人群受教育程度较低、对糖尿病相关知识掌握程度不够，高级实践护士可通过实行护理干预项目改善这一情况。

（三）制订项目计划

群体护理计划能够解决群体护理问题，整合各方资源，为目标群体提供一体化、综合化的管理，是帮助其达到预定目标的具体实践方案。制订项目计划时应当首先明确该项目的目标，根据目标制订相应的干预策略。

1. 制订目标　群体目标是指在进行干预后能够达到的结果，包括总目标和具体目标。总目标是指在执行某项群体干预项目后预期达到的理想效果，它通常是指远期的较为笼统的效果。如提高糖尿病患者自我管理能力的群体干预项目，其总目标可以为通过加强针对高危人群的健康宣教、对糖尿病患者进行团体管理，提高其对疾病的自我管理能力、合理控制目标群体血糖水平，延缓其糖尿病进程。具体目标是为实现总目标所要达到的具体结果，能够帮助项目执行者明确各阶段的任务，是明确、具体、可测量的目标。在本项目中，具体目标可以是通过项目实施3个月后，目标群体的血糖水平达到稳定，通过自我管理活动量表、自我效能评分量表等进行综合评分，与首次评估比较均分得到提高。

2. 制订干预策略　对目标人群进行分组，针对不同组群制订干预策略，进行健康教育、群组管理等。健康教育应考虑以下几个方面：

（1）教育对象：根据教育的目标决定教育的对象，如针对糖尿病群体的干预项目，通过评估了解到受教育程度越低的患者，血糖控制效果越差、自我健康管理能力也越差，所以该项目的目标是提高糖尿病患者的自我管理能力，教育的主要对象应为受教育程度较低的糖尿病患者及其家属。

（2）教育内容：教育的目的是改变行为，而行为的改变是通过知识、态度、信念、价值观的改变而实现的。因此，要通过教育来增加目标人群的健康知识，使其自觉地采纳有益的健康行为。健康教育的内容必须与教育的目标相匹配，本项目教育内容将围绕糖尿病管理的"五驾马车"，为患者讲解有关糖尿病管控的相关知识。

（3）教育方法：每一种教育方法都要适合于特定的环境和人群，不仅要考虑受教育人群的特点和素质，还要考虑教育工作者的教育能力，要根据教育对象和环境选择适合的教育方法，本项目将采用群组管理的教育方法，进行团体教育。

（4）教育资料：教育资料主要分为印刷资料和视听资料两大类，根据目标人群的特点有针对性地制作、发放，以传递健康信息。

（5）教育计划：教育实践的安排是教育活动能否取得成功的关键。因此，要对每项健康宣教活动的开始时间和结束时间进行计划，确定每次活动的时间、地点、内容、宣讲人等。

知识链接

群组管理

　　群组管理近年来被广泛应用于慢性非传染性疾病的管理中，并取得了一定成效。该管理模式通过将患有相同或不同疾病的个体聚集到一起，项目团队针对该类人群采取相关的医疗护理措施。群组管理模式包括以患者为中心和以医生为中心的两种模式。以患者为中心的群组管理模式应用较多，患者之间的群体交流代替了传统的健康教育，患者可以从其他参与者的知识分析和经验交流中获益，生活质量、自我效能和自我管理能力均能得到提高。

（四）项目实施

项目的实施是在完成项目的设计后，项目团队为达成项目计划根据制订的具体策略开展的护理实践活动。项目实施是按照项目的设计去实现目标、获得效果的过程，也是体现项目根本思想的具体行动。项目实施工作主要包括：建立组织团队、制订项目进度表、培训实施工作人员、控制实施质量等。

1. 建立组织团队　成立多学科、多部门的工作小组，任何一个群体干预项目都不能够单独完成，各学科成员应当互相协调、互相帮助共同完成护理计划。

2. 制订项目进度表　制订项目进度表是项目实施的有效工具，在项目启动后，每项活动都应当有计划地推进，进度表应当包括工作内容、工作地点、负责人、经费预算、所需材料等内容。

3. 培训实施工作人员　对项目实施者进行统一培训，建立与维持一支有能力、高效的工作队伍，以确保项目执行效果的同质性。

4. 控制实施质量　通过一系列方法保证项目实施过程的质量，包括项目进度监测、项目活动质量监测、项目工作人员能力监测、资金去向监测等。项目实施过程中需要的场合、设备和相关材料，要提前进行准备和租借，在节约经费的前提下尽量满足项目的需求。

（五）项目评价

群体项目评价（program evaluation）是群体护理计划的最后一个步骤，也是下一个护理步骤的开始。不仅要对整个项目的全过程进行评价，同时也应当着重对进行干预后的效果进行评价，评估是否达到了项目计划的水准。项目评价是全面监测、控制、保证项目方案设计先进性、项目实施成功并取得应有效果的关键性措施，因此群体护理干预效果的有效性取决于在项目执行过程中，是否针对连续性评价的情况进行护理计划的调整与修改。项目评价的内容一般包括：项目的整体评价、项目的费用开支、项目活动的开展情况和项目对目标群体的效果等。完整的项目评价包括过程评价和结果评价。

过程评价是在项目实施过程中对各阶段的工作进展进行评价，贯穿于项目实施的全过程，通过了解项目进度，保证各项活动按照项目的程序开展。结果评价是采用综合性指标去全面反映项目成败。总结评价从项目的成本 - 效益及各项活动的完成情况作出判断。实例 7-4 以在某三甲医院开展的以提高糖尿病患者自我管理能力为目标的护理干预项目实例，说明发展和实施护理干预项目的过程和内容。

 实例 7-4

提高糖尿病患者自我管理能力的护理干预方案

1. 评估群体需求

（1）评估某医院内分泌科糖尿病患者再入院率、血糖控制水平、并发症发生情况。

（2）评估该科室患者主要的糖尿病危险因素，收集患者主客观资料。

2. 诊断群体问题

糖尿病专科护士通过对该病区糖尿病患者健康状况、血糖控制情况进行分析，确定该糖尿病患者在自我管理能力方面存在的问题，联合多方专家进行讨论，确定优先需要解决的问题和该项目的意义。经高级实践护士诊断，受教育程度为初中及以下学历的患者群体再入院率高、并发症发生率高。

3. 制订项目计划

（1）制订目标

1）总目标：提高糖尿病患者自我管理能力，控制患者血糖水平，降低患者再入院率。

2）具体目标：①患者学会正确注射胰岛素。②患者了解自身所服药物的药物疗效、服用方法及不良反应等。③患者对各并发症有清晰的了解和认识。④患者能够合理监测个人血糖水平，对自身血糖控制情况较为满意。

（2）制订干预策略：结合群组管理模式制订健康教育方案。

1）教育对象：受教育水平较低的糖尿病患者及其家属。

2）教育内容：①饮食指导：饮食管理是治疗糖尿病的基础，是糖尿病自然病程中任何阶段预防和控制糖尿病必不可少的措施，指导患者根据自身状况和实际需求制订合理的饮食计划。②运动指导：运动作为糖尿病管理的"五驾马车"之一，需要让患者认识到运动的重要性，并指导患者选择正确的运动方式、开始时间、持续时间以及运动强度、频率。③药物治疗指导：指导患者遵医嘱服药，帮助患者了解个人所服药物的用法、用量、副作用等，如有患者使用胰岛素进行自我注射，则应进行相应指导。④血糖监测指导：告知患者自我监测的重要性，告知患者监测内容与时间，教会患者使用血糖监测仪、血糖值记录，及时了解自身治疗效果。⑤糖尿病并发症的预防：为患者讲解糖尿病各项并发症，明晰血糖控制不佳的危害。

3）教育方法：进行群组管理模式，面对面教授团体小组练习，利用互联网平台，在日常生活中推送相关知识，对患者日常生活中提出的问题进行解答。

4）教育资料：糖尿病健康教育手册、视听资料、推文，食物金字塔模型实物等。

5）教育计划：患者住院时教育频次为每周两次，每周三、六晚线下群组管理进行健康教育，干预后通过答题以及游戏闯关模式检验学习情况，患者出院后线上持续推送，同时在3个月、6个月、9个月进行随访，询问本时间段内患者干预效果，线上线下有机结合。

4. 项目实施

（1）项目开发：与患者进行沟通，取得同意，鼓励患者参与本次护理干预项目。

（2）人员培训：组成包括临床医师、高级实践护士、普通护士、护理学院高年级学生的专业团队。

（3）群体项目干预：由项目干预小组选定干预地点，根据大多数患者的时间安排选择教育和培训时间。

1）教育内容：①坚持运动：运动时间选择在餐后30～60min，不要空腹运动，容易造成低血糖；选择有氧运动例如慢跑、快走、游泳、健身操、打太极等；监测运动强度是否达标的客观指标，即心率数值控制在170减去个人年龄，该范围较为安全。运动之前要做好充足准备，在血糖控制良好的情况下再进行运动。②帮助患者认识糖尿病及并发症：如不及时控制血糖水平，则会产生心功能衰竭、心肌梗死、脑梗死、糖尿病眼底病变、糖尿病肾病等其他相关并发症。③饮食管理：糖尿病患者没有绝对的禁忌，需要少吃升糖速度过快的食物，例如方糖、砂糖、绵白糖等，每日控制食盐摄入量在6g以下，少吃油脂含量高的食物。④要有目的地监测血糖，让患者学会根据自身情况确定血糖监测的频率，制订并实施个体化监测方案。

2）教育时间：分组分批进行群体项目的学习，一般每组20～25人，每次活动持续2～2.5h，其中1.5h群组活动、1h个体诊疗。每周线下干预后借助互联网、微信平台，进行持续的视频动画教学以及游戏闯关检测，在学习群随时解答患者疑问。患者出院后，在3个月、6个月、9个月时进行电话随访，在6个月时邮寄宣传资料进行强化。

（4）项目执行的检测与质量控制：①在项目设计时，与多方人员协商、沟通、讨论干预方法的可行性、注意事项等，保证干预的顺利进行。②定期进行项目执行人和管理者的会议。③调查问卷的信效度检测。④项目实施前对所有研究助理进行统一培训，并对培训内容进行考核，在进行随访前，对研究助理进行随访指导，以确保干预的质量和统一性。⑤研究进程和随访内容一律进行记录备案，随访结束后由研究者对研究对象进行选择性的随访质量调查，以保证随访的真实性和有效性。

5. 项目评价

（1）过程性评价：定期例会制度，由项目执行人向项目负责人报告实施情况、问题，讨论解决的方法。

（2）结果评价：①项目开展一年进行再次评价，收集患者相关信息。②收集糖尿病患者参与本次项目的感受和意见。③召开项目成员会议，报告本次项目成果。④项目人员总结工作经验和收获。

ER7-2
案例视频

四、临床路径

临床路径（clinical pathway）是一种质量－效益型医疗质量管理模式，在保证、维持和改善医院的医疗质量中起到重要的作用，也为医疗部门的管理者、医院和临床部门的决策提供依据，是一种医疗质量和管理的评价工具。近年来，临床路径广泛应用于各临床护理实践的专科、专病中，且研究更为深入、广泛。它最常应用于外科手术治疗和护理，如产妇的正常分娩管理、老年髋关节置换管理、膝关节镜手术管理等；也有不少的医护团队将临床路径应用于复杂的内科住院患者管理，如2型糖尿病患者临床护理路径的建立、脑卒中患者的管理等。此外，临床路径不仅在住院服务中应用，也被应用于社区康复，如老年急性心肌梗死患者康复管理、慢性阻塞性呼吸道疾病康复管理。

（一）概念

临床护理路径是由医生、护士及其他专业人员针对某种疾病或手术制订的最恰当、有顺序和时间性的照护计划。它基于循证医学证据和疾病指南来促进疾病的规范化治疗和管理，最终能够达到减少康复延迟与资源浪费，使服务对象获得最佳照顾质量的目的。

临床路径的设计有几个关键点：多专业协作、有时间顺序、有统一的标准、以服务对象为中心、能控制和改进质量，减少了同一疾病在不同患者、不同护士之间的差距，规范了护理服务流程。它用简单明了的计划方式，将常规的治疗、检查、护理活动细化，即由多学科的专业人员将该疾病关键性的治疗、检查和护理活动标准化，以住院天数及各时间段为横轴，以各项检查、治疗和护理活动为纵轴，制成一个标准化的护理工作流程。运用临床路径，大多数患者由入院到出院都依照流程接受护理服务，从而达到提高患者满意度、缩短住院时长、加速疾病恢复、降低并发症的发生率和医疗资源浪费的目的。

临床路径的内容根据各专业指南和多学科人员依据循证方法制订，由于疾病、手术、医院、病房及专业人员的不同，其服务项目内容各异，但一般都包括预期结果、评估、多学科的服务措施、患者及家人的相关教育、会诊、饮食、用药、活动、检验与检查、治疗和出院计划、变异记录等内容。

（二）实施临床路径的优势

1. 提高医疗服务效率 临床路径保证医疗护理措施在既定的时间内实现，保证和提高服务的效率，推进患者快速康复，缩短患者住院时长。

2. 降低医疗服务成本 临床路径通过对某一种疾病或手术规定应采取的措施及执行时间，达到减少浪费、消除过度重复的干预目的。

3. 保证服务质量 临床路径通过提供标准化的流程管理控制服务质量，使每位患者的护理服务标准化；通过分析临床路径变异原因制订改进服务质量对策。

4. 提升临床服务效果 有关临床路径实施效果的研究结果表明，临床路径的运用可以达到多方面的效果：①增加患者和家属满意度。②测量和改善临床结果。③持续的服务质量提高。④促进多专业服务记录文件的整合，提高使用效率。⑤有效管理和控制住院天数。⑥减少并发症发生率。⑦减少患者再住院率。⑧有效管理资金和社会资源使用。⑨降低住院患者的费用。⑩提高医务人员的满意度。

（三）实施临床路径的劣势

1. 临床路径缺乏个性化考虑 由于临床路径是针对某种疾病或者手术方法的标准工作流程，提供的措施和日常护理工作较为固定，所以无法考虑到个体间的差异，从而不能为群体中的个人提供针对性的服务。

2. 发展和实施临床路径费时费力 实行临床路径需要相关政策的支持和强有力的行政支持力度。在实行临床路径的前期准备阶段需要组织成员制订临床路径的发展计划、具体程序和形式，需要培训研究人员和专业小组成员，此过程需要各专业人员参与、多学科团队协作，花费较多经费和时间。

3. 选择适宜的病种或手术较为困难 并不是所有的疾病和手术都适合用临床路径解决问题。各个医院在制订临床路径计划时应当结合自身实际情况，确定哪些病种和手术可采用临床路径的管理方案。

4. 医护人员重视程度不够 初期医务人员往往不理解推行临床路径的意义，把新系统的填写和各项活动看作常规工作之外的额外工作，被动开展临床路径计划。同时由于部分系统无法选择临床路径规定以外的治疗活动和药物，医务人员在面对特殊患者时无法选择恰当的医疗、护理方案，从而导致他们使用临床路径的积极性不高。

笔记栏

（四）临床路径的发展步骤

1. 创造实施临床路径的条件　在实施临床路径前，高级实践护士应当与上级管理者进行协商，结合本医院自身实际情况，阐明临床路径实行的意义，获得相关政策支持。高级实践护士需明确临床路径的概念，收集医护群体有关临床路径实施的疑问，进行集中解答，对现有的临床路径案例进行解读，分析成功或失败的原因。

2. 选择临床路径　临床路径主要针对某一类特定疾病，因此路径的选择十分重要，前期应当做好充足的调研和准备工作，收集多方资料。

（1）需综合考虑的因素：在遵循国家各项政策的前提下还应考虑：①医院的等级、特长。②医生专长。③实施临床路径方案的经验、教训。④经济承受能力。⑤病例分布和住院量、平均住院天数、各种疾病的接诊量、各项检查数等。⑥参与人员的业务素质，如专业水平和沟通能力等。

（2）选择临床路径的原则：①常见病及需多个专业共同处理的疾病，如骨科病房可选择老年髋关节置换术，神经内科病房可选择脑卒中。②高危手术，如心血管搭桥手术。③高成本疾病，需要患者支付昂贵的医疗费用，如肾移植手术。④上述情况并存的疾病或手术。

3. 组建多学科团队　临床路径的制订与实施是一种需要各科室相互配合、多学科成员共同参与的临床实践活动，各成员要对临床路径作出正面的评价，积极参与临床路径方案实施的各个环节，能够以开放的态度接纳其他成员和专家的意见。以脑卒中为例，最理想的临床路径医护团队成员应包括神经内科医师、脑卒中护理的高级实践护士、物理治疗师、职业治疗师、言语治疗师、营养师和医务社会工作者等。高级实践护士是此过程的主要执行者，也是整个团队的协调者，要有高度的分析能力与协调能力，有效解答各成员的相关问题、处理团队的相关矛盾，使各方了解该项目的实施流程，保证临床护理路径的顺利推进。

4. 制订目标及进度　在确定了临床路径的方向后，团队成员应当在结合医院实际条件和患者需求的前提下制订目标，团队领导需要在多层面、多角度计划和落实目标及工作进度。实例7-5展示以临床路径护理人工膝关节置换术患者的目标及工作进度的具体方法。

 实例 7-5
用临床路径护理人工膝关节置换术患者的目标及工作进度的具体方法

1. 目标

（1）患者及家属方面：①能配合护士进行体位变化以及各项康复训练指导。②明白及依从术前准备和术后护理。③促进快速康复，缩短住院时长，减轻医疗负担。④接受优质医疗服务质量。

（2）医护人员方面：①能按照人工膝/踝关节置换术的临床护理路径为患者提供护理。②为医护人员提供人工膝/踝关节置换的护理指南。

（3）医院方面：①缩短患者住院时长，提高病床周转率。②提高医护服务质量及医院声誉。

2. 工作进度

（1）首次会议确立运用临床路径护理人工膝/踝关节置换术患者的价值、分配工作进度和获得管理层在行政上的支持。

（2）2个月内完成编写人工膝/踝关节置换术的临床路径初稿。

（3）初稿完成后1个月完成内部咨询。

（4）设计临床路径信息系统，征求临床医生意见，完善信息技术支持系统。

（5）分工监督进度，包括：指南的制订、信息技术支持及分析、推广及在职培训、临床执行、分析路径差异和整体进度监督等。

（6）测试临床路径内容的可行性及测试信息技术支持系统的稳定性。

（7）举办在职培训，向一线医护人员推广有关临床路径的使用方法和流程。

（8）定期检查推行结果及报道路径差异分析结果，探讨改进方法；编写及制作对外推广稿件。

5. 收集并评价相关资料　根据相关指南，采用循证方法收集国内外最新资料和文献，进行筛选与解读。同时收集从住院到出院所有的具体临床问题：①此类疾病最近几年的平均住院日。②疾病的一般用药、检查、医疗、护理常规。③每天的医疗、护理措施。④治疗结果和并发症发生情况。

6. 拟订临床路径初稿

（1）确定临床路径的版式：临床路径多用表格来展示相关服务内容及其优先次序。良好的版面设计不仅有助于使用者简化填写内容、缩短记录时间，还能使患者的病情进展一目了然。临床路径的字体要端正、清晰可读，预留足够空间用于路径差异资料填写。设计临床路径时要尽量简化，减少书写时间。如使用计算机软件作为记录和统计工具，需要额外注意版面设计与计算机软件的匹配度。

（2）确定临床路径的内容：一般确定临床路径的内容初稿难度相对较大，这个过程需要学科团队互相合作。参与制作路径的每位成员需要对收集的资料进行分类、分级，寻找支持自己观点的论据；进行小组讨论，确定此次临床路径的关键内容，权衡其重要性、对应的治疗时间以及预期结果，分析利弊因素和各部分资源投入情况；构建临床路径表的横、纵坐标内容，一般包括对患者及其家属的教育内容、时间和方法，安排出院计划、确定变异的内容和记录要求。表7-4为人工膝关节置换术的临床路径表框架。

表7-4　人工膝关节置换患者临床路径的内容和时间表框架

日期	入院第1d	入院第2d	手术日	术后1d	术后2d	术后3d（准备出院）	术后4d（出院日）
护理目标							
精神食欲							
饮食							
排泄							
病情观察							
健康教育							
功能锻炼							
基础护理							
用药指导							
护理问题							
检查检验							
变异							

笔记栏

7. 专家及同行评审　团队成员制订专家函询问卷，内容包括此次临床路径的制订流程、方法和具体的诊疗方案。联系团队成员以外的本领域专家与同行进行讨论与评审，综合专家、同行意见对相关内容进行修改与补充，最终达成共识。

8. 试行临床路径　团队成员通过试行对临床路径进行检测，严密监测试行过程并记录数据、阻碍因素和相关问题，根据最终反馈结果对临床路径进行修改与完善。

9. 确定临床路径　针对临床路径的初稿，团队人员多次讨论和协商后提出修改稿。在综合分析试行过程中的问题的基础上，依据相关循证方法和医疗护理标准进行修正，最终确定终稿。

（五）临床路径的实施、记录与更新

1. 临床路径的实施

（1）制订标准化医嘱和护理方案：标准化医嘱和护理方案是指依据某一种疾病的发展与变化制订的该疾病基本、必要、常规的处理措施。

（2）录入电子信息系统：将某病种某日需要做的检查项目一并输入医院电子系统中，以方便明确临床路径，避免漏检或多检。

（3）教育宣传：在实施临床路径前应举办说明会，向相关专业人员进行说明和培训，使其明确各自的角色和职责，从而达成共识。

2. 临床路径的记录　临床路径的记录关系到是否需要进一步调整与修改路径，要完成一份完整的临床路径设计，还需要注意临床路径记录的方法和内容。

临床路径的记录需要多方参与，包括路径执行团队及医院其他部门医护人员。每位医护人员都需亲自记录所负责患者的当前各项信息。每日上班后医护人员需根据临床路径来实施医疗、护理措施，下班前检查当日工作进度和患者病情进展情况，把结果记录在临床路径表上。

3. 临床路径的更新　执行团队需要定期收集临床路径执行过程中的相关问题、评价实施效果，讨论确定是否需要更新临床路径。如有需要，依据最新资料并遵循临床路径制订流程进行更新。

（六）临床路径的评价

临床路径的评价一般包括下列内容：①住院天数。②住院成本。③患者的临床结果。④患者及家属的满意度。⑤工作人员的满意度。⑥资源的利用度。⑦患者的并发症发生率。⑧患者的再住院率。

（七）路径差异的处理

路径差异（variance）也称路径变异，是指在临床路径实施过程中由于病情变化或患者原因，出现了流程中没有设定的情况，导致既定流程偏离或流程内容未被完全执行，造成临床路径的偏离。高级实践护士应根据路径差异的严重性决定是否处理，如果路径差异可能造成患者病情加重，就应立即处理；反之，则不必处理。

1. 造成临床路径差异的主要原因　近年来临床路径差异的发生率有所上升，路径执行质量较低，临床路径使用范围更为广泛、纳入病例数增多、信息化系统的迅速发展都是造成变异率增多的相关因素。一般来说，造成临床路径差异的主要原因包括三大类：

（1）患者因素：患者自身有个体差异，疾病的治疗进程和康复状况不同，造成患者预期治疗或护理效果的差异，导致住院时间的不同。

（2）医护团队因素：相关医护团队、项目执行者依从性不高，不能够为患者提供良好的照顾，填写路径记录单时严谨性、积极性不高。

（3）机构因素：是指因机构运作问题，如对项目的执行不够重视、未能为执行人员提供精准的信息记录平台，导致未能为患者提供预期服务。

2. 降低临床变异率的措施　制订合理有效的应对措施是降低临床变异率的重要途径。应及时收集相关资料并进行分析，将复杂的资料进行重组，分析变异发生率及其原因，为制订对策提供依据。

（1）针对患者因素：执行团队应当结合患者个体差异，将个案护理与临床护理路径相结合，同时及时与患者进行沟通，加强其治疗信心。

（2）针对医护团队因素：应当为医护人员讲解实行临床护理路径的目的和意义，转变其观念，并将临床护理路径执行情况与个人考核挂钩。

（3）针对机构因素：针对术前化验结果缺乏、临床路径信息登记系统不够全面导致流程无法进行等问题，广泛收集意见并提出解决方案，包括完善信息系统、简化医护人员工作流程等。

（桂　莉　郭锦丽）

本章小结

本章讨论了群体化高级护理实践的相关概念、目标任务以及成效指标，并介绍了如何运用护理程序，为群体提供计划性、连续性、全面整体的高级护理实践。此外，本章还介绍了护理常规、临床护理指南、护理干预项目和临床路径等常用的群体化高级护理实践方法及其应用原则。

思考题

1. 讨论群体化高级护理实践与个体化高级护理实践的区别。

2. 在你的工作范围内，找出能进行高级护理实践的群体，拟订其护理目标、护理计划、护理措施以及效果评价的方案。

3. 如何在循证医学方法学的指导下，评估不同群体性干预措施的利弊？

4. 请按照临床路径的发展步骤，为 2 型糖尿病患者建立临床路径。

笔记栏

第八章

生命周期高级护理实践应用案例

在生命的不同阶段，人的生理、心理、社会适应、学习能力等有不同的特点，与此相对应的，不同生命阶段的高级护理实践的内容、方法、关键点也有所不同。本章阐述了生命周期不同时期具有一定护理难度和复杂性的个案，从母婴护理开始，直至临终者的安宁疗护，关注护理对象生命全过程的躯体、心理、社会文化乃至情感精神层面的护理问题，通过应用相关指南和标准以及护理程序拟订计划最终解决问题，从而帮助不同生命周期以及不同疾病的护理对象达到最大程度的身心疗愈和康复。

第一节　母婴高级护理实践案例

妊娠期保健是保障母婴健康安全的关键，同时也是提升家庭和社会福祉的基石。良好的孕产期保健通过早期识别和管理高危妊娠，预防和减少合并症和并发症，优化分娩过程，降低出生缺陷的发生，从而改善人口的长期健康状况。特别是在管理妊娠糖尿病（gestational diabetes mellitus，GDM）等常见疾病方面，高级护理人才的作用尤为重要。

研究显示，GDM 不仅会显著增加孕产妇的不良妊娠和分娩结局风险，还可能对母儿的长期健康产生不利影响。GDM 患者面临的并发症包括先兆子痫、自然流产、早产及肩难产等，且有 GDM 病史的女性再次妊娠时 GDM 的复发概率高达 48%。此外，GDM 还可能导致新生儿出现巨大胎儿、低血糖、高胆红素血症和呼吸窘迫综合征等问题。

针对这些挑战，我国已经开展了多种健康教育和自我管理促进措施，如远程医疗、图文对话工具和健康教育手册等，不仅帮助 GDM 患者更好地理解和管理自己的状况，还促进了医护患之间的共享决策，提高了患者对治疗的依从性。

高级护理人才提供专业的、个性化的指导，帮助患者在疾病治疗和日常管理中发挥更积极的作用。通过这种方式，不仅可以有效管理 GDM 等并发症，还能提高孕产期保健质量，确保每位母亲和新生儿都能获得最佳健康结果。这种专业的护理服务也强调了妊娠期保健在改善长期公共健康和社会福祉中的重要性。

知识链接

新生儿低血糖临床规范管理专家共识（2021）

新生儿从宫内转至宫外环境后，血糖水平（blood glucose level，BGL）易出现显著波动，若未能及时建立有效喂养，新生儿易在生后第一小时内出现过渡期低血糖。新生儿低血糖常为非特异性的临床表现，主要包括交感神经兴奋性增高所致的症状和体征，如出汗、脸色苍白等；以及中枢神经系统葡萄糖缺乏所致的症状和体征，如呼吸暂停、喂养困难、肌张力低下等。持续的低血糖水平及血糖过大波动均可导致永久性脑损伤。新生儿低血糖高

笔记栏

危因素中母体因素包括：①GDM；②产前24内尤其是产时使用以下药物：β受体阻滞剂、地塞米松、磺脲类降糖药、抗抑郁药，静脉大量输注葡萄糖；③母亲有代谢性疾病或内分泌疾病家族史。建议临床处理阈值BGL＜2.6mmol/L。

【案例背景】

妊娠糖尿病（GDM）是指在妊娠期间首次发现或诊断出的糖耐量受损情况，其程度不一。GDM呈现全球性流行趋势，这一现象与生活方式的变化、疾病筛查的广泛实施以及诊断标准的调整有关。中国从20世纪80年代末开始对GDM进行研究，目前，全国大多数医院已经开始实施GDM筛查，并成立了中华医学会围产医学分会全国妊娠合并糖尿病协作组，该协作组联合全国25个医疗中心开展了GDM筛查与发病状况的研究。初步结果显示，我国GDM的发病率逐年增加。为了推动GDM的有效管理，许多国家和国际组织已经制定了临床实践指南，旨在为医疗专业人员提供决策支持。尽管如此，提供个性化且具针对性的护理指导仍是临床上的一个重要挑战。依据产科、内分泌等领域的护理研究与实践，编制了GDM的母婴高级护理实践案例。

【案例解析】

（一）案例介绍

李女士，36岁，孕2产1，孕24周于门诊就诊，平素月经规律，末次月经：2023年3月21日。身高165cm，体重55kg，孕前体重50kg，血压105/70mmHg，脉搏84次/min，宫高24cm，腹围85cm，口服葡萄糖耐量试验（OGTT）筛查空腹血糖、1小时血糖、2小时血糖：6.04mmol/L、10.53mmol/L、9.84mmol/L，糖化血红蛋白（HbA1c）5.1%，门诊建议调整饮食及适宜运动，进行血糖管理。孕妇居家监测空腹血糖波动在4.5~6.2mmol/L，餐后2小时血糖波动在6.1~7.1mmol/L。既往患者于2021年因妊娠32周死胎经阴道引产，自诉妊娠期间未行规律围产期保健检查。

此次于孕37周门诊产检，体重70kg，血压117/76mmHg，宫高35cm，腹围102cm，测空腹血糖8.7mmol/L，HbA1c 6.7%。晚孕B型超声检查显示：胎儿BPD 9.9cm，HC 35cm，AC 37cm，FL 7.2cm。遂以"孕2产1孕37周，高龄产妇、妊娠糖尿病、巨大胎儿？"收入院。

入院后其空腹血糖7.5mmol/L，餐后2小时血糖波动在13.2~15.0mmol/L，行胰岛素治疗后空腹血糖波动在4.7~6.1mmol/L，餐后2小时血糖波动在4.8~8.5mmol/L。于38周行子宫下段剖宫产术，新生儿阿普加评分1分钟9分，5分钟10分，体重4200g，身长51cm。婴儿于出生15分钟后出现满头大汗、呼吸急促，测得末梢血糖2.4mmol/L，遵医嘱给予配方奶补充喂养，同时予以保暖，喂养后半小时测末梢血糖3.5mmol/L。产妇回病室后母乳喂养意愿强烈，护士评估乳头内陷，婴儿含接困难，行母乳喂养指导。家属询问产妇术后饮食。

（二）护理评估

产科护士对李女士进行了全面的护理评估，包括全身因素和产科专科评估，以确定患者现存的和潜在的健康问题及护理需求，进而指导护理计划的制订。

1. 健康史 既往患者于2021年因妊娠32周死胎经阴道引产，自诉妊娠期间未行规律围产期保健检查。末次月经：2023年3月21日，孕24周行OGTT筛查空腹血糖、1小时血糖、2小时血糖：6.04mmol/L、10.53mmol/L、9.84mmol/L，HbA1c 5.1%，居家监测空腹血糖波动在4.5~6.2mmol/L，餐后2小时血糖波动在6.1~7.1mmol/L。

2. 身心评估 入院时体重70kg，较孕前体重增加20kg，血压117/76mmHg，宫高35cm，腹围102cm。意识清醒，面色红润。患者有不良孕产史，并且在孕期对血糖控制的医嘱依从性较差。她不了解GDM可能对母婴带来的近期和远期影响，也不能有效识别新生儿低血糖的临床表现，缺乏正确的预防新生儿低血糖的喂养方法。患者对于剖宫产后伤口的愈合情况和后期血糖控制感到担忧。尽管有强烈的母乳喂养意愿，但由于缺乏经验并担心孕期使用胰岛素治疗可能对

141

母乳喂养产生不良影响，她感到十分焦虑。患者的广泛性焦虑障碍（generalized anxiety disorder，GAD-7）评分为 17 分，表明她处于重度焦虑状态。

3. 家庭与社会支持评估　患者及家属对 GDM 期间的饮食管理缺乏了解，并在产后照护方面表现出明显的不足。

4. 辅助检查　晚孕 B 型超声检查显示：胎儿 BPD 9.9cm，HC 35cm，AC 37cm，FL 7.2cm。入院后其空腹血糖 7.5mmol/L，餐后 2 小时血糖波动在 13.2 ~ 15.0mmol/L，行胰岛素治疗后空腹血糖波动在 4.7 ~ 6.1mmol/L，餐后 2 小时血糖波动在 4.8 ~ 8.5mmol/L。

5. 新生儿评估　新生儿阿普加评分 1 分钟 9 分、5 分钟 10 分，体重 4 200g，身长 51cm。婴儿于出生 15 分钟后出现满头大汗、呼吸急促，测得末梢血糖 2.4mmol/L。遵医嘱给予配方奶补充喂养，同时予以保暖，喂养后半小时测末梢血糖 3.5mmol/L。需要密切监测新生儿的血糖水平，评估其喂养情况和生长发育情况，特别关注是否有低血糖症状的再次发生。此外，需要指导产妇正确的母乳喂养技巧，确保新生儿的营养摄入，并加强母婴互动和母乳喂养信心的建立。

（三）护理问题

1. **知识缺乏**：缺乏血糖监测、GDM 自我管理的知识，缺乏母乳喂养相关知识。
2. **有母乳喂养无效的危险**　与乳头内陷不利于新生儿含接有关。
3. **焦虑**　与母乳喂养不理想、担心母体用药对新生儿存在影响有关。
4. **疼痛**　与手术创伤有关。
5. **潜在并发症**：静脉血栓栓塞症。
6. **营养失调：高于机体需要量**　与摄入量超过支出，知识缺乏和应对无效有关。
7. **皮肤完整性受损**　与术后体位受限、活动减少有关。

（四）护理措施

1. 针对知识缺乏的护理措施　本案例中李女士在第一胎孕期未行规律围产期保健检查，出现不明原因不良孕产史。在本次孕期产前检查过程中发现血糖升高，医嘱及时建议饮食及运动控制血糖，但是患者遵医行为差，血糖控制不理想，剖宫产术后新生儿出现低血糖的症状。

针对此类患者，推荐孕妇在孕早期（孕 14 周前）评估是否具有 GDM 的危险因素，包括一级亲属糖尿病家族史、GDM 病史、巨大胎儿（出生体重 ≥ 4kg）分娩史、体重指数（body mass index，BMI）≥ 28kg/m²、年龄 ≥ 35 岁、多囊卵巢综合征、不良孕产史、通过辅助生殖技术受孕。推荐所有孕妇在妊娠 24 ~ 28 周进行 75g OGTT。建议 GDM 孕妇根据孕前 BMI 确定孕期体重增加的目标，孕前低体重、正常体重、超重、肥胖的单胎自然妊娠孕妇，孕期体重分别增加 11.0 ~ 16.0kg、8.0 ~ 14.0kg、7.0 ~ 11.0kg、5.0 ~ 9.0kg 为宜。本案例中患者孕前 BMI 20.20kg/m²，推荐增加体重范围 8.0 ~ 14.0kg，实际增加体重 15kg，增加了不良妊娠结局的风险。

推荐以下孕妇接受饮食、运动等生活方式干预，包括孕早期空腹血糖 ≥ 5.1mmol/L、具有 GDM 高危因素、确诊为 GDM。对于新诊断或通过饮食和运动干预血糖控制不佳的 GDM 孕妇，建议每天测 7 次血糖（包括三餐前血糖、餐后 2h 血糖和夜间血糖），每周至少监测 2 ~ 3 天。

本案例中患者 OGTT 血糖值、糖化血红蛋白值和 37 周空腹及三餐后 2 小时血糖值均高，住院期间护士为其皮下注射胰岛素作为药物干预的首选方式，并根据住院期间的血糖监测结果，针对性地指导进食食物种类、量和进食时机。药物干预后血糖情况接近正常值。

推荐 GDM 孕妇在产后 6 ~ 12 周进行 75g OGTT，对于筛查结果正常的女性每 1 ~ 3 年重复筛查 1 次。同时推荐有 GDM 病史的产妇产后继续保持健康的生活方式。

2. 针对有母乳喂养无效的危险的护理措施　产科护士应了解乳腺的解剖和生理功能、婴儿的行为特征、婴儿的吸吮特点，以及母乳的营养及免疫学特性，帮助产后母婴进行母乳喂养。对于本案例中没有母乳喂养经验的李女士来说，应做好准备提供切实可行的帮助，满足应急需要。

（1）母乳喂养的准备

1）产前：鼓励孕妇选择参加母乳喂养组织，学习产前的母乳喂养课程。还可通过读书、观看视频、使用 APP 或与有母乳喂养经验的产妇交流等，获取相关信息。

2）产后：清洁乳头、舒适的喂养姿势、安静的喂养环境、科学的喂养手法等对于产后母乳喂养都有所帮助。

3）早期喂养：皮肤接触有利于早期母乳喂养。最好是出生后 1 小时内开始第 1 次母乳喂养。出生后立即开始皮肤接触的婴儿比出生后母婴分离的婴儿能更有效地吸吮母乳。针对本案例，剖宫产后的皮肤接触可以将婴儿放在妈妈胸前，同时医生可对婴儿进行检查。在妈妈的接触刺激下，能够从母亲的腹部爬行到乳房。婴儿的手能够触摸到妈妈的乳房。婴儿对妈妈乳房每次的触碰，都会刺激妈妈分泌催产素，使乳头突起。婴儿通过嗅觉、嘴唇的触觉，或舔舐妈妈的乳头，最终能够含住乳头吸吮。为使母婴处于最佳状态，应鼓励早期（出生后 1 小时内）和频繁的母乳喂养。

（2）喂养方法

1）适合的姿势：常见哺乳姿势有平躺式、侧卧式、半躺式、摇篮式、橄榄球式、交叉式等。针对李女士乳头内陷的情况，术后早期可采用平躺式，有助于乳头牵拉，中后期采用半躺式和三明治法。

2）哺乳前准备：清洁乳房后，可进行乳头十字操帮助刺激和提拉乳房，也可以利用乳头牵引器，形成负压后牵引乳头，有利于婴儿正确含接。

3）哺乳辅助工具：本案例中李女士母乳喂养意愿强烈，因此可采取乳盾达到保护乳头的作用。可使婴儿较深地含住乳晕部分，帮助婴儿含接和有效吸吮。同时，含接后的有力吸吮所产生的负压也能使乳头突出，纠正乳头凹陷。

（3）新生儿低血糖：本案例中李女士患有妊娠糖尿病，婴儿出生 15 分钟后出现新生儿低血糖的表现，喂养后半小时测血糖 3.5mmol/L。应指导产妇和家属至少每 2～3 小时喂养 1 次，保证母儿同室，每 4～6 小时测一次喂养前血糖浓度，直至达到停止监测指标。

3. 针对焦虑的护理措施 本案例中李女士为高龄产妇，且有不良孕产史，剖宫产术后新生儿出现低血糖的症状，且因乳头内陷，母乳喂养不理想，担心母体用药对婴儿产生不良影响。患者广泛性焦虑障碍评分为 17 分，提示重度焦虑状态，应给予及时的干预处理，预防产后抑郁的发生。

（1）环境管理：提供温馨、舒适的环境。保证足够的睡眠，合理安排饮食，保证产妇的营养摄入。护理人员采用温和、接受的态度，鼓励产妇宣泄和抒发自身的感受，耐心倾听产妇诉说感受和困难，做好心理疏通工作。

（2）喂养指导：帮助婴儿正确含接乳头，尝试不同的哺乳技巧和姿势，使用辅助工具等确保婴儿能够有效吸吮。

（3）低血糖知识宣教：对家属做好关于新生儿低血糖的宣教工作，正确认识低血糖的高危因素，规范监测低血糖高危儿的血糖，及时识别并有效处理低血糖。低血糖高危儿存在无母乳或母乳喂养不足等情况时，应及时给予配方奶喂养。

（4）药物知识宣教：胰岛素是一种大分子蛋白质，不能通过胎盘屏障，因此胰岛素本身不会对胎儿产生毒性或不良影响。即使产后继续应用胰岛素，也不会改变母乳的质量或成分。因此采用胰岛素治疗后，母乳喂养并不影响婴儿的血糖水平。

（5）鼓励家属参与：向产妇的丈夫及其家属讲解产后母体由于激素水平变化容易导致情绪不稳定，应与产妇一起正视这种现象，鼓励和指导家属给予更多的关心和爱护，减少或避免不良的精神刺激和压力。

4. 针对疼痛的护理措施 患者的疼痛主诉是疼痛评估的金标准，故疼痛程度的自评工具可选用数字评分法，告知患者数字越大表示疼痛程度越明显，同时指导患者如何对疼痛部位、疼痛性质进行准确描述。本案例中患者疼痛主要表现在剖宫产术后 2 小时腹部伤口撕裂样疼痛及下腹部阵发性隐痛，评分 2 分。给予的护理措施如下：

（1）环境管理：患者剖宫产术后回病室前，应调节好病室温湿度，保持病室空气流通，光线适宜，生活用品合理摆放，创造舒适的病室环境，减轻环境带来的不适感。

（2）药物镇痛：根据患者意愿留置自控式镇痛泵，其具有起效快、几乎无镇痛盲区、血药浓度稳定、可通过冲击剂量及时控制暴发痛、用药个体化、疗效与副作用比值大、便于管理、产妇满意度高等优点，成为目前术后镇痛常用和理想镇痛方法。

（3）提高舒适度：患者术后回病室做好全身清洁，妥善固定导管，确保患者舒适。每半小时巡视患者，关注患者主诉及生命体征和子宫收缩、阴道出血等情况，及时为患者提供正面反馈和赞美，使患者感受到被重视，营造和谐的护患关系，鼓励患者表达不适症状和需求。患者术后可适度屈膝屈髋，减少对腹部伤口皮肤的牵拉。护士在协助活动前主动协助患者更换体位，动作轻柔，最大限度减少患者不适，增加患者的配合程度。告知家属如何正确护理患者及新生儿，减少婴儿哭闹对患者的影响，保障患者休息。

5. 针对潜在并发症的护理措施　护士在患者入院时即对其进行血栓风险评估，Caprini 评分入院时 3 分，术后评分 4 分，为中危患者。孕产妇是发生静脉血栓栓塞症的高危人群。随着高龄、肥胖、妊娠合并症和并发症等风险因素增加，发病率和病死率不断上升。

（1）知识宣教：术前对患者进行预防静脉血栓知识教育，建议患者改善生活方式，控制血糖及血脂等。

（2）饮食指导：鼓励患者进食低脂、粗纤维、维生素含量较高的食物，保持大便通畅。

（3）液体管理：围术期适度补液，多饮水（病情许可情况下每日 2 000ml 以上），避免血液浓缩。

（4）床上活动：术后指导和鼓励患者正确床上活动，如患者手术后回病室下肢麻醉感消退即可进行踝泵运动、股四头肌功能锻炼等，指导其勤翻身。踝泵运动分为屈伸和绕环两组动作，绕环动作可以使更多的肌肉得到运动。

（5）物理预防：使用梯度加压弹力袜、间歇充气加压装置，利用机械原理促使下肢静脉血流加速，减少血液滞留，避免下肢深静脉血栓形成。

（6）尽早离床：鼓励患者尽早离床活动，多做深呼吸和咳嗽动作。

（7）促进回流：避免在膝下垫硬枕、过度屈髋、穿着过紧的腰带和紧身衣物而影响静脉回流。

（8）静脉管理：尽量避免在同一部位反复静脉穿刺，避免在下肢行静脉穿刺或留置管路，防止静脉损伤。

（9）药物管理：必要时遵医嘱皮下注射低分子肝素。

6. 针对营养失调的护理措施

（1）饮食：术后 2 小时开始少量多次进食流质，术后 6 小时进食半流质，肛门排气后恢复普食。指导患者优先选择低血糖生成指数食物，建议每日摄入碳水化合物不低于 175g，占总热量的 50%～60%；蛋白质不低于 70g，占总热量的 15%～20%；脂肪占总热量的 25%～30%，其中饱和脂肪酸不超过总热量的 7%。遵循少量多餐、定时定量的饮食原则，将每日总热量分配至 3 次正餐和 2～3 次加餐，其中早餐占 10%～15%、午餐及晚餐各占 20%～30%、每次加餐各占 5%～10%。

（2）运动：妊娠期运动前应评估是否有运动禁忌证，如心功能异常、先兆流产等。指导患者孕期进行规律、适量、个体化的运动。每周至少 5 天、每天至少 30 分钟，或每周至少进行 150 分钟的运动。选择合适的运动方式：①有氧运动，优先推荐步行，也可选择慢跑、游泳、跳舞、孕妇瑜伽等。②抗阻运动，可选择弹力带、哑铃等。③有氧联合抗阻运动。术后建议早期活动，术后 8 小时内可坐床边，床椅转移；8～24 小时内在能够耐受情况下行走 1～2 次；24～48 小时

笔记栏

可行走 3 ~ 4 次，下床活动 8 小时以上。

（3）盆底肌锻炼：产后患者可以通过感受阻止流动中的尿液（在小便时突然憋住）的感觉来找到骨盆底肌肉。在开始凯格尔运动之前排空膀胱，选择一个舒适的姿势（坐位或平躺）确保臀部和腹部肌肉放松。最初可以尝试坚持收缩肌群 5 秒，再放松 5 秒，重复 4 ~ 5 次，之后逐渐延长至收缩 10 秒再放松 10 秒，重复 10 次以上，每日 3 组，至少坚持 8 周。

7. 针对皮肤完整性受损的护理措施　客观准确地评估患者全身皮肤情况及局部受压情况，评估移动受限、活动受限的糖尿病患者的皮肤情况，保持会阴部清洁干燥，避免恶露对会阴部皮肤的刺激。指导患者在术后肌力、保护性反射完全恢复后，适量在床上活动，术后当日体力允许即可下床活动，逐渐增加活动强度和时长。

【案例反思】

1. 通过关注患者整体来实施高级护理实践　Orem 认为人是整体的，其功能包括生理的、心理的、人际间的和社会的；人有学习和发展的潜力，是通过学习来达到自理。本节案例中护士对李女士进行了整体评估，通过文献检索选择了最新且信效度良好的测评工具，确定患者的健康问题及护理需求并进行优先排序，以指导护理计划的制订。通过特异性心理评估工具尽可能掌握GDM 患者现阶段的心理状态，为其制订个性化的护理方案。整个护理过程以患者为主体，充分调动人的主观能动性，促进康复。

2. 运用科研结果指导高级护理实践　高级护理实践把理论知识、以研究为基础的知识和临床实践融为一体。在该过程中，以研究为基础的知识不断地向高级护理实践注入新的能量和活力，使高级护理实践得以蓬勃发展。在本案例中，护理人员大量阅读最新文献，采取当前最佳的科学证据结合临床实际来对李女士及新生儿进行母婴护理，循证证据为本案例的护理工作提供了有力的证据支持与实践方向。

第二节　儿童急危重症高级护理实践案例

肺炎是儿童发病率和病死率均较高的呼吸系统疾病。肺炎支原体（mycoplasma pneumoniae，MP）是引起呼吸道急性和慢性感染的重要病原体之一，人群对其普遍易感，尤其学龄前期和学龄期儿童是肺炎支原体感染的高发人群。重症肺炎是指出现严重的通气、换气功能障碍或肺内肺外并发症。难治性肺炎支原体肺炎患儿起病急，病情进展快，常规治疗效果欠佳，其发病及病情进展涉及多种免疫机制。若未能得到及时控制，病情会进一步进展，导致严重的并发症，甚至发展为难治性重症肺炎支原体肺炎，严重者甚至危及生命安全。

【案例背景】

肺炎支原体可由口、鼻分泌物经空气传播，或密切接触传播，暴发流行通常发生在托幼机构、学校等人员密集的单位。各年龄段的儿童均可发生肺炎支原体肺炎。该病起病缓慢，潜伏期 2 ~ 3 周，在潜伏期即有传染性，但以病初传染性最强。近年来，由于支原体变异，部分患儿临床常规治疗效果不佳，易发生肺纤维化、肺栓塞、肺不张、肺坏死、支气管扩张症等，甚至损伤其他脏器功能，导致心力衰竭、中毒性脑病等，增加了护理工作的难度。在难治性肺炎支原体肺炎患儿尤其是重症患儿的救护过程中，精准的病情判断和护理决策是降低患儿死亡风险、改善疾病预后的关键。作为高级实践护士，运用专业的评估，结合循证证据，制订并实施有效的护理措施，可将患儿疾病进展的风险降至最低，促进患儿早日康复。

【案例解析】

（一）案例介绍

患儿张某，女，汉族，10 岁，身高 140cm，体重 33kg。9 天前无明显诱因出现间断发热，

T 37.7 ~ 39.2℃，于当地诊所、医院诊治，诊断为"右侧肺炎"，先后予以阿奇霉素口服、注射，无明显改善。3 天前出现明显阵发性咳嗽、右侧胸痛，来院诊治。复查胸片显示：右肺中下叶大片致密影；超声显示：右侧胸腔积液（少量）。急诊以"难治性重症肺炎，胸腔积液，低氧血症"收入院。

考虑患儿病情危重，呼吸功能差，入院后给予无创辅助通气（高流量氧疗 20L/min，FiO₂ 45%），予以注射用头孢噻肟钠舒巴坦钠联合盐酸多西环素片抗感染，注射用甲泼尼龙琥珀酸钠抗炎，给予维生素 C 注射液、盐酸氨溴索注射液、吸入用布地奈德混悬液、硫酸特布他林雾化吸入用溶液、吸入用异丙托溴铵溶液对症支持治疗，使用肺部微波理疗、机械辅助排痰。第二日行电子支气管镜检查及肺泡灌洗治疗。

（二）护理评估

1. 健康史　患儿否认肝炎、结核等传染病史，无高血压、糖尿病、心脏病等病史，无食物、药物过敏史，无疫区居住史；家庭成员无呼吸道疾病史。

2. 身心评估

（1）生命体征：入院评估患儿 T 38.8℃，P 115 次 /min，R 27 次 /min，BP 120/78mmHg。

（2）症状与体征：入院评估患儿阵发性咳嗽，喉中有痰，痰液白色黏稠，难以咳出，24 小时痰量约 50ml；右侧前胸及后背部钝痛，呼吸、咳嗽时加重；食欲减退。查体发现：急性病容，口唇发绀，咽充血，扁桃体稍肿大，呼吸急促，有轻度吸气性三凹征，双肺呼吸音粗，右肺呼吸音明显减低，可闻及少许湿性啰音。采用 Wong-Baker 面部表情疼痛评估法（Wong-Baker faces pain scale revision，FPS-R）对患儿疼痛进行评估，评分 4 分，为轻度疼痛。

（3）精神状态：患儿自发病以来，精神欠佳，食欲差，睡眠一般，体重无变化。入院时神志清醒，无反应迟钝。

（4）心理状况：患儿因发热、缺氧、疼痛等不适以及监护室环境陌生、母亲不能床旁陪伴而感到恐惧，经常哭泣。

3. 家庭与社会支持评估　患儿既往无住院经历。父母均为农民，初中文化，在对患儿的护理和沟通上存在一定的局限性。母亲因患儿疾病反复、入住监护室医疗费用高及对疾病不了解而感到焦虑不安。家庭在经济和心理上都承受了一定的压力，需要适当的支持和指导。

4. 辅助检查　入院时进行血常规检查：白细胞 17.55×10⁹/L，C 反应蛋白 90.20mg/L，中性粒细胞百分比 81.80%，单核细胞绝对值 1.12×10⁹/L。动脉血气分析：pH 值 7.454，动脉血氧饱和度（SaO₂）90%，动脉血氧分压（PaO₂）67.4mmHg，动脉二氧化碳分压（PaCO₂）36.9mmHg。肺炎支原体抗体 IgM 阳性。

📝 **知识链接**

Wong-Baker 面部表情疼痛评估法

　　Wong-Baker 面部表情疼痛评估法（FPS-R）：最初的 FPS 是由 Donna Wong 和 Connie Baker 博士为儿童疼痛测量开发的。后经修订，形成了 FPS-R。FPS-R 要求患儿对整体疼痛程度进行从 0（无痛）到 10（最严重）的评分，同时 FPS-R 提供了 6 种面部表情的卡通图片（从微笑、悲伤至痛苦地哭泣等）来形象表达分值区域所代表的疼痛程度（图 8-1）。评估时，患儿指向表示与其疼痛程度相符的刻度或卡通面孔即可。该评估直观真实，无文化背景要求。

笔记栏

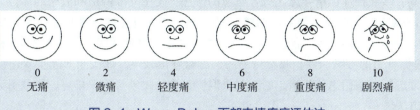

图 8-1　Wong-Baker 面部表情疼痛评估法

（三）护理问题

1. **体温过高**　与肺部感染有关。

2. **气体交换受损**　与肺部炎症有关。

3. **清理呼吸道无效**　与呼吸道分泌物多、黏稠及患儿无力排痰有关。

4. **疼痛：右侧胸痛**　与肺部炎症累及胸膜有关。

5. **营养失调：低于机体需要量**　与发热、摄入减少、消耗增加有关。

6. **潜在并发症：感染性休克，呼吸衰竭及多器官功能衰竭等。**

7. **焦虑 / 恐惧**　与高热、疼痛等不适以及母亲不能床旁陪伴有关。

（四）护理措施

1. 针对体温过高的护理措施

（1）病情观察：入院时患儿 T 38.8℃、PaO_2 67.4mmHg、SaO_2 90%，此时除监测体温变化外，还应密切监测患儿的脉搏、呼吸、血压，注意血氧饱和度、意识状态的变化，及时识别患儿是否发生惊厥以及有无呼吸衰竭。

（2）环境与休息：病室尽可能保持安静并维持适宜的温度（18～22℃）和湿度（50%～60%），保持室内空气清新、洁净，注意通风。患儿高热，嘱其卧床休息，以减少氧耗量，缓解头痛、肌肉酸痛等症状。

（3）饮食护理：为患儿提供足够热量、蛋白质和维生素的半流质食物，避免油腻、辛辣刺激性食物，随病情好转改为普食，补充高热引起的营养物质消耗。鼓励患儿多饮水，以保证足够的摄入量，有利于稀释痰液。

（4）发热护理：患儿体温升高，给予退热药效果不佳。体温过高，可使机体代谢增快，耗氧量增加，心率加快，加重心脏负担。因患儿使用药物降温效果不佳，于是加用物理降温，将降温贴贴于患儿的额头、双侧腋下及腹股沟等大动脉走行的部位进行物理降温，并使用亚低温治疗仪冰毯降温，设置水温 4～10℃，体温设置在 36～37℃，启动亚低温治疗仪，当体温显示超过温度设置最高值时，水循环启动，物理降温同时降低脑组织代谢，保护脑组织。降温时应注意以逐渐降温为宜；患儿大汗时，及时协助擦拭和更换衣服，避免受凉。必要时遵医嘱进行静脉补液，补充因发热而丢失较多的水分和电解质。

（5）口腔护理：因患儿高热持续时间长，使口腔内唾液分泌减少、口腔黏膜干燥，且治疗中大量应用抗生素，易致菌群失调而诱发真菌感染。因此应做好口腔护理，鼓励患儿经常漱口，防止继发感染。

（6）用药护理：遵医嘱使用抗生素，观察疗效和不良反应。患儿应用头孢噻肟钠舒巴坦钠，可出现发热、皮疹、胃肠道不适等不良反应。一旦出现严重不良反应，应及时与医生沟通并进行相应的处理。

2. 针对气体交换受损的护理措施

（1）病情观察：严密观察患儿呼吸型态的变化和呼吸困难的程度，监测动脉血气分析、血常规、胸片等。

笔记栏

（2）咳嗽、咳痰护理：指导患儿有效咳嗽的方法：①患儿取舒适和放松的体位，坐位身体前倾是最佳的咳嗽体位，轻微的颈部弯曲更容易咳嗽。②示范并指导患儿进行深而慢的腹式呼吸5~6次，可将手放在腹部连续呵气3次，感觉腹肌收缩；然后深吸气，屏气3~5秒后发出急剧的2~3次短促有力的咳嗽，停止咳嗽后缩唇，尽量呼出余气。③按照上述步骤连续做2~3次，休息后可重复进行。根据患儿病情，必要时采取胸部击、振动排痰仪排痰、体位引流等促进排痰的物理治疗方法。

（3）呼吸困难：患儿存在呼吸困难伴低氧血症，遵医嘱给予无创辅助通气（高流量氧疗20L/min，FiO₂ 45%）。有研究表明早期使用无创正压通气（non-invasive positive pressure ventilation，NPPV）对免疫功能低下的儿童急性呼吸窘迫综合征（pediatric acute respiratory distress syndrome，PARDS）有益，患有轻度PARDS的儿童，在标准药物治疗中使用NPPV有利于避免插管和机械通气。由于减少了漏气并提高了患者与呼吸机的同步性，面罩或口鼻罩为PARDS儿童提供了比鼻罩和头盔接口更好的支撑。根据该患儿呼吸困难缓解的程度，采用面罩给氧，并及时调整氧流量，以达到最好的治疗效果。

3. 针对清理呼吸道无效的护理措施

（1）病情观察：密切观察患儿咳嗽、咳痰的情况以及能否有效咳出痰液，详细记录痰液的颜色、性质、气味和量等。

1）针对痰液性状进行评估：目前临床上根据痰液黏稠度、颜色，将其性状分为三度。

Ⅰ度（稀痰）：痰如米汤或白色泡沫样，吸痰后，玻璃接头内壁无痰液滞留。

Ⅱ度（中度黏痰）：痰的外观较Ⅰ度黏稠，吸痰后有少量痰液在玻璃接头内壁滞留，但易被水冲洗干净。

Ⅲ度（重度黏痰）：痰的外观明显黏稠，常呈黄色，吸痰管常因负压过大而塌陷，在玻璃接头内壁滞有大量痰液，且不易被水冲洗干净。

2）针对痰液量的评估：小量咳痰：24小时内痰液量<10ml；中量咳痰：24小时内痰液量在10~150ml；大量咳痰：24小时内痰液量达到150ml，或者一次性痰液量达到100ml。

该患儿可自行咳出痰液，痰液性状为白色Ⅱ度，痰液量为中量，及时清除呼吸道分泌物、保持呼吸道通畅尤为重要。

（2）环境与休息：环境同体温过高的护理。患儿保持舒适的体位，采取坐位和半坐位有利于改善呼吸和咳嗽排痰。

（3）促进有效排痰：除翻身、拍背外，还为患儿采取了有效咳嗽、胸部叩击、气道湿化、体位引流、机械吸痰、电子支气管镜检查及肺泡灌洗治疗等措施。

1）有效咳嗽：患儿神志清楚、一般状况良好且能够配合，指导患儿有效咳嗽。

2）胸部叩击：通过叩击所产生的振动和重力作用，使滞留在气道内的分泌物松动，移行到中心气道，通过咳嗽的方式排出体外。有研究表明，振动排痰机效果优于人工叩击。为此，对患儿采用了人工叩击联合振动排痰机协助排痰。叩击时患儿取侧卧位或坐位，叩击者手指弯曲并拢，掌侧呈杯状，以手腕的力量，叩击被引流的肺叶。叩击注意事项：①评估：叩击前听诊肺部有无呼吸音异常及干、湿啰音，明确痰液潴留的位置。②叩击前准备：用单层薄布覆盖叩击部位，以防止直接叩击引起皮肤发红，但覆盖物不宜太厚，以免降低叩击效果。③叩击要点：叩击时避免心脏及骨突出的部位（如脊椎、肩胛骨、胸骨）及衣服拉链、纽扣处等；叩击力量适中，以患儿不感到疼痛为宜；每次叩击时间以3~5分钟为宜，应安排在餐后2小时至下一餐前30分钟完成，以避免引发呕吐；叩击时应密切注意患儿的反应。④叩击后护理：协助患儿有效排痰并做好口腔护理，去除痰液的异味；询问患儿的感受，观察痰液情况，复查生命体征和肺部呼吸音、啰音的变化。

3）气道湿化：气道湿化的方法有湿化治疗和雾化治疗两种。湿化治疗是通过湿化装置，将水或溶液蒸发成水蒸气或小水泡，以提高吸入气体的湿度，达到湿润气道黏膜、稀释痰液的目的。雾化吸入又称气溶胶吸入疗法，是指使用特制的气溶胶发生装置，使药物和水分形成气溶胶的液体或固体微粒，吸入后沉积于呼吸道和肺内，达到治疗疾病、改善症状的目的。研究提示，使用 NPPV 的儿童，建议通过加热加湿器进行加湿。该患儿接受 NPPV 治疗且痰液黏稠不易咳出，遵医嘱使用布地奈德混悬液进行超声雾化稀释痰液，随后使用振动排痰机及肺部微波理疗，协助患儿排痰。

气道湿化的注意事项：①防止窒息：呼吸道干稠的分泌物经湿化膨胀后，如不能及时排出，会进一步加重气道狭窄及阻塞，甚至发生窒息死亡，治疗过程中应加强病情观察，及时帮助患儿排出痰液。②避免湿化不足及湿化过度：一方面，湿化不足会导致气道黏液栓形成，引起气道阻力增加、低通气及气道陷闭。患儿如出现痰液黏稠、感觉鼻面部干燥时，应考虑湿化不足。另一方面，长时间吸入高湿度（相对湿度100%）的气体，可使气道黏膜纤毛系统受损，破坏肺泡表面活性物质，引起肺萎陷及顺应性降低，导致低氧血症。如患儿出现频繁咳嗽或痰液稀薄，需要频繁排痰或吸引时，提示湿化过度。③控制湿化温度：湿化温度在30℃以下，可引起支气管黏膜纤毛运动减弱，甚至诱发支气管哮喘发作；湿化温度超过40℃，亦可降低支气管黏膜纤毛系统的运动功能，甚至出现呼吸道灼伤，患儿可有自觉呼吸道灼热感明显，并有出汗、呼吸急促等表现，严重者引发高热反应。湿化温度一般控制在35~37℃。④防止感染：严格消毒湿化装置，更换湿化瓶及湿化液时严格无菌操作，加强口腔护理，避免呼吸道交叉感染。

4）体位引流：通过适当的体位摆放，使患儿受累肺段的支气管尽可能垂直于地面，利用重力的作用使支气管内的分泌物流向气管，然后通过咳嗽等方式排出体外。体位引流的原则是病变的部位在高处，引流支气管开口位于低处。

5）机械吸痰：如患儿病情发展为重度黏痰无力咳出，可经口、鼻腔进行负压吸痰。吸痰注意事项：①每次吸痰时间不超过15秒。②吸痰动作迅速、轻柔，将不适感降到最低。③吸痰前后适当提高吸入氧气浓度，避免低氧血症的发生。④严格无菌操作，避免呼吸道交叉感染。⑤吸痰过程中，注意观察患儿生命体征、血氧饱和度等的变化。

6）电子支气管镜检查及肺泡灌洗治疗护理：电子支气管镜是临床用于治疗肺部疾病的一种新手段，通过灌洗，直接采集肺叶、段支气管以下深部的痰液进行培养，根据药敏试验结果临床针对性用药，可降低抗菌药物滥用，减少患儿耐药性产生；同时，对发病部位进行灌洗，可解除气道阻塞，快速、彻底清除支气管分泌物。

患儿入院第二日、第八日，进行电子支气管镜检查及肺泡灌洗治疗。①术前：给患儿讲解治疗成功的例子，安抚患儿的情绪，提高治疗的信心；监测血氧饱和度，确保达到85%以上，并于手术前对患儿实行禁食和禁水，术前禁饮水的时间具体为：软饮料2小时、牛奶与配方奶以及流质易消化食物6小时、脂肪类固体食物8小时；术前15分钟进行高浓度吸氧。②术中：指导患儿行平卧位，密切监测其生命体征，及时将患儿口腔内的分泌物清除，保证呼吸道的通畅；灌洗时，维持灌洗温度为36~37℃，避免导致支气管痉挛；对灌洗的速度和总量进行严格的控制，并观察灌洗液的颜色和状态。③术后：指导患儿在吞咽反射恢复前（术后2小时）禁食水，避免发生误吸；患儿行侧卧位或者半坐位卧床休息，利于灌洗液的排出；定时对导管气囊进行充气，确保呼吸道通畅，促进分泌痰液的排出；做好术后管理，避免气胸和皮下气肿的发生。

（4）用药护理：遵医嘱使用注射用头孢噻肟钠舒巴坦钠、按疗程联合盐酸多西环素片抗感染，予以注射用甲泼尼龙琥珀酸钠、盐酸氨溴索注射液。电子支气管镜检查及肺泡灌洗治疗过程中，需使用局部麻醉药品利多卡因注射液进行鼻咽麻醉以及咪达唑仑进行术前镇静，均需注意观察药物疗效及不良反应。

4. 针对疼痛的护理措施　针对患儿疼痛的护理，其目标是缓解或控制疼痛，减轻或消除疼痛带来的不良生理变化及心理行为反应。患儿疼痛评分为4分，为轻度疼痛，可采用以下措施缓解患儿疼痛，并持续评估患儿疼痛程度。

（1）药物干预

1）根据医嘱给予药物止痛：该患儿高热，因肺炎累及胸膜出现右侧胸部疼痛，遵医嘱给予布洛芬口服。临床上很多用于成人的止痛药物可用于控制儿童疼痛，药代动力学与成人相似，但部分药物可能引起严重的副作用，需要注意鉴别。非阿片类药物包括对乙酰氨基酚和非甾体抗炎药如布洛芬，是 WHO 疼痛治疗的一线药物，作用于周围神经系统，适用于轻度至中度的疼痛，其用药途径主要为口服或经肛门给药，不建议肌内注射给药。需注意阿司匹林可能引起瑞氏综合征（Reye syndrome），12 岁以下患儿不能使用。

2）药物使用注意事项：使用药物控制疼痛时，应按时评估和记录患儿的疼痛水平，监测可能的不良反应和患儿的各项指标，如呼吸频率、血氧饱和度及是否出现呕吐等。儿童肝脏功能不成熟，易产生药物副作用，应注意药物剂量的准确计算和配制，并注意观察药物的副反应，保证疼痛治疗的有效性和安全性。

（2）非药物性干预：除药物镇痛外，非药物性干预也能收到良好的镇痛效果，常联合镇痛药物使用或单独使用。可通过分散患儿的注意力达到缓解疼痛的目的，具体方式包括：①主动型：需要患儿参与，如提供新奇的玩具给患儿、鼓励患儿唱歌等，有助于缓解患儿的疼痛。②被动型：医务人员通过给患儿播放音乐、讲故事等，帮助患儿转移注意力。以上两种类型均有较好的效果，并且简便易行。

5. 针对营养失调的护理措施

（1）营养风险筛查：NRS 2002 能较为准确地辨别出患者的营养分级，及时发现营养风险并依据患者自身营养状态对其指导饮食，促使其改善食物摄入，恢复因疾病丢失的体重，加速患者痊愈。NRS 2002 在我国具有较高的适用性，由中华医学会肠外肠内营养学分会（CSPEN）主持的 15 098 名大城市三级医院住院患者的营养风险筛查报告显示，结合中国人的正常 BMI 值，NRS 2002 适合 99% 以上的住院患者，并被推荐作为我国住院患者的营养风险筛查工具。该工具适用于年龄为 18～90 岁的患者，但也有研究表明 NRS 2002 量表适用于支原体肺炎患儿的营养风险筛查。迄今为止，儿童营养风险筛查工具尚没有国际公认的统一标准，除 NRS 2002 外，比较简便、常用的筛查工具有营养状态和生长发育风险筛查工具（STRONGkids）和儿科营养不良评估筛查工具（screening tool for the assessment of malnutrition in pediatrics，STAMP）。STRONGkids 可适用于 1 个月以上的住院患儿，但是主观临床评估部分需由经验丰富的儿科医生完成，不适用于护士操作。2021 年我国国家临床营养质控中心暂推荐 STAMP 为儿科营养风险筛查工具。该患儿为难治性重症肺炎支原体肺炎，STAMP 评分为 2 分，属于中等营养不良风险。

（2）营养支持：结合患儿重症肺炎、高热、剧烈咳嗽、食欲差等特点，遵医嘱给予小儿复方氨基酸注射液、小儿电解质补给注射液等治疗，并提供足够热量、蛋白质、维生素易消化的饮食。进一步检查发现，患儿血清钙、磷偏低，遵医嘱予以碳酸钙 D_3 片补钙。

6. 针对潜在并发症的护理措施

（1）观察并发症的征象：密切观察患儿生命体征和意识状态，重点监测血氧饱和度。

（2）感染性休克的护理

1）病情监测：①生命体征：观察有无心率加快、脉搏细速、血压下降、脉压变小，体温不升或高热、呼吸困难等，必要时进行心电监护。②精神和意识状态：观察有无精神萎靡、表情淡漠、烦躁不安、神志模糊等。③皮肤、黏膜：观察有无发绀、肢端湿冷。④出入量：观察有无尿量减少，疑有休克者应监测每小时尿量。⑤辅助检查：观察有无动脉血气分析等指标的改变。

2）抢救配合：发现异常情况，立即通知医生，并备好物品，积极配合抢救。如已出现休克，立即采取急救护理，具体为：①体位：取仰卧中凹位，头胸部抬高约 20°，下肢抬高约 30°，以利于呼吸和静脉血回流。②氧疗护理：给予中、高流量吸氧，维持 $PaO_2 > 60mmHg$，改善缺氧状况。

3）补充血容量：快速建立两条静脉通道，遵医嘱补液，以维持有效血容量，降低血液黏滞度，防止弥散性血管内凝血。随时监测患儿生命体征、意识状态的变化，必要时留置导尿以监测每小时尿量。补液速度的调整应考虑患儿的心功能状况，可以中心静脉压作为调整补液速度的指标，中心静脉压 <5cmH$_2$O 时，可适当加快输液速度；中心静脉压达到或超过 10cmH$_2$O 时，输液速度则不宜过快，以免诱发急性心力衰竭。下列证据提示血容量已补足：口唇红润、肢端温暖、收缩压＞90mmHg、尿量＞30ml/h 以上。在血容量已基本补足的情况下，尿量仍少于 0.5ml/（kg·h），持续超过 6 小时，应及时报告医生，警惕急性肾损伤的发生。

4）用药护理：①遵医嘱输入多巴胺、间羟胺等血管活性药物。根据血压调整滴速，维持收缩压在 90～100mmHg 为宜，以保证重要器官的血液供应，改善微循环。输注过程中，注意防止药液溢出血管外引起局部组织坏死。②有明显酸中毒时，可应用 5% 碳酸氢钠静滴。因其配伍禁忌较多，宜单独输入。③联合使用广谱抗菌药物控制感染时，应注意药物疗效和不良反应。

（3）呼吸衰竭和多器官功能损伤的护理

1）如出现该并发症，遵医嘱给予鼻导管或面罩吸氧，如患儿意识清楚，做好沟通，取得配合。如根据病情变化，患儿改用有创呼吸机械通气，遵循相应护理规范，做好人工气道的护理。

2）如患儿行体外膜氧合（extracorporeal membrane oxygenation，ECMO）治疗，需做好相应护理工作：①患儿行 ECMO 期间，应给予充分镇静镇痛，妥善固定管路，防止脱出。②保持 ECMO 管路通畅，注意观察离心泵的转速与流量，流量应保持恒定；观察膜式氧合器出气口有无渗漏，静脉管路有无抖动，如有异常及时通知医生。③保证膜式氧合器持续不间断氧供。④观察患儿 ECMO 管路穿刺部位有无活动性出血、渗血、肿胀等情况，及时更换敷料，保持局部无菌环境。如有异常，及时通知医生进行处理。⑤密切监测血氧饱和度、平均动脉压、PaO$_2$、PaCO$_2$、活化凝血时间、血细胞比容等各项指标。如有 S-G 导管置入时，监测心排血量和肺动脉压。监测患儿各项灌注指标，记录尿量，预防并发症。

7. 针对焦虑 / 恐惧的护理措施

（1）给予患儿心理支持：患儿入住的 PICU 是无陪护病房，目的是预防感染，同时也为了避免传播疾病。家长无法陪伴在患儿身边，加之高热、咳嗽、胸痛等疾病影响以及环境陌生，导致患儿有焦虑 / 恐惧的表现。为此，护理人员除遵医嘱提供相应措施缓解患儿不适外，还应多与患儿进行沟通，说明隔离治疗的必要性和重要性，鼓励战胜疾病的信心。

（2）给予患儿家属心理支持：家长因不在患儿身边，担心患儿病情，表现出焦虑情绪。为此，可利用视频设备让家长看到患儿近况，并给予鼓励；护理人员亦可通过视频与家属交流，解答家属的疑问，缓解其焦虑。

【案例反思】

1. 结合患儿病情危重特点做好整体护理 此案例为难治性重症肺炎支原体肺炎患儿的高级护理实践。患儿病情危重，呼吸困难并发呼吸衰竭，给予无创辅助呼吸、电子支气管镜检查及肺泡灌洗等治疗。在整个护理过程中，高级实践护士需要全面评估、准确判断并做好积极抢救的准备，及时发现患儿病情变化、控制体温、纠正气体交换受损及清理呼吸道无效、医院内感染防控、心理护理等是护理工作的重点。由于患儿疾病前期治疗效果不佳，存在高温、剧烈咳嗽、呼吸困难及阵发性胸痛等表现，在 ICU 接受治疗存在明显的焦虑和恐惧，对患儿及其家长的心理护理同样重要，需充分做到人文关怀。患儿经过一周积极的住院治疗和生理、心理、社会等全方位的整体护理，体温恢复正常，呼吸平稳，经皮氧饱和度稳定，无呼吸增快、呼吸费力、呼吸困难等，肺部听诊未闻及湿啰音，且复查血液指标已恢复正常，可办理出院。

2. 针对患儿疾病特征做好风险防控 肺炎支原体肺炎在人群中不定期会有小范围的暴发流行，主要影响群体为学龄期儿童，感染的部位主要是呼吸系统，肺实变、胸腔积液、坏死性肺炎、呼吸衰竭等是临床常见问题。本案例中的患儿经阿奇霉素治疗 10 天，临床病情未好转并呈进行性加重，由于"难治性"及"重症"的原因，给患儿及其家属带来身体、心理、社会等多重不良影响。早期甄别难治性重症肺炎支原体肺炎，早期及时干预，减少严重并发症发生，对改善预后具有重要的意义。因此，高级实践护士需有预见性思维，在做好常规护理的基础上，密切观察病情变化，动态评估患儿状况，发现病情变化，采取最快最有效的护理措施，给予优质、规范的护理，为抢救赢得时机，尽最大努力减少降低并发症的发生及危害。本案例中患儿在住院期间，经精心、规范的护理，未出现感染性休克、多器官功能损伤等并发症，呼吸衰竭得到及时处理。

3. 依据患儿防护需求做好延续护理　本案例中患儿的难治性重症肺炎是由支原体肺炎引起的，肺炎支原体是介于细菌与病毒之间、能够独立生活的微小微生物，经口、鼻分泌物在空气中传播，健康人经吸入而传播。患儿在住院期间，应做好疾病知识指导，嘱患儿戴口罩，不得随意离开病房。患儿经治疗病情明显缓解后办理出院。出院时患儿神志清楚，精神佳，体温36.6℃，体温正常超过3天，呼吸平稳，口唇无发绀，咽部无充血，扁桃体无肿大，肺部听诊未闻及湿啰音，复查血液指标恢复正常。作为一名儿科危重症护理专业的高级实践护士，应做好延续护理工作，指导患儿及其父母在患儿出院后适当加强体育锻炼，均衡营养、充足休息；注意开窗通风，避免受凉感冒；提醒在肺炎支原体肺炎等疾病流行期间，提高健康素养，养成"一米线"、勤洗手、戴口罩、公筷制等卫生习惯和生活方式，打喷嚏或咳嗽时应掩住口鼻，出现呼吸道等症状时及时就医。

第三节　青少年多发伤高级护理实践案例

整体护理是以现代护理观为指导，以患者的需求为护理工作中心，以护理程序（护理评估、护理诊断、护理计划、护理实施和护理评价五环节）为框架和核心，将临床护理和护理管理的各环节系统化的一种护理工作模式。生命关怀（humanistic care）是以"关怀整体人的生命价值为本"的人文关怀，是医学人道主义的体现，生命关怀强调对生命本身的敬重与关爱。生命关怀是整体护理中的重要内涵，强调以人为本，倡导人道伦理意识，在临床实践中能更加多角度、多层次、全方位地关注患者。全人照护（holistic care）不仅是以患者为中心，同时强调以家庭为单位、社区为范畴的整合性、协调性和持续性，也是生命关怀整体人概念的重要诠释。

【案例背景】

车祸多发伤患者具有损伤部位多、范围大、出血多的特点，多数入院时处于危急甚至休克状态，后续也需要多次手术来帮助恢复。对患者而言，每次手术和特殊治疗都可能出现不同方面的护理问题。因此，本案例基于学龄儿童的心理状态和生活方式，结合车祸多发伤护理要点，为患者及其家属提供全人的整体护理，涉及全人照护、全程管理、全队参与及全家照护。因此，在评估生理状况给予常规护理的基础上，还评估了患儿心理状态，并掌握其家庭和社会支持系统信息，为其制订了全面合理的照护措施（图8-2），帮助其恢复身心健康。

【案例解析】

（一）案例介绍

患儿丁某，女，11岁，汉族，学生。患儿上学途中在其父亲自行车后座被卡车撞翻发生车祸，左枕叶硬膜外血肿、肠破裂、右股骨干骨折，手、肩背、下肢及尾骶部多处擦伤，先后经

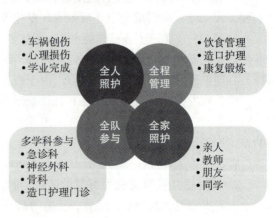

图8-2　全人照护

历 4 次住院、5 次手术。其父亲脾破裂急诊手术后回家。患儿急诊入院时昏迷，当晚行左枕叶血肿清除术，乙状结肠部分切除、近端造瘘、远端封闭术，术后住神经外科 8 日，清醒后转普外科进行人造肛门及伤处皮肤护理，半月后转骨科行右股骨干骨折内固定手术，1 周后出院回家休养。出院后发生头皮感染再次入院，感染处每日清洗换药，12 天后出院。1 个月后第三次入院普外科行结肠造瘘关闭术，44 天后半流质饮食，无腹痛，肛门排便正常出院。半年后第四次入院骨科行取出内固定术，1 周后出院。治疗期间患儿出现创伤后综合征，表现为拒绝与人交流。

（二）护理评估

1. 健康史 患儿既往身体健康，无食物、药物过敏史，无传染病史。

2. 身心评估

（1）患儿由急诊平车入院，车祸多发伤：蛛网膜下腔出血、后枕部头皮撕脱伤、骨盆骨折、股骨干骨折、肠破裂；生命体征：T 37.5℃，P 99 次 /min，R 21 次 /min，BP 102/60mmHg，身高 143cm，体重 38kg，BMI 18.58kg/m^2。

（2）患儿入院时神志淡漠、紧张恐惧，拒绝与人交流，但可以通过电话与其父亲交流，见到医护人员始终呈现惊恐状态，经过心理科医生会诊认为患儿出现创伤后心理休克状态，表现形式是拒绝与人交流。

3. 家庭与社会支持评估 患儿由母亲、舅舅陪伴，家人紧张焦虑，母亲泪流满面，舅舅不断询问病情及预后，极度担心患儿致残、辍学等。

4. 辅助检查

（1）疼痛评估：患儿多次入院，且在住院期间需要多次进行创面清理和敷料的更换，在此过程中必定会出现疼痛。疼痛会激活神经内分泌反应，促进包括 IL-6 在内的大量炎性因子释放，从而诱导全身炎症反应综合征（systemic inflammatory response syndrome，SIRS）发生，而 SIRS 又可以进一步激活补体级联系统、激肽系统、凝血系统、急性期反应系统，诱导内皮细胞及实质细胞的损伤，因此要控制疼痛，避免出现机体应激反应。使用视觉模拟评分（visual analogue scale，VAS）测量患儿疼痛水平。VAS 分数为 0～10 分，0 分代表不痛，1～3 分为轻度疼痛，不影响睡眠；4～6 分为中度疼痛，轻度影响睡眠；7～9 分为重度疼痛，严重影响睡眠，10 分代表剧痛，得分越高代表患者疼痛程度越明显。患儿初次疼痛评分为 6 分。

（2）营养评估：采用中文版儿童营养不良风险评分表（CVPYMS）进行评分，该量表适用于 1～16 岁住院儿童，通过评分可以较为准确地反映出患儿的营养状况。评分结果：0 分表明无 / 低度营养不良风险，1 分表明中度营养不良风险，≥ 2 分提示存在重度营养不良风险。患儿 CVPYMS 评分为 3 分，提示存在显著的营养不良风险，要及时给予合理的营养支持。

（三）护理问题

1. 营养失调：低于机体需要量 与创伤后肠破裂有关。

2. 疼痛 与躯体多发伤有关。

3. 语言沟通障碍 与创伤后恐惧有关。

4. 皮肤黏膜完整性受损 与车祸后创伤有关。

5. 躯体移动障碍 与骨盆骨折及右下肢股骨干损伤有关。

6. 角色紊乱 与多发伤后担忧辍学有关。

（四）护理措施

1. 针对营养失调的护理措施

（1）饮食干预：患儿入院后行左枕叶血肿清除术，乙状结肠部分切除、近端造瘘、远端封闭术后，单纯肠内营养或肠外营养无法满足患儿的代谢需求。为了将患儿远期预后的负面影响降到最低，以更精确和全面的营养支持应对患儿身体的基本代谢和康复需求，医疗团队采用 Harris Benedict 公式计算每日能量需要量（表 8-1），以此确定患儿所需能量摄入量。

笔记栏

表 8-1 Harris Benedict 公式

男：BEE=66.5+13.76W+5.003H ~ 6.755A
女：BEE=655+9.563W+1.85H ~ 4.676A

	体温升高 1℃（37℃起）	12%
	严重感染	10% ~ 30%
校正系数因素增加量： 分别在上述基础上加	大手术	10% ~ 30%
	骨折	10% ~ 30%
	烧伤	50% ~ 150%
	ARDS	20%

BBE：基础能量消耗	W：体重 kg	H：身高 cm	A：年龄

将患儿身高（143cm）、体重（38kg）、年龄（11 岁）带入 Harris Benedict 公式，计算每日能量需要量为 1 231.51kcal/d，患儿因严重感染、大手术、骨折分别增加 10%、10% 和 10% 的消耗量，因此患儿每日能量需要量为 1 639.14kcal/d。按照计算结果，在术后 24 小时根据患者情况，先进行肠外营养补充，根据患儿能耗，配备每日营养液中的蛋白质、脂肪、维生素、氨基酸、电解质、氯化钠和液体总量，静脉滴注到患儿体内。

（2）造口饮食管理：开放造口后，遵医嘱试喂少量温开水，观察患儿有无腹胀、呕吐、胃潴留等症状。术后早期采用造瘘口敷料称重法计算出量，使用造口袋后记录造口袋内容物量，准确记录造瘘口出量。根据 1∶1 比例给予肠内营养能量添加和肠外营养能量添加，为患儿补充营养。

2. 针对疼痛的护理措施

（1）预镇痛：患儿身上多处外伤，手术给患儿带来多次疼痛，为降低疼痛可能会导致的机体强烈应激，遵医嘱在早期给患儿提供镇痛药物，并持续给药，尽早地阻断疼痛刺激信号的传导，改善中枢与外周痛觉感受器的致敏状态，上调疼痛感受器阈值，缓解痛觉过敏。

（2）术后非药物干预

1）分散注意力：给患儿提供其感兴趣的玩具，并在换药前给予患儿舒缓的音乐，以分散其注意力，减缓疼痛。

2）足部反射疗法：在安静环境下，给患儿按摩足部的肾脏和肾上腺相对应反射点。

3. 针对语言沟通障碍的护理措施

（1）松弛疗法：Jacobson 的松弛疗法表明可以通过肌肉放松、音乐放松以及冥想等来减轻压力或焦虑。对患儿使用抚触、音乐疗法结合渐进的松弛疗法，合理地安排休息时间，保证病室空气新鲜流通；在入睡前陪伴，播放平时她喜爱的轻音乐、讲她平时爱听的故事及抚触正常的皮肤来引导患儿放松，逐渐进入睡眠，通过采取措施来缓解患儿由于车祸引起的焦虑和失语。

（2）非语言沟通：患儿因为车祸的惊吓，出现失语和回避交流症状。

1）患儿为学龄儿童，用带有吃饭、换药、高兴、痛苦等图画和文字的卡片和患儿沟通，让她有能力向外界表达她的想法与需求，护士及时为其提供帮助。

2）在与患儿沟通时，发现她眼神躲闪，与医护人员或陌生人接触时环抱手臂，呈防卫姿态，高度警惕。护理人员通过眼神肯定和肢体触摸给予患儿安慰，并在长时间接触中给她充足的空间安全感，增加她的信任感，消除车祸带来的恐惧心理。

4. 针对皮肤黏膜完整性受损的护理措施

（1）创口周围皮肤

1）协助医生充分清创，消毒创面周围皮肤，大量过氧化氢与 0.9% 氯化钠注射液交替冲洗污物及脱落的组织。

2）以湿润为主的封闭式治疗方法，使用新型保湿含银离子敷料外贴皮肤擦伤处，外用泡沫敷料加盖，若渗出物多应及时更换。

3）经过封闭式治疗后，创面渗出物减少，新生肉芽色红，皮肤基底毛细血管网修复较好，予以水胶体敷料覆盖创面。

（2）造口周围皮肤：由于患儿年龄小、依从性差、皮肤娇嫩及抵抗力弱等心理、生理特点，小儿肠造口并发症发生率较成人高，达 10%～30%，更易发生造口周围皮肤红、肿、皮疹、糜烂、化脓等病理改变。造口周围皮炎是肠造口最多见的并发症，一般发生在术后 1～2 周。因此，正确选择合适的造口用具、防范小儿肠造口周围皮肤并发症是临床护理的重点和难点。

1）术毕立即粘贴造口袋，杜绝肠液对皮肤及黏膜的刺激。

2）每日观察造口周围皮肤状态，并用温开水或等渗盐水擦洗造口及周围皮肤。

3）皮肤擦洗完毕后，用 15% 氧化锌软膏保护造口周围皮肤。

4）选择两件式造口袋，7 天 / 次，协助更换。

5. 针对躯体移动障碍的护理措施

（1）早期被动运动

1）身体按摩：受伤早期，患儿无法正常进行躯体活动，给予患儿适当身体按摩，促进血液循环、肢体恢复，为后续进行康复训练奠定基础。

2）关节活动：病情稳定后，对未骨折的上肢和下肢的关节进行被动活动。

（2）康复训练：将游戏贯穿于康复训练当中，能使枯燥的功能训练在快乐的游戏中完成。儿童天性活泼爱动，根据儿童爱嬉戏玩耍和好奇心重的特点，通过吹气球、举哑铃等，增强患儿对功能训练的兴趣。这在促进患儿康复的同时，还能增强医务人员以及家庭成员与其亲密关系。

6. 针对角色紊乱的护理措施　患儿 11 岁，在内心里她有一定的社会角色。她认为目前必须完成的事情就是好好读书，最向往的就是回到学校与同学们一起学习和参加活动。但是突然间遭受了车祸后，患儿不仅身心受到考验，还耽误自己的学业，加重了其在住院期间的心理负担。为帮助患儿尽早回归正常学习和生活，护士在患儿受伤不同阶段为其提供恰当的情感支持和教育支持：①在受伤的早期，护士通过心理医生治疗及老师和家长的劝导，努力保持其心态平衡，患儿能积极配合治疗护理，使得治疗效果达到最佳状态，缩短住院时间。②在病情稳定后，同意老师同学的探视和陪护，为其讲述学校发生的新鲜有趣的事情。③在康复期，医务团队与学校积极取得联系，能够有规律地安排老师和同学为其补习课程。

【案例反思】

1. 结合年龄特点开展生命关怀高级护理实践　在进行生命关怀时要考虑不同年龄段患者的护理需求，护理人员要充分理解并尊重患者在不同年龄段的生理、心理和社会特点，为其提供合适的照护。在本案例中，患儿作为学龄儿童，会有情绪波动大、对父母依赖性强、疼痛较为敏感、注意力难以集中、沟通不畅等难点，同时也有好奇心旺盛及学习能力强的特点。依据学龄儿童独有的特点，采用分散注意力、音乐和预镇痛的方法缓解患儿的疼痛；为促进患儿早日康复，在训练时利用其好奇心强的特点为其制订有趣且系统的训练计划，在帮助其康复的同时避免出现不耐烦的情绪；在与患儿沟通时采用图片卡的方式，既保证了沟通的通畅，又增加了趣味性。

2. 基于生命关怀提高整体护理质量　整体护理是更好地满足患者生理、社会和精神层面的需求，生命关怀理念以人为中心，全面关注患者情况，在临床实践中，护理人员对待患者要有生

笔记栏

命关怀的思维，通过生命关怀的实现来提高整体护理质量。本案例患儿在遭遇车祸、父亲受伤、重伤在身、活动障碍、学业停滞等多重打击及生活规律受干扰之后，在生理、心理或行为上，表现出多种不良状态，如恐惧不安、怕黑、退缩、睡眠失调、注意力不集中等。因此，护士除了给患儿提供营养支持、疼痛控制和皮肤管理外，同时寻找心理医生给予患儿心理抚慰，在患儿病情稳定的情况下提供给患儿教育信息，让其更早地恢复正常的学习与生活。

3. 生命关怀的延续效应　生命关怀是临床工作中以患者为中心的模式代表，护理人员在接触患者时应始终怀有对生命的尊重，这不仅能促进患者恢复，提高护理质量，也可能会给患者后续人生带来积极影响。在本案例中，护理人员作为患儿的照护者、倾听者和陪伴者，多次给予患儿理解和肯定，协助患儿重建原有的控制感和安全感，同时积极帮助患儿寻求社会资源，帮助患者尽快回归正常的学习和生活。这种关怀在患儿心里埋下了一颗成为医务人员的种子，并悄悄生根发芽，12 年后患儿成为一名三甲医院的护士，将曾经获得的专业照护的生命关怀，带给她所接触的患者，达到人生完满状态。护理人员的关怀和支持不仅在于治疗疾病，更在于倾听和陪伴。生命关怀不仅是一种工作方式，更是一种医疗精神的延续，生命关怀超越了时间和空间的限制，将爱与希望传递给每一个需要关怀的人。

ER8-2
案例视频

📝 后记链接

12 年后成为三甲医院护士的女孩的心声

我是当年的车祸伤童，很幸运，在各位医务人员的悉心治疗和精心照顾下，我得以克服恐惧，解除病痛。12 年前一群护士阿姨的身影依旧历历在目，从那一刻起，成为一名医务人员的小小梦想就种在我的心中。那本该是个闲适的夏天，可我的记忆碎片里，没有饮料和蝉鸣，只有病房里晃眼的白炽灯和点滴瓶里上升的气泡。看着身上的伤痕和一层层厚厚的纱布，我很痛，发自心灵深处的痛。好在医务人员们都很温柔，他们小心翼翼地照顾着我，给我打针，为我换药。他们高明的医术和精湛的技艺，好比一双细腻又温暖的大手，一遍遍抚摸着受伤的小鹿。就是从那时起，我对医学产生敬仰。病房里的铁床是冰冷的，即便是夏天，我依旧不敢触碰。那时的我仿佛置身黑暗之中。我总是害怕地抱紧自己，也不愿意和任何人说话。我不记得床边的监护仪报了多少次警，只记得有好多戴着护士帽的漂亮姐姐来看望我，她们从家里带来故事书给我讲故事，她们轻柔地给我洗头，为我擦身。后来，病房里温暖的空气让我感觉不到铁床的冰冷。再后来我开始笑了，笑着说话。也就是从那时起，我想成为他们中的一员。

时至今日，同样也是夏天，我戴上了梦寐以求的护士帽，在镜子前的我笑得那般灿烂。因为这一段特殊经历，我深知生命之珍贵和医学之伟大；我深知医务人员的技术水平可以左右患者的预后；我更深知对患者的整体关怀也可以决定病情的最终走向。此生，我将戴着我的护士帽，秉承着医务人员的信念一直走下去。

第四节　成人慢病高级护理实践案例

糖尿病（diabetes mellitus，DM）是由遗传和环境因素共同作用而引起的一组以慢性高血糖为特征的代谢性疾病。糖尿病分为 1 型糖尿病（type 1 diabetes mellitus，T1DM）、2 型糖尿病（type 2 diabetes mellitus，T2DM）、妊娠糖尿病（gestational diabetes mellitus，GDM）和特殊类型糖尿病。T1DM 患者终身依赖胰岛素控制血糖，容易出现血糖波动，临床常因出现糖尿病酮症酸中毒而首

笔记栏

次就诊，在病程中有反复发生酮症和糖尿病酮症酸中毒的倾向，给患者和其家庭带来高昂医疗费用和沉重照护负担。流行病学调查显示，我国 T1DM 糖尿病酮症酸中毒发病率高达每年 263/1 000位患者，远高于英国的每年（8.0～51.3）/1 000 位患者。糖尿病酮症酸中毒是 T1DM 主要并发症，也是 T1DM 患者死亡的主要原因，而针对性护理措施能够有效改善患者的临床结局与生活质量。

【案例背景】

糖尿病酮症酸中毒（diabetic ketoacidosis，DKA）是由于胰岛素不足和拮抗激素不适当升高而引起的糖、脂肪和蛋白质严重代谢紊乱的综合征，临床以高血糖、高血酮和代谢性酸中毒为主要表现，常因感染而诱发。DKA 临床治疗难度较大，严重时可并发脑水肿、应激性溃疡、急性消化道出血等，预后较差。DKA 患者急救过程中的抢救配合和护理过程中的病情变化观察，是降低患者死亡风险、改善患者疾病预后的关键。此外，连续性及个性化自我管理教育和随访评估是保障患者长期血糖控制稳定、改善疾病结局的重要手段。在本节案例中，根据 DKA 护理要点，糖尿病专科护士综合运用理论指导和循证护理等方法为患者制订全程个性化护理措施。

【案例解析】

（一）案例介绍

毕女士，35 岁，因"口干多饮多尿 10 年，恶心呕吐 3 天"于 2023 年 8 月 18 日入院。患者 10 年前因口干、多饮、多尿于外院确诊 T1DM，长期胰岛素控制血糖，因血糖控制不佳反复住院。3 天前患者暴饮暴食后出现上腹部不适，伴恶心、呕吐。实验室检查显示：随机血糖 24.40mmol/L，血 pH 7.14，血酮 17.10mmol/L，尿酮 ++++，血钾 2.96mmol/L，乳酸 1.6mmol/L，血钙 1.85mmol/L，$PaCO_2$ 13.3mmHg，PaO_2 64mmHg，白蛋白 25.2g/L，血红蛋白 89g/L，24 小时尿蛋白定量 2 991mg/24h，糖化血红蛋白 10.91%。诊断为糖尿病酮症酸中毒和电解质紊乱。

（二）护理评估

1. 健康史　患者 3 天前因上腹部不适，伴恶心、呕吐入院，诊断为糖尿病酮症酸中毒和电解质紊乱。既往 T1DM 病史 10 年，无家族史，无食物药物过敏史，无烟酒史。本次病程中食纳差，睡眠差，小便量多，大便正常。

2. 身心评估　患者由轮椅推入病房，神志清楚，精神萎靡，中度脱水貌，皮肤黏膜干燥、弹性差，有恶心、呕吐、口干，呼气烂苹果味，查体四肢乏力，四肢肌力 4 级。生命体征：T 36.5℃，P 103 次/min，R 26 次/min，BP 85/52mmHg，身高 158cm，体重 47.5kg，BMI 19.03kg/m²，近期体重轻度下降 3kg。

患者 10 年来因血糖控制不佳反复住院，自述存在对疾病急性进展的恐惧，并且因长期生活受限而感到痛苦。使用慢性病患者恐惧疾病进展简化量表（fear of progression questionnaire-short form，FOP-Q-SF）测评患者得分为 40 分，达到较高水平，尤其是在"想到糖尿病可能会进展我变得焦虑""我担心有一天会因为糖尿病不能再继续自己的爱好""我担心在糖尿病进程中会有一些重大的治疗"等条目上得分最高。采用糖尿病痛苦量表（diabetes distress scale，DDS）对患者糖尿病相关的心理痛苦进行评估，量表各条目均值为 3.5 分，存在严重痛苦，尤其是在生活规律相关痛苦和情感负担维度。

3. 家庭与社会支持评估　患者作为家庭主要支柱，既要承担经济压力又要照顾父母和子女，爱人平日经常对其指责和批评，家庭和社会支持不足。

4. 辅助检查　血 pH 7.14，血酮 17.1mmol/L，尿酮 ++++，血钾 2.96mmol/L，乳酸 1.6mmol/L，血钙 1.85mmol/L，$PaCO_2$ 13.3mmHg，PaO_2 64mmHg，随机血糖 24.4mmol/L，糖化血红蛋白 10.91%。

5. 护理风险评估　患者存在诸多易发生低血糖的风险因素，包括 1 型糖尿病、无感知性低血糖病史、全天血糖波动大，低血糖风险筛查结果为高危。

入院时患者压力性损伤评分 19 分，自理能力评分 40 分。使用跌倒风险临床判定法判定患者为跌倒高风险。因临床上部分跌倒者并不认为跌倒是潜在风险，而认为跌倒只是一种意外，即存在感知偏差，进一步使用患者跌倒风险感知量表（fall risk perception questionnaire for patients，FRPQ）对患者跌倒风险感知进行评估，结果显示评分为 39 分，跌倒风险感知较低。

根据 NRS 2002 评分条目，患者近 1 周的进食量与需求量相比减少了 50%，且白蛋白为 25.2g/L，血红蛋白为 89g/L，NRS 2002 量表评分为 4 分，有较高的营养风险，需要给予营养支持。

内科血栓风险评估量表评分为 3 分，患者有发生静脉血栓栓塞症的风险。

6. 自我管理评估　患者既往未接受过系统的糖尿病自我管理教育课程，对糖尿病认识和重视度不足。常因工作和生活压力导致血糖监测不规律、不及时，血糖控制不佳。且因工作原因，饮食不规律，有时不吃早餐，经常进食夜宵，从不对饮食进行碳水化合物计算。10 年病程中常因暴饮暴食引起血糖波动而住院治疗。患者大多数时间在自营店面工作，经常熬夜，没有运动习惯。使用糖尿病自我管理行为量表（summary of diabetes self-care activities，SDSCA）对患者自我管理能力进行评估，其得分为 21 分，在饮食、体育锻炼和血糖监测维度得分均较低，自我管理行为不佳。

（三）护理问题

1. 血容量不足　与糖尿病酮症酸中毒、恶心呕吐、机体脱水有关。

2. 电解质紊乱及酸碱平衡失调　与体内胰岛素不足和拮抗胰岛素激素分泌过多致全身代谢严重紊乱有关。

3. 有血糖不稳的危险　与使用降糖药物、既往无感知性低血糖病史有关。

4. 有营养不良的危险　与进食量减少、低蛋白血症及贫血有关。

5. 有跌倒的危险　与肢体乏力，四肢肌力 4 级有关。

6. 潜在并发症：深静脉血栓栓塞症。

7. 糖尿病痛苦和疾病进展恐惧　与病程长，需终身管理且依从性差有关。

8. 自我管理不佳　与疾病自我管理知识缺乏有关。

（四）护理措施

1. 针对血容量不足的护理措施

（1）急救措施：立即开通两路静脉通道，遵医嘱一路补液，另一路给予小剂量胰岛素静脉应用。吸氧 4L/min，密切观察患者意识状态和瞳孔大小，记录 24 小时出入量，心电监护监测生命体征，监测血糖、血气等的变化。

（2）补液：患者为中度脱水，按照"先快后慢"的补液原则，遵医嘱予 0.9% 生理盐水 1 000ml 静脉输注，调节滴速为 180 ~ 190 滴 /min，于 1 小时内输注完毕。根据血压、心率、每小时尿量及周围循环情况，动态调整补液速度。

2. 纠正电解质紊乱及酸碱平衡失调的护理措施　在补液的基础上遵医嘱立即补钾。10% 氯化钾 15ml 加入液体中静滴，补钾过程中监测心电波形、血钾和尿量，调整补钾量及速度，警惕心律失常。观察患者低钾症状的改善情况，如肌力有无增加，恶心、呕吐等症状有无缓解。同时监测动脉血气。

3. 针对血糖波动风险的护理措施

（1）胰岛素治疗：立即给予其短效胰岛素静脉输注。根据《中国 1 型糖尿病诊治指南（2021版）》，计算患者初始胰岛素静脉输注速率为 4U/h，每小时监测血糖。3 小时后患者血糖降至 12.5mmol/L，遵医嘱予 5% 葡萄糖溶液静脉滴注，同时胰岛素减为 3U/h 泵入。入院当日 22：00 查血糖为 8.3mmol/L，予暂停静脉泵，第二天改为胰岛素皮下泵。

（2）血糖监测与控制：8 月 19 日患者 DKA 缓解可进食后，遵医嘱每天监测 8 段末梢血糖（三餐前后、睡前、凌晨三点），以加强患者急性期血糖异常的监测，并根据血糖波动情况及时遵医嘱调整用药。出现高血糖或低血糖时，及时评估原因。

运用中医非药物疗法，帮助患者控制血糖。可采用耳穴贴压糖尿病点、胰腺、肺、口、渴点、脾、胃、饥点、内分泌、三焦穴，指导其由轻到重按压耳穴，以耐受为度。亦可指导患者进行耳部按摩，由外向内、由下而上，以耳部皮肤微微发热为宜。

（3）低血糖防治宣教：①告知患者可能引起低血糖的原因、低血糖的临床表现、预防和处理方法，嘱其抽屉中备糖果和苏打饼干，如出现手抖、出汗、头晕、心悸等低血糖表现时应立即按铃呼叫，由糖尿病专科护士判断是否为低血糖并进行处理。②叮嘱患者其身上佩戴的胰岛素泵里为速效胰岛素类似物，起效时间为注射后 10～15 分钟，需在胰岛素注射后 10 分钟内进餐，以免发生低血糖。

4. 针对患者营养不良风险的措施

（1）健康教育：针对患者平日三餐不规律、喜食夜宵的习惯，告知她餐次不确定会增加血糖波动，使胰岛素剂量难以调控。为患者制订就餐时间，早餐时间为 6：00～9：00，午餐时间为 11：00～13：00，晚餐时间为 17：00～19：00。考虑到患者工作性质，若实在无法在规定时间内就餐，则每两餐之间需相隔 3 小时。结合中医辨证施护理念，根据证型进行个体化饮食指导。患者为气阴两虚型糖尿病患者，合并有贫血，指导其饮食应合理控制总热能，避免食用辛辣炙烤之品，可多吃红枣、鸭血、山药、甲鱼、百合、银耳等食物，以益气养阴和补气血。

（2）饮食干预：根据患者体重和活动系数，在住院期间订制糖尿病餐。患者 BMI 19.03kg/m^2，为正常体重，20 日起可下床活动。根据其日常从事轻体力劳动，标准体重为（158－100）× 0.9－ 2.5 = 49.7kg，计算其每天需要的热量为 30kcal/kg × 49.7kg = 1 491kcal。《中国糖尿病医学营养治疗指南（2022 版）》推荐成人 T1DM 患者每日碳水化合物摄入量占总能量的 45%～60%。考虑到患者存在低蛋白血症，糖尿病专科护士为患者制订每日总能量为 1 500kcal 的食谱，其中碳水化合物占总能量 50%，蛋白质占 25%，盐少于 5g，油少于 22g。

5. 针对跌倒和深静脉血栓栓塞症风险的护理措施

（1）跌倒预防干预：患者存在跌倒的高危因素，但其跌倒风险感知较低，存在感知偏差，会增加跌倒风险。按照传统跌倒风险等级设定护理措施的方法不利于个体化护理措施的制订，更无法提高患者主动防范跌倒的能动性。因此，除在患者床头悬挂高危跌倒指示牌、增加每周跌倒风险评估次数和给予口头宣教外，糖尿病专科护士还应根据其跌倒风险感知量表的低分条目，对患者开展感知教育，强调肌力下降、营养不良和血糖波动等都会增加跌倒的风险，在下床活动时需家属陪同，注意随身携带糖果或饼干等，使之在心理认知层面树立风险感知意识、修正风险行为，将风险感知意识内化于心，外化于行。

（2）深静脉血栓栓塞症预防干预：患者卧床期间，指导其进行踝泵运动，每日 3～4 次，每次 20～30 组。入院第 5 天患者下床活动，指导其在家人陪同下逐步增加活动量。入院第 6 天开始于餐后 1 小时进行有氧运动，包括散步、体操、太极等。嘱咐患者运动前监测血糖、运动时随身携带饼干和含糖饮料、运动后 2～4 小时及时补充碳水化合物，预防低血糖的发生。

6. 针对糖尿病痛苦和疾病进展恐惧的护理措施　患者存在较为明显的糖尿病痛苦与疾病进展恐惧，需要增强其糖尿病自我管理信心。患者出现糖尿病痛苦的主要原因是病程中经常发生血糖波动，使之产生挫败感。加之家庭支持不足，糖尿病管理均需自己完成，疲乏感较重。患者恐惧疾病进展的原因是随着病程进展、胰岛功能逐渐衰退和因并发症反复入院等。此外，作为家庭主要支柱，患者还承担巨大经济压力和子女父母照顾负担，更加担心疾病出现进展。针对上述原因，结合相关研究进展，采用正念训练联合家庭支持干预，促进家庭支持和积极应对，改善患者心理痛苦。同时通过心理韧性干预降低患者对糖尿病进展的恐惧。

（1）正念训练联合家庭支持干预减轻糖尿病痛苦：①成立正念训练与心理干预小组，以糖尿病专科护士和心理咨询师作为组员。住院期间带领患者进行正念减压训练，包括正念呼吸、躯体扫描、正念冥想等。嘱咐患者记录内心所想和不良心理引发的后果，引导其将不良的心理表露出来。患者出院后，通过微信群的方式督促患者进行正念训练，及时对其存在的问题进行解答。

159

②与患者和家属进行 2～3 小时的有效沟通，了解到患者和其爱人的生活方式较为一致，都存在餐次不固定、喜食油炸辛辣食物、不爱运动等不良生活方式，且爱人平日里经常对其进行指责和批评。根据患者及其家属现存的问题，进一步了解患者和家属希望的家庭支持形式，共同制订家庭支持计划，包括指导夫妻共同制订每周食谱、鼓励患者爱人对其每日三句夸赞、每周两次运动陪伴等。

（2）心理韧性干预降低疾病进展恐惧：①帮助患者了解"我"有什么，从社会生态角度梳理目前所拥有的资源，并让患者对所拥有的社会资源进行重要性排序。患者列举的社会资源有病友疾病管理支持、女儿情感支持、糖尿病专科护士信息支持以及医保政策支持，她认为其中最重要的是女儿情感支持。②教会患者最大程度地利用社会资源，包括将其拉入医院患者微信群、让疾病管理良好者给患者分享经验、鼓励患者邀请女儿监督自己平日饮食等。③帮助患者回忆疾病管理过程中值得自豪的事情，并总结其优秀品质反复夸赞，引导患者立足当下，用积极的心态看待疾病与生活。④引导患者回顾患病以来所有的心理压力和恐惧，采用认知重构的方法，用积极认知代替消极认知。如针对患者觉得糖尿病会不受控制地恶化下去，彻底毁掉自己生活的消极想法，采用事实原则，告知在她的积极配合下，DKA 迅速得到了纠正，并且近几天血糖都控制良好。而且自我管理需要的健康饮食、规律运动和定期复查，不仅能帮助其控制糖尿病，还有利于身体健康和及时发现潜在病变。⑤回顾和巩固上面阶段的收获，引导患者常常进行积极归因，促进积极情绪的产生。

7. 针对自我管理不佳的护理措施　《1 型糖尿病自我管理教育与支持专家共识（2023 版）》中指出，实现糖尿病自我管理的总体目标需遵循个体化原则、动态性原则、连续性原则与实用性原则。本案例根据这五个基本原则，在住院期间为患者制定了结构化自我管理教育课程，并基于 Triangle 模型的分层分级模式为患者提供延续性护理。

（1）住院期间结构化自我管理教育：结构化教育是一种高质量、有计划、分阶段进行的糖尿病自我管理教育项目，要求根据患者需求、文化程度和文化背景等对项目内容进行适当调整。罗丹等学者在 2020 年开发了针对我国 T1DM 患者的结构化自我管理教育课程，涵盖认知、动作技能和情感 3 个领域，共 43 项教学目标。参考该课程，由糖尿病专科护士在患者住院期间对其进行结构化自我管理教育，具体安排如下（表 8-2）：

表 8-2　结构化教育课程安排表

课程内容	教育目标	时间 /min
1 型糖尿病和胰岛素治疗	能知道 1 型糖尿病的发病机制及主要病因	45
	能说出高血糖的共同临床特征表现	
	能知道胰岛素的降糖机制	
	能说出胰岛素种类及其作用特点	
	能做到正确存储胰岛素及选择正确注射部位	
	能够正确地注射胰岛素	
	能正确使用胰岛素泵并进行日常维护	
自我监测和血糖波动处理	能说出自己血糖控制目标值	60

课程内容	教育目标	时间 /min
自我监测和血糖波动处理	能做到规律自我监测血糖并进行解读和记录 能说出低血糖发生的原因和表现 能正确预防和处理低血糖 能识别酮症酸中毒的早期表现 能避免糖尿病酮症酸中毒的主要诱因	60
固定碳水化合物种类和数量饮食	能说出营养素分类及代表食物 能识别富含碳水化合物的食物 能根据每日所需三大营养素的占比选择食物	45
碳水化合物计数与胰岛素剂量调节	能计算一餐食物所含碳水化合物的总量 能计算自身碳水化合物敏感系数 能根据进食内容调节餐前胰岛素剂量	60
合理运动	能理解运动与血糖控制的关系 能制订合理的运动计划 能预防和处理运动相关低血糖	45
并发症筛查及特殊时期疾病管理	能说出糖尿病并发症类型及危害 能做到遵医嘱规律到医院筛查并发症 能在生病期间正确管理糖尿病 能在节假日期间正确管理糖尿病	45

（2）基于 Triangle 模型的分层分级延续性护理：Triangle 模型可根据患者的自身情况与需要，将其分为不同风险层级进行管理。有研究显示，将该模式应用于糖尿病患者，可以降低患者并发症发生率，提高患者生活质量。

患者 10 年来因血糖波动多次住院治疗，根据 Triangle 模型分层分级进行延续性护理能够及时识别与稳定患者病情，减轻经济负担、减少或延缓并发症的发生，具体步骤如下（图 8-3）：①依据慢性病 "Triangle 分层分级管理" 理论，参考 2 型糖尿病分级标准，糖尿病专科护士在出院时根据患者整体情况将其分为高危层（最近 3 个月内 $HbA1c \geq 9\%$）。②根据患者的分层结果，出院后糖尿病专科护士每周对其电话随访 1 次，了解血糖监测与管理情况。并通过自主研发的延续性护理小程序进行网络随访，每月评估 1 次病情，评估内容包括血糖、并发症、用药、自我管理和生活质量量表测评等。患者需将每日自测血糖、用药情况上传到延续性护理小程序，糖尿病专科护士对报警数据进行分析，若患者出现血糖异常，立即通知其入院治疗。患者每 3 个月到院检测糖化血红蛋白水平并针对其自我管理薄弱环节再次接受自我管理教育。每 3 个月动态评估患者分级，根据分级结果调整护理措施。

笔记栏

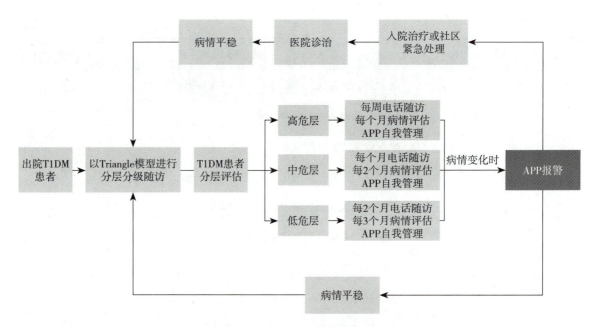

图 8-3　Triangle 模型分层分级延续性护理流程图

【案例反思】

1. 基于循证的临床护理决策为促进患者康复提供有力保障　本节的案例通过对患者全面评估，在对其进行护理时采取当前最佳的科学证据进行护理。例如评估阶段通过文献检索选择了最新且信效度良好的测评工具，在护理过程中根据指南制订补液和血糖控制目标，从高质量文献寻找并制订个性化的护理措施，包括纠正跌倒风险感知、基于家庭心理干预的正念训练、结构化自我管理教育课程与 Triangle 模型的分层分级延续性护理等。同时发挥中医优势，将中医药独有的辅助治疗手段运用于临床，融入患者个性化饮食指导中。

2. 充分考虑患者意愿和特点制订精准护理措施　本案例中首次给患者制订的饮食方案没有考虑其饮食喜好，导致患者出现加餐行为。发现问题后，糖尿病专科护士基于赋能理论，充分考虑患者意愿和主观能动性，与患者共同制订了基于碳水化合物计数的饮食方案，在解决患者饮食依从性低问题的同时激发了患者自我管理信心，改善了患者饮食习惯与血糖管理。此外，鉴于患者病程中因血糖管理不佳反复入院，出院随访对其非常重要。Triangle 分层分级管理模型是慢性病较为常用的分层管理模型，将疾病分为不同层级并根据层级需求提供专业性护理。糖尿病专科护士将 Triangle 模型用于患者出院后的延续性护理，根据其随访状况给予针对性护理，既能改善生活质量，又可以预防相关并发症，减少医疗支出。

3. 以专攻领域研究前沿为指引，推进亚专科护理实践纵深发展　糖尿病的治疗并不仅局限于药物治疗，生活方式改变、并发症威胁、复杂而烦琐的自我管理成为生活中的慢性压力源，可引发患者不良心理应答，如担忧、愤怒、沮丧、挫败等。本案例采用特异性心理评估工具掌握患者住院期间心理状态，并采用家庭支持、韧性强化等积极心理学干预手段，有效降低其糖尿病痛苦和疾病进展恐惧。为提高糖尿病相关心理风险筛查和干预，一方面可将心理评估纳入糖尿病常规就诊和随访流程；另一方面，国外设有专门从事糖尿病肾病、高血压和高血脂等方向的专科护士岗位，国内也开始对糖尿病专科护士进行细致化分类，陆续出现糖尿病教育师、胰岛素泵师和糖尿病足治疗师等方向。可加强糖尿病高级实践护士培养，为糖尿病专科护士提供专业心理干预和治疗技能培训，包括认知行为疗法、正念干预、叙事护理等。

4. 以改善患者健康结局为目标，突破科研创新瓶颈　糖尿病专科护士在临床工作中掌握了丰富的临床资源，每天面对大量的护理疑难问题。任何一个尚未获得满意答案的护理难题，都是研究方案设计的源头,由此获取数据、形成证据、最终得到可靠结论才能指导临床实践。本案例中患者有血糖波动的风险,糖尿病专科护士可以回顾性分析住院 DKA 患者发生低血糖的独立影响因素,构建风险预测模型,及早识别低血糖高危人群,采取个性化的护理手段提前干预,以改善患者健康结局。此外,在对患者进行营养护理干预时,目前仅告知其平日饮食可根据中医证型选择食物。为方便患者应用,后期可系统分析糖尿病古籍中食材应用频率和规律,构建要素结构化、症型精准化的糖尿病患者中医膳食方案。最后,本案例依据慢性病"Triangle 分层分级管理"理论,制定了 1 型糖尿病风险分层标准,后期可通过专家咨询确定风险分层的准确性,并开展随机对照研究验证基于风险分层的延续性护理对 1 型糖尿病患者的干预效果。

第五节 老年长期照护高级护理实践案例

失智症(dementia)又称为痴呆症、认知症、脑退化症,已成为一项严峻的全球性公共卫生优先关注问题。我国是全世界失智症人数最多、增长速度最快的国家之一,60 岁及以上人口中失智症人数已达 1 507 万。失智症是由多种病因引起的,以认知功能损害为主要特征的一系列综合征,常伴随情绪情感控制、行为或动机变化及日常生活活动能力下降,阿尔茨海默病(Alzheimer's disease,AD)是其最常见的类型。失智症的核心症状是大脑病变引起的认知功能障碍,而认知功能下降又会引起精神出现不稳定状况,或出现行为问题,统称失智症的精神行为症状(behavioral and psychological symptoms of dementia,BPSD)。由于失智症病程不可逆转且暂无法治愈,失智症老人认知功能下降、自理能力逐渐丧失、出现 BPSD、易走失等原因,使得失智症老人的照护面临巨大挑战。因此,失智症老人的长期照护已成为我国养老事业发展中关注的重点。

【案例背景】

失智症老人照护是一个长期且艰巨的任务。当家庭无力承担照护任务时,越来越多的老人会入住养老机构。由于失智症独特的症状和行为表现受老人的个性和以往生活经验等个人特质影响,因此在照护过程中必须考虑老人的独特性,进行"以人为本"的照护(person-centred care)已成为共识。护理过程中的认知功能训练,辅以失智症友好环境改造能帮助老人尽可能维持独立生活,延缓病情进展。失智症老人的 BPSD 是照护负担的主要来源,科学、有效的护理方式能够减轻照护者负担。在日常生活照护中,了解失智症老人的疾病进程和残存功能等,鼓励老人做自己能做的事,尽力保存他们的现存能力,同时采取适当方法帮助他们处理不能完成的事情。在本案例中,根据失智症老人的个性特点,始终遵循"以人为本"的照护理念,综合运用理论指导、循证等方法制订个性化的照护计划,能够对失智症老人 BPSD 进行有效管理,提高老人生活自理能力和生活质量,减轻照护负担。

【案例解析】

(一)案例介绍

丁女士,76 岁,汉族,大专学历,丧偶,已退休,退休前是小学美术老师。2023-01-03 因"记忆力减退逐渐加重 1 年余,伴言语减少"来医院门诊就诊。入院脑脊液生化分析:脑脊液总蛋白 605mg/L,脑脊液糖定量 5.22mmol/L;脑脊液送检提示 A+T+(N)+,头颅 MRI 提示脑萎缩,最终明确诊断为 AD。给予改善认知等治疗后,丁女士情况稳定,一般情况可,遂嘱其出院后规律服药[甘露特钠胶囊(九期一)450mg Bid 口服、美金刚片 10mg Bid 口服],定期门诊复诊。出院后由于家中无专门照顾者,遂转入养老机构照顾。近期丁女士认知功能减退逐渐加重,一直询问今天是什么日子,不会使用碗筷,经常找不到自己的房间,且有被偷妄想症。

(二)护理评估

1. 健康史 丁女士被诊断为 AD 1 年余,目前口服"甘露特钠胶囊(九期一)450mg Bid、美金刚片 10mg Bid"改善认知状况；否认"糖尿病"等其他慢性病史，否认其他重大外伤及手术史，否认乙肝、结核等传染性疾病病史，否认食物药物过敏史，否认输血史。

2. 身心评估 神志淡漠，精神一般。测量生命体征：T 36.5℃，P 83 次/min，R 16 次/min，BP 148/72mmHg，身高 160cm，体重 60kg，BMI 23.4kg/m²。

丁女士的认知障碍以记忆力减退为首发症状，伴定向力下降（时间和地点定向障碍），表现为一直询问今天是什么日子、在机构中经常找不到自己的房间。同时伴有多个认知领域损害，不能配合完成简易精神状态检查和蒙特利尔认知评估量表。画钟测验得分 2 分，提示中度认知功能障碍。利用临床痴呆评定量表（clinical dementia rating，CDR），通过知情者评估提示中度痴呆。

使用中文版护理院版神经精神量表（neuropsychiatric inventory-nursing home，NPI-NH）对丁女士的 BPSD 进行评估，结果显示丁女士存在被偷妄想，经常怀疑别人偷了她的东西，大约每周发生 1 次。妄想症状发生时丁女士会紧张不安，到处找东西；会扰乱照护者日常工作，需要花费一定时间处理，妄想单项得分 4 分，困扰程度 3 分。

使用改良 Barthel 指数评定日常生活活动能力，发现丁女士存在以下问题：①进食方面，不会使用碗筷，需要照顾者喂食，完全依赖他人帮助，单项评分 0 分。②如厕方面，在机构中经常找不到厕所，有时候会将裤子尿湿，需要他人帮助，单项评分 2 分。③洗澡方面，不能自己独立完成，不会使用洗澡设备，不认识洗浴用品，完全依赖他人帮助，单项评分 0 分。

3. 家庭与社会支持评估 丧偶，有一女儿，因工作和家庭原因无法照顾老人，因此家中无专门照顾者。现居住于养老机构中，女儿定期前来探望，几乎每天通过视频和老人聊天。

4. 辅助检查 2023-01-03 入院后脑脊液生化分析：脑脊液总蛋白 605mg/L，脑脊液糖定量 5.22mmol/L；脑脊液送检提示 A+T+（N）+，头颅 MRI 提示脑萎缩，最终明确诊断为 AD。入住养老机构后未进行其他辅助检查。

（三）护理问题

1. 记忆力障碍 与 AD 诊断，认知功能逐渐加重有关。

2. 定向力障碍：时间和地点定向障碍 与认知功能下降有关。

3. BPSD 妄想症状 与 AD 诊断，认知功能下降出现精神症状有关。

4. 日常生活自理障碍：进食、如厕和洗澡障碍 与认知功能下降有关。

（四）护理措施

1. 针对记忆力障碍的护理措施

（1）怀旧疗法：系统综述结果显示，在养老机构中针对个人的怀旧疗法能够改善失智症老人的认知功能。因此，护士请家属将丁女士之前珍贵的照片、收藏的小物件等带到机构，鼓励丁女士回忆并诉说关于这些物品的内容和故事。并和丁女士一起将这些物件按时间顺序排列，制作关于她的"生命故事"纪念册。过程中给予丁女士以鼓励和安慰，如果丁女士出现疲劳或者不耐烦则停止。在制作好纪念册之后，经常请丁女士拿出来观看并和他人分享。

（2）有氧运动：多项系统综述和 Meta 分析结果显示，同时进行认知训练和运动锻炼，尤其是有氧运动，能够显著改善认知功能，且效果较单独进行认知或运动锻炼更好。在评估以前的运动习惯和目前的能力后，发现丁女士以前喜欢的太极拳对她来说已经太过复杂，很难完成和重新学习太极拳的动作。考虑到丁女士以前有餐后和家人一起散步的习惯，给丁女士制订了每天 30 ~ 60 分钟的室外散步，以丁女士不觉疲乏为准，每周进行 5 ~ 7 次的运动计划。

2. 针对定向力障碍的护理措施

（1）针对时间定向障碍的护理措施：研究证实，现实导向疗法对改善失智症老人的认知和行为具有持续性效果。因此，护士在丁女士居住的区域开设了一个实事讨论会，每天早饭后将居住在附近的失智症老人聚集起来一起讨论时事或者近期发生的生活事件，让丁女士知道现在身边的状况。同时，护士为丁女士提供了一个每天一页的日历，帮其知道今天的日子。每当丁女士询问日期和时间时，护士会依情况教丁女士去看日历和时钟上指针的位置，了解当天的日期和时间。

（2）针对地点定向障碍的护理措施：针对丁女士找不到自己房间的情况，护士根据失智症老人居住环境设计原则，制订了下列措施：①为确保环境的清晰度，在地板、门和门把手之间保持清晰的色彩对比。②将丁女士个人照片和物品放置在卧室门口的玻璃盒中，并在其房间门上挂上她熟悉的自己的照片，帮助她在走廊上能找到自己的卧室。③不论在白天或者晚上都保证足够的照明亮度。④在丁女士居住房间的走廊尽头放置一个大型且外观独特的座位区，帮助丁女士定向。⑤在走廊上展示丁女士喜欢的绘画、艺术品或家庭照片，作为线索辅助丁女士找到自己的房间。

知识链接

失智症老人友好型环境设计原则

阿尔茨海默病协会提出失智症老人友好型环境设计的原则如下：

1. 不动声色地降低周围环境中的风险（unobtrusively reduce risks）

2. 提供大小合适的用物（provide a human scale）

3. 让失智症人士看见和被看见（allow people to see and be seen）

4. 管理刺激水平，减少无用刺激（manage levels of simulation-reduce unhelpful stimulation）

5. 管理刺激水平，充分利用有用刺激（manage levels of simulation-optimize helpful stimulation）

6. 积极鼓励活动和参与（support movement and engagement）

7. 创造一个熟悉的空间（create a familiar space）

8. 提供多样的场所让他们独自相处或和他人共度时光——在房间内（provide a variety of places to be alone or with others-in the unit）

9. 提供多样的场所让他们独自相处或和他人共度时光——在社区/机构中（provide a variety of places to be alone or with others-in the community）

10. 环境设计符合对生活方式的理念（design in response to vision for way of life）

3. 针对 BPSD 的护理措施

（1）针对被偷妄想的护理措施：英国国家保健服务系统推荐使用 ABC 工具评估和记录失智症老人的行为症状，通过规范记录行为症状的表现和正确的处理方法，有助于指导照护人员及时识别和使用有效方法管理老人的 BPSD，减少失智症老人症状，减轻照顾者负担及老人 BPSD 对其日常工作的困扰。

A 指事前/原因（antecedent），重点在于有关行为出现之前已发生的事件或活动，包括任何失智症老人在事发前曾表达过的想法、作出的行为、当时在场其他人的行为、环境的影响和当时失智症老人身边正在进行的活动等。B 指行为（behaviour），指在事发时观察到的失智症老人的行为，包括他们的反应，所说过的话及做过的事。护士必须完全客观记录事实，不包含对事件的主观理解。C 指结果（consequence），指因为上述行为而产生的回应，包括护士对所发生事件的反应及他们因失智症老人所表现的行为而作出的反应。护士用 ABC 工具记录了丁女士被偷妄想发生及处理的过程（表 8-3）：

表 8-3　丁女士妄想症状的表现及处理记录（基于 ABC 工具）

1. 行为症状的表现：

　　丁女士在房间中找不到自己的手机，称被今天打扫卫生的陈阿姨偷了。

2. 发生的日期和时间：

　　星期五下午 3 点半。

3. 该行为症状发生的具体地点：

　　在丁女士的房间。

4. 当时有谁在场？

　　丁女士、负责打扫卫生的陈阿姨和负责楼层的护士。

5. 在行为发生之前，失智症老人的情况是怎样的？（A，表示事前 / 原因）

　　丁女士曾发生过被偷妄想，这次情况发生时丁女士坐在客厅靠近她房间门口的椅子上看电视，陈阿姨看房间门开着就进入她的房间打扫卫生。

6. 就你的观察，失智症人士当时做了些什么？（B，表示实际表现出来的行为）

　　丁女士在发现陈阿姨进入她房间后，立即起身进房间开始找东西，显得很不安，并且有些烦躁。护士立即过来询问丁女士的情况，丁女士说她找不到手机了。

7. 请将失智症人士在该事件中说过些什么都尽可能记录下来。

　　丁女士说她找不到手机，肯定是陈阿姨假装进来打扫卫生偷了她的手机。然后就拉着陈阿姨让她交出手机，说手机里有女儿的照片，她要用手机和女儿视频。

8. 什么事情让这次的情况改善了？（C，表示结果）

　　当丁女士说手机丢了找不到，怀疑被陈阿姨进房间偷走时，严禁以否认的方式来回答。护士让比较受她信任的护理员过来跟丁女士说："那真是太糟糕了"，以这样的态度表示跟她有同感，接着再说："我们一起找吧"，并付诸行动。当护士比丁女士先找到手机时，不要立即说："在这里"，引导本人自行找到会比较好。因为，即使你费了一番功夫帮助她找到东西，她可能还会说"是你放回去的吧""那就是你偷了东西"等。而在丁女士自行找到东西时，也不要说："果然是放到这里忘记了"，而是说："太好了"并表现出开心的样子。

　　同时，护士将一把钥匙交给丁女士，并告诉她："这是您房间的钥匙，以后您离开房间的时候可以将门锁上，这样其他人就进不去了，东西就不会被偷了或者丢了，陈阿姨来房间打扫卫生的时候，您可以和陈阿姨一起在房间。"同时，告知其他工作人员进丁女士房间的时候告诉她，并邀请她一起。通过丁女士的话，护士了解到每天和女儿的视频对她非常重要，但是最近已经有两天丁女士没有和女儿视频了，护士将此情况反馈给了她的女儿，并建议每天和丁女士视频，经常看望她，给她提供情感支持。

9. 在事件发生之前，该失智症人士曾表现过什么情绪？		10. 在事件发生时，该失智症人士又表达过什么情绪？	
愤怒□	沮丧□	愤怒√	沮丧□
不安√	快乐□	不安□	快乐□
无聊√	烦躁□	无聊□	烦躁√
满足□	身体不适□	满足□	身体不适□
抑郁□	躁动□	抑郁□	躁动□
绝望□	悲伤□	绝望□	悲伤□
惊恐□	担忧□	惊恐□	担忧□

　　（2）针对 BPSD 的非药物疗法：护士在查阅文献过程中发现非药物疗法能够改善失智症老人 BPSD 及认知功能，其中宠物疗法在国外已被广泛应用。于是，护士利用小狗对丁女士实施宠物疗法。结果发现丁女士对小狗非常排斥，并表现出害怕的情绪，不愿意近距离接触小狗。护士

笔记栏

分析原因发现丁女士一直以来都没有养宠物的习惯，同时丁女士可能担心小狗的安全问题。遵循"以人为本"的照护理念，且进一步查找证据发现失智症老人照护中必须考虑其生活的社会文化背景。丁女士以前是小学美术老师，并且通过和其女儿讨论照护方案时发现丁女士以前在家一直养花养草。因此，护士为丁女士制订了每周分别进行 2 次艺术疗法（画画和赏画）和园艺疗法（侍弄花草）的计划。在实施过程中观察丁女士的行为和反应，及时和丁女士及家属沟通，改进照护计划。

4. 针对日常生活自理障碍的护理措施

（1）针对进食障碍的护理措施：丁女士虽然现在不会使用碗筷，但是护士仍然帮助其使用一些改良餐具，比如粗柄弯头的勺子、叉子，带有吸盘的碗。在丁女士不愿意用餐具进餐时，护士通知膳食科将其食物做成一口大小的饭团等，并以容易食用的份量装盘，让她自己用手抓食物吃，让她重视能够自行用餐这件事。同时，护士给丁女士创造了良好的就餐环境，保证餐厅的光线充足，盘子的颜色与桌子和食物的颜色形成对比（比如白色的盘子放在棕色的桌上），使丁女士能够看清她的食物。

（2）针对如厕障碍的护理措施：丁女士由于经常找不到卫生间的位置，会出现尿裤子的情况。同时，高龄者特有的身体变化如尿频，由于身体疾病和年岁增长，穿脱衣服等和如厕有关的动作变得比较缓慢。针对以上原因，护理措施的重点是设计容易如厕的环境，具体措施有：

1）对卫生间外部环境进行改造，包括：①在丁女士能够看到的地方都清晰地标明卫生间的位置，并且用文字和图形相结合的形式。②使用文字、符号和图片形式的标牌来指示卫生间。③确保卫生间的门把手及门和门框之间的颜色对比清晰。

2）在日常反复告诉丁女士怎样辨认卫生间的位置。

3）让丁女士穿容易穿脱的衣服，如松紧带的裤子。

4）在卫生间墙壁上安装符合丁女士身高且颜色明显的扶手和报警器。

5）观察丁女士的排便习惯，隔几个小时排尿，在用餐后多久会排便等，通过记录找出她的排泄规律。同时，掌握丁女士的排泄信号，如心情突然变差、东张西望、手放在腰间、想要脱裤子、走来走去等，及时提醒她去卫生间。

（3）针对洗澡障碍的护理措施：失智症老人拒绝洗澡都有其正当理由，如果不理会这些理由，强迫失智症老人洗澡，他们有时会因为感到混乱而吵闹或作出粗暴的行为。因此，必须先站在他们的立场，思考他们为什么不想洗澡，再根据原因帮助他们。护士分析发现，丁女士不能自己独立完成的主要原因在于她不会使用洗澡设备，也无法辨认浴室中的洗浴用品，但她又不想让别人知道。

针对上述原因，护士通过以下措施帮助丁女士完成洗澡：①将浴室的洗澡设备简单化，只留一个冲洗的喷头和开关，并且将水温一直保持在 40℃左右，防止烫伤。②将浴室的洗护用品换成洗发水和沐浴露二合一的，只留一个瓶子在浴室，拿走其他无关的东西。③了解丁女士以往的洗澡习惯，在她习惯的时间，以她习惯的方式洗澡。

【案例反思】

1. 循证护理实践为促进失智症护理质量提供科学决策依据 本案例通过在丁女士的护理过程中进行文献检索，应用当前最佳的科学证据指导护理全过程。评估阶段选择了信效度良好的评估工具，使得对丁女士存在的护理问题有准确、清晰地认识。在护理过程中制订符合丁女士喜好和以往习惯的个性化照护措施，包括将认知训练和运动相结合、现实导向疗法、失智症友好环境设计、应用 ABC 工具进行 BPSD 管理、非药物疗法等，这些措施在提高失智症老人照护质量、延缓认知功能衰退、有效管理 BPSD 和减轻照护者负担方面均起到重要作用。

2. "以人为本"照护理念促进失智症老人生活质量和护理质量提升 依据失智症老人照护的最佳证据，针对丁女士的所有护理措施均遵循"以人为本"的照护理念。"以人为本"的照护可

笔记栏

以满足失智症老人需求，减少 BPSD 的发生，能够提升整体护理效率，减轻照护负担。本案例中"以人为本"的照护要点包括以尊重和有尊严的态度对待丁女士；了解丁女士的过去、生活方式、文化背景、喜好、兴趣等；从丁女士的角度理解事情；为丁女士提供与他人交流和建立人际关系的机会；确保丁女士有机会参与她喜欢的活动。在日常生活护理中，根据丁女士的病情发展、健康状态、残存能力给予帮助和照顾，尽可能帮助其维持以往的生活。

3. 发展适合我国的本土化失智症照护模式是老年护理专科重要研究方向　失智症照护必须考虑社会文化背景因素、失智症老人个性化的人生经历已成为共识。本案例中，宠物疗法虽是一种比较成熟且有效的非药物疗法，但由于丁女士的生活背景和喜好，此疗法并不适用，根据"以人为本"理念为其进行艺术疗法和园艺疗法取得了良好的效果。此案例生动地表明在失智症照护中必须发展"以人为本"理念下的本土化照护方案和措施，这是老年护理专科研究的重要方向。

4. 开展失智症照护实践和研究是老年专科护士不可或缺的核心能力　本案例中对丁女士的照护方式完全不同于对其他慢性病老年患者的照护。我国老年专科护士的发展较晚，对其应具备的核心能力尚无统一标准。虽已有个别研究提到老年专科护士应具备失智症的长期照护能力，但未有详细的描述。随着我国人口老龄化的不断加深加快，失智症老人的数量也在不断增多，提升失智症照护质量对推动我国养老事业发展具有重要意义。因此，老年专科护士不仅应具备失智症的长期照护能力，同时还应不断通过在实践中发现问题，运用科学的方法解决问题提升我国失智症照护质量。

第六节　安宁疗护高级护理实践案例

WHO 定义安宁疗护（hospice care）为一种提高面临危及生命的疾病相关问题的患者及其家人的生活质量的办法。安宁疗护可通过早期识别、正确评估、治疗疼痛及其他生理的、心理的、精神上的问题来预防和减轻患者痛苦。其核心是让患者在最后的生命历程里，没有痛苦和哀伤，干净、平静、宁静地享受生命的最后一束阳光，有尊严地达到"优逝"的境界。随着病情的恶化，恶性肿瘤终末期患者要承受严重的疾病症状、治疗不良反应，还将随时面临死亡的威胁，精神上的痛苦显著，最突出的表现是恐惧，对生命消失的恐惧、失落的恐惧，与亲人分离的恐惧以及对死亡前肉体痛苦的恐惧。对于临终期的患者而言，最重要的是诱导他们从恐惧、遗憾、愤怒、焦虑、牵挂等困境中摆脱出来，让其明确死亡为人的正常生理部分，协助其对疾病、死亡有正确的态度和观念，客观对待生命消失。高级实践护士作为患者临终前的照护者，应带着一颗仁爱的关怀之心，以专业的知识以及辩证的思维为患者做好最后的安宁疗护，让患者在生命的最后一段旅程无伤、无痛、无憾地离开。在临床安宁疗护工作中，高级实践护士的作用全面贯穿在各个环节中，需要做好各个环节工作，不能顾此失彼或遗漏中间任何一个环节，对患者及家属来说起到了非常重要的积极作用。本案例总结一例卵巢癌四期广泛转移患者安宁疗护的高级护理实践。

> **💬 知识链接**
>
> ### 安宁疗护定义的由来
>
> "Hospice"原意为驿站，在安宁疗护中的定义为临终病人及家属提供缓解性及支持性的照顾，以改善不适症状为主，目的是让患者临终期舒适而无痛苦，拥抱生命的最后一束阳光。
> "Hospice Care"在世界各地有不同的提法：

1. 中国大陆 2016 年前称之为"临终关怀",现称之为"安宁疗护";
2. 中国香港特别行政区称之为"善终服务""宁善服务""姑息照顾"等;
3. 中国台湾地区称之为"安宁照护""安宁疗护";
4. 美国、英国等国家称之为"缓和医疗"。
2016 年,国家卫生健康委将姑息治疗、舒缓护理及临终关怀统称为安宁疗护。

【案例背景】

卵巢癌(ovarian cancer)是严重威胁妇女健康的恶性肿瘤之一,发病率仅次于子宫颈癌和子宫体癌而位居第三,预后差,病死率居妇科恶性肿瘤之首,尤其四期采取肿瘤细胞减灭术及化疗患者的 5 年存活率仅 10% ~ 30%。处于卵巢癌四期的患者一般陷入身心极其痛苦的情境,有时甚至失去社会互动,随时等待死亡。这是人生的最后阶段,勇敢面对死亡过程及体验人生最后阶段是完整人生中非常重要的一部分,这一内容即在安宁疗护的关怀视域中。高级实践护士作为患者安宁疗护的主要给予者,应结合患者的实际病情,提供个性化和专业化的护理,给予患者当前最需要、最舒适、最有益的疗护。

【案例解析】

(一)案例介绍

张女士,59 岁,2016 年 6 月 16 日因卵巢癌四期术后一年半广泛腹腔及肺转移,入住我院肿瘤科接受白蛋白、紫杉醇加安维汀治疗,但是效果不佳,并且患者出现血压较高现象,收缩压 170mmHg 以上。心内科主任会诊,建议动态监测血压。腹部增强 CT 检查显示小肠低位不全性肠梗阻,医嘱禁食,肠外营养,给予复合营养配方。2016 年 7 月 6 日,患者不全性肠梗阻缓解,身体各项功能恢复良好,回家休养。2016 年 9 月 28 日,患者频繁感觉腹胀,来院检查,B 超显示胆囊颈部结石嵌顿。经过全院会诊,为患者进行了手术取石,术后患者恢复良好。2016 年 11 月 3 日,患者最终发生颅内转移,在最后的生命历程里,由护士主导的医、护、家属团队协同努力,最终患者干净、平静、宁静地享受了生命的最后一束阳光,于 2016 年 12 月 24 日过完六十生辰后平静离世。

(二)护理评估

由于肿瘤疾病的特殊性,经常需要多次化疗、放射治疗、免疫治疗、至临终期安宁疗护等。高级实践护士在临床工作中,凭借扎实的理论知识及良好的沟通技巧,可以全面了解患者及家属需求,对其进行全面评估。除了要评估由疾病引起的各种不适,如疼痛、食欲减退等身体不适症状之外,还需要了解到心理、社会、精神等各方面需求。

1. 健康史　患者因卵巢癌四期术后一年半广泛腹腔及肺转移而入住肿瘤科接受化疗,之后出现血压较高现象,腹部增强 CT 检查显示小肠低位不全性肠梗阻,缓解后回家休养;又因自感频繁腹胀来院检查,B 超显示胆囊颈部结石嵌顿,行手术取石,术后患者恢复良好。

2. 身心评估　脱发是化疗所致的一种常见的令患者痛苦的毒性反应,虽然不危及生命,但可能造成患者情绪创伤,致使他们选择欠佳的治疗,或者拒绝或延迟可能对其有益的治疗。尤其在女性看来脱发会使得自己变得不再美丽、性感、有吸引力,使其丧失女性所具有的魅力,从而使得她们承受着巨大的心理压力和自尊变化。患者是一名会计师,作为一名知识女性美丽而自信,但是化疗后形象的改变,使其变得郁郁寡欢。

患者作为知识分子,对疾病的进程有一定了解,能感受到死亡的临近,虽然能接受,但还是存在着一定的焦虑与恐惧感。特别是随着死亡的临近,患者口腔周围的肌肉松弛,呼吸时,积聚在喉咙口的痰液会发出"咯咯咯"的声响,使自身恐惧感加剧。

笔记栏

3. 家庭与社会支持评估　爱人及子女在患者临终阶段都陪在其身边，他们希望患者能过完六十岁生日再离开。

4. 辅助检查

（1）患者行腹部增强 CT 检查显示小肠低位不全性肠梗阻；以及通过 B 超检查显示胆囊颈部结石嵌顿。

（2）营养不良，低于机体需要量：与患者胆囊切除以及化疗后恶心呕吐、存在的肠梗阻有关。联系营养师通过科学评估其营养指标，给予肠内营养、深静脉营养补充，指导家人给予其喜好的高蛋白鱼汤及薄皮小馄饨满足其食欲需求，少量多次。

（3）疼痛评估：与肿瘤侵犯腹部及肠壁有关，运用长海痛尺评分或疼痛数字评分法，每日给予疼痛评估，及时遵循医嘱给予小剂量吗啡或足底反射区穴位按压，以舒缓暴发痛等。

（三）护理问题

1. 营养失调：低于机体需要量　与肿瘤高消耗和肠梗阻导致的呕吐禁食有关。

2. 疼痛　与肿瘤压迫及肿瘤的生物学因素有关。

3. 自我形象紊乱　与化疗药物副作用有关。

4. 焦虑、恐惧　与感到死亡威胁有关。

5. 预感性悲哀　与疾病晚期对疾病治疗丧失信心有关。

6. 有皮肤完整性受损的危险　与长期卧床有关。

7. 有感染的危险　与治疗以及疾病发展有关。

（四）护理措施

1. 针对营养失调的护理措施

（1）保持良好饮食，合理地补充营养和热量。食物选择方面除了牛奶、鸡蛋，嘱患者要多食用新鲜蔬菜、水果、补充蛋白质和多种维生素，忌食脂肪含量较高的食物及辛辣刺激性食物。高蛋白质、高维生素饮食不仅能调理脾胃功能，同时也可刺激食欲。

（2）了解患者喜欢的食物和口味，在与营养师沟通后，尽量满足患者的喜好。在患者呕吐反应较轻时，为患者准备了她喜爱的水晶油爆虾和糖醋小排。好的食欲让患者对化疗的耐受力持续良好，在夏季来临前完成了化疗。

2. 针对疼痛的护理措施

（1）发现患者的疼痛，指导患者使用数字评分法，并认真对待患者的疼痛主诉，及时通知医生，建立疼痛病历，并做好评价记录。

（2）遵医嘱按三阶梯给药原则给予止痛药物，观察止痛效果和不良反应，做好止痛药相关知识和不良反应预防的宣教，每天进行疼痛评分，观察有无暴发痛的发生。

（3）非药物疗法：协助患者采取舒适体位，给予适当按摩理疗、音乐疗法、放松、臆想疗法等。

（4）鼓励患者表达疼痛感受，提供心理支持和情绪安慰。通过心理咨询、放松训练等方式帮助患者缓解疼痛带来的心理压力。

（5）做好基础护理，增加舒适度，减轻疼痛。

3. 针对自我形象紊乱的护理措施

（1）建议使用美容护肤化妆品等，帮助患者保持皮肤和头发的健康。患者因为化疗头发脱落，可以考虑提供假发或漂亮丝巾等修饰。

（2）选择适合患者身体形态的服装、美丽的配饰，助其提升自我形象，增加舒适和自信。协助患者佩戴不同花色的不伤害皮肤的丝质头巾，并且教会患者如何改变方式佩戴出不一样的效果，带着她到镜子前一同欣赏戴着头巾后美丽的自己并赞美她。

（3）通过心理咨询、沟通表达等方式帮助患者缓解情绪压力，应对自我形象问题。

（4）鼓励家人和朋友与患者保持积极的沟通，并提供鼓励和支持。建议家属经常更换病房中的鲜花，让患者每天保持心情愉悦。

4. 针对焦虑、恐惧的护理措施

（1）通过沟通、倾听、观察等方法，了解患者对于死亡的认识以及接受程度。

（2）通过与患者以平和的语态讲述典型案例，使其认识到生老病死乃自然规律，增强其对死亡的心理承受能力。

（3）死亡，往往是一个家庭乃至一个家族所承受的痛苦。因此，对于家属应及时给予哀伤排解指导，倾听家属的哀痛，允许其宣泄情绪，引导其积极地参与到患者的死亡指导中。

（4）临终阶段针对患者痰液急剧增加而造成的恐惧感，应细心温柔地帮助患者翻至侧卧位，用专业手法进行拍背，一边拍一边鼓励患者咳嗽，咳完后清水漱口，保持口腔清洁。

5. 针对预感性悲哀的护理措施

（1）护理人员应倾听患者的内心感受，理解其对死亡的担忧和恐惧，给予情感上的支持和安慰。

（2）向患者和家属提供关于临终护理和安宁疗护的信息，帮助他们了解和接受死亡作为生命过程的一部分。

（3）营造舒适、温馨的环境，给予患者安全感和安宁感，帮助其平静面对死亡。

（4）提供家庭支持和教育，帮助家属理解和应对患者的情绪变化，共同面对预感性悲哀带来的挑战。

6. 针对有皮肤完整性受损的危险的护理措施

（1）定期观察患者腹部的伤口是否干燥，导尿管和输液管是否通畅良好，患者的皮肤是否完整。保持皮肤清洁和干燥，避免长时间潮湿和摩擦。使用温和的皮肤清洁剂，避免使用刺激性化学物质。

（2）患者临终末期长期卧床阶段，应定期翻身或变换姿势，使用合适的床垫和坐垫以减少皮肤受压。

（3）提供营养支持，保证患者摄入足够的蛋白质、维生素和矿物质，促进伤口愈合和皮肤健康。

（4）注意个人卫生，帮助患者保持良好的个人卫生习惯，包括定期更换衣物和床上用品，保持干燥清洁。

7. 针对有感染的危险的护理措施

（1）帮助患者保持身体清洁，定期更换衣物和床上用品，避免交叉感染。

（2）鼓励患者遵医嘱用药，按时按量服用抗生素或其他药物，预防或治疗感染。

（3）提供营养支持，保证患者摄入足够的营养，增强免疫力，预防感染。

（4）定期评估患者病情，及时发现感染迹象，如发热、红肿、疼痛等，及时采取措施。

【案例反思】

《"十四五"国家老龄事业发展和养老服务体系规划》提出开展安宁疗护服务，要在推动医疗卫生机构按照"充分知情、自愿选择"的原则下开展。稳步扩大安宁疗护试点，推动安宁疗护机构标准化、规范化建设。支持社区和居家安宁疗护服务发展，建立机构、社区和居家相衔接的安宁疗护服务机制。加强对社会公众的生命教育。

安宁疗护作为政府大力推行的民生工程，是在生命的尽头，既不加速死亡，也不强求有创痛苦地拖延生命的进程，通过医护、患者及其家属共同协作，减轻患者的身心痛苦，使其在家人陪伴下，无痛、无伤、无憾并且有尊严地离开。生老病死乃自然规律，高级护理实践虽然无法挽留即将要离开的生命，但是却可以通过共同努力让每个生命有尊严地谢幕。对于家属而言，该患者爱人曾说："妻子能无痛、无憾地离开也是对亲人们伤痛的莫大安慰。"安宁疗护需要护士做的可能其实很简单，便是带着一颗为患者及其家属着想的真心，尽量减轻死亡所带来的伤痛，从而达到"优逝"的境界。

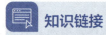

知识链接

"优逝"的五项原则

1. 患者知道死亡来临的预期时间，同时能理解预期结果。在这一段时间内能自主决定相关事务，并享有尊严与隐私。

2. 有机会选择死亡地点，包括家中或其他地方。

3. 有权减轻痛苦和缓解其他症状，能获得所需要的精神上或情感上的支持。

4. 在任何地方都可以获得关怀，而不仅仅在医院，同时能获得所需要的任何信息与专门经验。

5. 有道别的时间，并有权决定其他时间的安排；有权决定谁到场探视以及谁能与之分享最后的时光；能在生前宣告遗嘱来确保自己的愿望得到尊重。永别之时能够及时离去，而不无意义地拖延生命。

（李惠玲　柏亚妹　李素云　张凤英　尼春萍）

本章小结

本章围绕生命周期中妊娠糖尿病、新生儿肺炎、儿童及青少年车祸外伤、成人慢病、老年认知障碍、安宁疗护等重点难点护理问题，以案例背景、分析并结合指南、标准进行高级护理评估、问题干预及循证实践，引入了护理会诊及多学科团队整合护理与照护，安宁疗护"优逝"等新理念和"全人全过程"人文关怀等高级护理创新实践，最终得到较好的护理效果，印证了生命全周期、健康全过程中高级护理实践的重要意义和价值，这些案例都是相关医院和团队的真实总结，更能体现高级护理实践在中国的地位和可持续发展的前景，需要在校研究生们继续努力探索，不断完善。

思考题

1. 结合所学案例，分析不同生命周期护理对象的不同特点以及实施高级护理实践的不同方法和策略。

2. 请选择你熟悉的某一生命周期的护理对象及其护理问题，采用微视频方式录制一个 5 分钟的健康教育讲课或科普演示。

笔记栏

ER9-1
第九章
教学课件

第九章

高级护理实践专科护士的培养及应用案例

随着社会经济不断发展、医疗技术不断提升、疾病谱的变化，护理领域也在逐步向专、精、深、细的方向发展。在护理服务能力提升中，专科护士培养是一个重要抓手。我国大陆地区专科护士培养起步较晚，20世纪80年代，有专家相继提出发展专科护理、培养专科护士的观点。自2002年中华护理学会与北京协和医学院护理学院、香港危重症护士协会联合举办重症专科护士培训班至今，专科护士培养已20余年。专科护士是护理学专业发展的必然产物，从社会、患者及专业等不同层面，满足了社会多元化的健康需求，提高了患者的满意度，提升了护理的专业地位，促进了护士的职业发展和专业进步。近年来，由于社会发展需求的日益增多，在国家卫生健康委员会的大力推动下，依托中华护理学会及各省市护理学会的培训资源，我国"高级护理实践专科护士"专业队伍建设和专业化发展开始进入新阶段。本章节将重点介绍我国比较成熟的专科护士的培养和应用情况。

第一节　静脉治疗专科护士

由专科护士主导的静脉治疗已被证实其有效性及安全性。20世纪80年代，美国等国家开始逐渐推广静脉治疗专科护士的培养、资格认定及再认证工作。我国于20世纪末成立中华护理学会静脉输液治疗专业委员会，并在全国范围内大力发展静脉治疗专科护士培训基地，以基地为依托，提供包括理论课程和操作技能的培训，为我国静脉治疗专科护士的培养及职业发展带来新的机遇与挑战。

静脉治疗专科护士是指具有注册护士资格，拥有深厚的静脉治疗专科知识，通过静脉治疗专科护士培训（含系统的理论、操作培训及临床实践）并考核合格后，获得合格证书，在静脉治疗护理领域具有复杂的决策能力及临床实践能力的临床护士，能够利用自身理论知识及操作技能为患者和社区人群提供专科护理服务，同时为同行业人员提供咨询与指导。通过系统培养、资质认证的静脉治疗专科护士在其专业态度、专业理论知识、专业实践技能、批判性思维能力、沟通协调能力、法律伦理遵循能力、护理管理能力、专业发展能力等方面已经具备更全面的优势。他们不再仅仅遵循医嘱和静脉治疗护理技术操作规范进行临床实践，而是从静脉治疗高级护理实践的角度出发，全面负责与静脉治疗相关的全流程管理，这包括但不限于决策制订、过程监督、记录整理、报告撰写、参与会诊与公众咨询、护士的专业培训以及质量控制等环节。此外，他们还承担起专科护理新理念、新技术的研发、推广与应用的重要任务。

【案例背景】

静脉治疗是临床最常用、最直接有效的治疗手段之一。有资料显示，我国每年输液50亿次，80%以上的住院患者接受静脉输液治疗，85%的护士用于静脉输液的时间超过75%。随着静脉治疗工具、穿刺技术、附加装置等方面的飞速发展，静脉治疗已从一项单纯的护理操作技术发展成为涉及多学科、多层面的知识与技能，护理服务的范围不断扩大，复杂性不断增加。静脉治疗工作包括血管通路装置的选择、放置、管理、感染预防及控制及血管通路并发症的预防和处理等，静脉治疗被视为具有挑战性的临床护理操作。

　　静脉治疗在为患者带来益处的同时，也存在技术风险及护理安全隐患，甚至给患者生命安全带来重大影响。因此，科学、规范的静脉治疗对于保障患者安全至关重要。近年来，国内外静脉治疗相关的标准与规范也在不断更新。培养投身于护理实践的高素质静脉治疗专科护士，对于保障患者输液安全、减少医疗风险至关重要。

知识链接

静脉输液工具的类型

　　外周静脉输液工具包括一次性静脉输液钢针（又称为一次性头皮针）和外周静脉导管（peripheral venous catheter，PVC）。根据导管线长度分为外周静脉短导管（也称外周静脉留置针）和中等长度导管2种类型。

　　中心静脉输液工具主要包括经外周静脉穿刺的中心静脉导管（peripherally inserted central venous catheter，PICC），经颈内静脉、锁骨下静脉、股静脉置入的中心静脉导管（central venous catheter，CVC）以及经颈内静脉或锁骨下静脉的完全植入式静脉输液港（implantable venous access port，IVAP）。

【案例应用】

（一）案例介绍

　　李先生，71岁，因腹痛3天入院，入院前3天，患者无明显原因出现右中腹疼痛，呈持续性隐痛不适，无肩背部放射痛，有恶心、反酸、呃逆，无呕吐、黄疸、畏寒、发热，未予重视。患者腹痛逐渐加剧并蔓延至全腹，发热、寒战，恶心、呕吐，被家属送至医院就诊，急诊以急性腹膜炎收入院。患者入院后T 37.8℃，P 110次/min，R 32次/min，BP 110/70mmHg。查体全腹有明显的压痛反跳痛，肌紧张板样强直，肠鸣音消失。患者既往高血压25年余，有糖尿病病史。初步诊断急性弥漫性腹膜炎、肠穿孔、高血压2级、2型糖尿病。患者入院行肠穿孔修补术，护士行经外周静脉穿刺的中心静脉置管术，术后为患者进行静脉输液治疗及肠外营养支持。置管3天后，患者出现躁动不安、欲抓挠穿刺部位等情况。护士及时查看发现PICC穿刺部位透明贴膜下皮肤出现红斑，敷料松脱，穿刺点局部出现少量渗液现象。

（二）护理评估

　　1. 健康史　患者既往诊断2型糖尿病、高脂血症、高血压2级、陈旧性脑梗死等多种躯体疾病，长期服用药物治疗。居家监测空腹血糖波动在4.8~6.8mmol/L，餐后2小时血糖波动在7.1~9.2mmol/L。血压监测在（120~150）/（70~110）mmHg。

　　2. 身心评估　患者入院时T 37.8℃，P 110次/min，R 32次/min，BP 110/70mmHg。查体全腹有明显的压痛反跳痛，肌紧张板样强直，肠鸣音消失。患者痛苦表情，被迫采取仰卧位，两下肢屈曲。患者对疾病表现紧张、害怕。本次穿刺点渗液后，局部皮肤状况评估结果（表9-1）。

表9-1　穿刺点及周围皮肤状况评估

评估项目	情况描述
渗液量	5ml/24h
皮肤损伤范围	最大处直径4.6cm
渗液性质	淡黄色、淡红色液体

续表

评估项目	情况描述
皮肤颜色	穿刺点及周围皮肤呈现淡粉色
皮肤疼痛感	患者自述紧绷感、胀痛，伴瘙痒感

3. 家庭与社会支持评估　患者及家属对 PICC 静脉治疗相关知识缺乏了解，并在疾病照护和管路维护注意事项方面表现出明显的不足。

4. 辅助检查　全血细胞分析（五分类）白细胞 16×10^9/L，中性粒细胞百分比 90.1%，超敏 C 反应蛋白 177.23mg/L；电解质 + 血糖 + 肾功能组合 Na^+ 134.0mmol/L；白蛋白定量 ALB 22.8g/L，总蛋白定量 TP 52.48g/L。

（三）护理问题

1. 皮肤完整性受损　与 PICC 穿刺点渗液有关。

2. 体温过高　与穿孔所致的感染有关。

3. 营养失调：低于机体需要量　与肠内营养吸收障碍、机体慢性消耗有关。

4. 知识缺乏：缺乏 PICC 静脉治疗相关知识。

（四）护理措施

1. 导管相关性皮肤损伤的对症处理　本案例中患者留置 PICC 后，出现渗液、渗血情况，未出现导管相关感染等严重症状。PICC 导管尖端位于上腔静脉下 1/3 处，该患者仅发生导管相关性皮肤损伤，所以暂不拔除 PICC 导管，给予暂停输液，立即处理。

（1）完善皮肤状态评估：对渗出液的颜色、性质、量进行评估，本例患者渗出液的相关评估结果见表 9-1。动态测量并记录穿刺点渗液、渗血的范围，用记号笔画圆标记范围；估算渗液量，密切观察局部皮肤完整性、颜色、疼痛程度、感觉和肢体运动功能。对局部状态拍照记录于相应护理表单中，及时识别皮肤组织损伤的进展情况。

（2）局部处理措施：选用吸收性好的治疗性敷料覆盖穿刺点，并在穿刺点周围涂抹皮肤保护制剂保护局部皮肤；无张力粘贴透明敷料，并使用 5cm×5cm 纱布两次折叠后置于穿刺点上方、透明敷料外，加用自黏性弹力绷带加压包扎，松紧度为可容纳一横指适宜。目前患者表现为渗液、渗血，存在进一步发展为 PICC 导管相关感染的风险。换药时严格执行无菌操作，加强局部消毒，并确保消毒剂完全待干。局部可使用葡萄糖酸氯己定抗菌敷料预防感染或确定感染后使用银离子敷料。

 知识链接

药物渗出、外渗与导管相关性皮肤损伤的概念辨析

药物渗出（infiltration of drug）指静脉治疗过程中，非腐蚀性药液进入静脉管腔以外的周围组织。

药物外渗（extravasation of drug）指静脉治疗过程中，腐蚀性药液进入静脉管腔以外的周围组织。

导管相关性皮肤损伤指敷料下覆盖区域的血管通路装置部位发生渗液、红斑和/或其他皮肤异常表现，但不限于水疱、大疱、糜烂或撕裂，并在移除敷料后持续 30min 或更长时间。

2. 体温过高的护理　本例患者存在体温过高的问题，需密切关注患者体温变化，根据患者体温不同，选择物理或药物降温。该患者年老体弱且躯体疾病复杂繁多，使用药物降温时应注意观察用药剂量及用药后反应，防止出现虚脱或休克现象。实施降温措施30分钟后应测量体温，并做好记录和交班。同时为患者做好口腔、身体清洁护理，提高患者舒适度。

3. 营养支持　请营养科会诊，根据患者自身情况，为患者制订个体化的热量摄入计划。在静脉补液治疗期间，遵医嘱通过PICC进行全肠外营养支持治疗，维持营养摄入。

4. PICC相关健康宣教　本例患者因存在情绪不稳、躁动等情况，对PICC静脉治疗依从性差。为了最大限度减少导管相关性皮肤损伤，需要稳定患者情绪，取得患者及家属对静脉治疗的理解与配合。在稳定患者情绪及强化护患互动性护理措施过程中，应通过细致、耐心的沟通，建立信赖的护患关系，增加与患者的接触，降低患者对PICC静脉治疗的焦虑，同时对家属开展健康宣教，提高其对中心静脉导管治疗的认识水平。

5. PICC管路护理　保持环境安静，光线明亮，温度适宜，患者体位舒适。根据患者情况更换敷料，更换敷料时消毒液务必做到完全待干，落实无张力贴膜方法。妥善固定导管，根据留置导管部位指导患者活动，防止患者过度活动穿刺侧肢体，造成渗液、渗血和周围皮肤红肿等PICC导管相关皮肤损伤。本例患者年龄较大，对痛、温觉不灵敏，对静脉输液治疗配合程度较低，输注药物过程中要加强巡视，做到勤观察。

6. 预防静脉治疗相关并发症的护理措施

（1）静脉炎

1）预防机械性静脉炎：穿刺避开关节部位，固定牢固，敷料潮湿松动时及时更换，在置管早期避免长时间活动。置管术后2小时，在穿刺点上方，避开穿刺点，沿血管走行进行热敷，置管后连续热敷3日，每日3次，每次20～30分钟。

2）预防化学性静脉炎：更换敷料及维护管路时避免酒精触碰穿刺点，避免高渗营养液渗出，如使用管路进行药物输注应充分冲管后使用。

3）静脉炎的处置：可暂时保留PICC，及时通知医生，给予对症处理，同时抬高患肢，避免受压，必要时应停止在患肢输液，观察局部及全身情况并做好记录。

（2）药物渗出与药物外渗

1）加强观察：观察穿刺局部有无红、肿、热、痛等异常征象，有无皮肤紧绷、硬化或冰冷迹象。中心静脉通路应至少每日评估1次。

2）妥善固定：使用敷料或各类固定装置固定导管时，应做到不覆盖穿刺点、易观察，且不影响局部血液循环。经常检查导管末端和置管位置，及时发现导管移位。

3）适当约束：针对躁动不安的患者，必要时可适当约束肢体。

4）健康宣教：做好健康宣教，指导患者关注穿刺部位敷料，若出现松动、卷边，敷料内潮湿应及时通知护士；指导患者留置导管期间正确的生活起居方式。

5）药物渗出与药物外渗的处理：如发生药物渗出与药物外渗，应立即停止输液，抬高患肢，及时通知医生，给予对症处理；观察局部皮肤颜色、温度、感觉等变化，置管侧关节活动和远端血运情况，并做好记录。

（3）导管相关静脉血栓

1）导管相关静脉血栓预防：置管术后4小时开始进行穿刺侧肢体的功能锻炼，应每日进行，促进血液循环，预防血栓的发生。

2）导管相关静脉血栓处理：应抬高患肢并制动，不应热敷、按摩、压迫，通知医生处理并记录，注意观察置管侧肢体、肩部、颈部及胸部肿胀、疼痛、皮肤温度及颜色、出血倾向及活动情况。

（4）导管堵塞

1）确认导管位置：输注药物前应通过抽回血的方式确认导管在静脉内。

2）冲封管装置：冲封管应使用 10ml 以上的注射器或专用冲洗装置。

3）冲封管方法：给药前或更换肠内营养制剂时应进行冲管，宜采用脉冲式，如遇阻力或无法抽回血，不应强行冲管。

4）封管液选择：输注完毕应使用导管及附加装置 2 倍以上生理盐水或肝素盐水冲管，使用导管及附加装置 1.2 倍以上生理盐水或肝素盐水封管。肝素盐水浓度为 10U/ml。

5）导管堵塞的处理：不应强行推注生理盐水，应分析原因，按医嘱及时处理并记录。

（5）导管相关性血流感染：可疑导管相关性血流感染时，应立即停止输液，可暂时保留 PICC，遵医嘱进行血培养，明确感染源后进一步处置。

【案例反思】

医护联动全面、系统地制订护理措施，促进穿刺点局部皮肤组织的愈合，治疗 3 天后穿刺部位未再发生渗液情况，渗液部位周围皮肤正常，无色素沉着，未发生其他静脉治疗并发症。对患者院内关键指标进行回顾分析，体温恢复正常，白细胞计数由最初的 16×10^9/L 降至 5.6×10^9/L，电解质 Na^+ 值恢复到 140.0mmol/L，表明机体电解质水平正常。

【评价指标】

随着输液工具、穿刺技术等医疗护理技术的不断革新，各项标准规范如美国静脉输液护理学会制订的《输液治疗实践标准》、我国国家卫生健康委员会发布的《静脉治疗护理技术操作规范》等的陆续更新，对静脉治疗质量评价体系的构建与发展提出了更高水平的要求。质量评价体系既是指导高级实践护士临床工作的指南，也是评判高级实践护士的护理工作为患者提供护理技术和服务效果优劣程度的标准。目前，国内外学者对静脉治疗高级护理实践的质量评价主要围绕着质量评价标准、评价指标等方向改进。

静脉治疗高级护理实践的质量评价指标是能够对静脉治疗各个维度进行测量的一种可量化的测量参数，并可灵活应用于监测静脉治疗问题的变化，具有科学性、易操作性和经济性的优势。根据学者 Donabedian 的"结构－过程－结果"理论模式，现有静脉治疗的质量评价体系主要包括要素质量（制度与规范、教育与培训、人力配备、环境与设备）、环节质量（评估、穿刺、维护等过程）和终末质量（护理效果、职业防护等）等（附录六和附录七）。

第二节　伤口造口失禁专科护士

伤口造口失禁专科护士（wound ostomy continence nurses，WOCN）是在伤口造口失禁领域具有丰富的经验、较强的临床实践能力、扎实的专业知识，经专业机构培训并经考核合格取得专科护士资格证书，专门处理各种慢性伤口、肠造口、大小便失禁和瘘管的专科护士。在不同医疗保健系统中，伤口造口失禁专科护士角色根据高级实践领域的专业条件不同而有所差异，从入门级到高级实践，具体取决于护士的教育、经验和所取得的资质。随着伤口造口失禁专科护士工作领域的不断拓宽及职责范围的日益扩大，其角色功能也随之深化，致力于提高具有相关专业照护需求患者的健康状况与生活质量，助力患者达成最佳康复效果。

伤口造口失禁专科护士的发展最早可追溯到 20 世纪初，50 年代后期开始向专科化发展，80 年代逐渐成熟被各国引进。1961 年在美国克利夫兰诊所开设了全球第一所造口治疗师学校，主要针对造口护理制订造口治疗师的培养计划和实践标准。1980 年开始增加并强调伤口和失禁护理项目与内容，并提供资格认证，明确了伤口造口失禁专科护士的专业能力，管理、协调、评估患者、照顾患者、为患者提供咨询和健康指导是造口伤口失禁专科护士的主要责任。1992 年鉴于伤口护理需求的日益提升，美国改称造口伤口失禁专科护士为伤口造口失禁专科护士。

1993 年我国派出护士赴国外接受造口治疗师培训，填补了我国造口治疗师的空白；2001 年我

笔记栏

国内地第一所造口治疗师学校在广州成立，开始了本土造口治疗师的探索培养；2010 年华西医院建立了中国第一所国际伤口治疗师培训学校，并在毕业后颁发国际伤口治疗师证书。2018 年中华护理学会开始批量培养伤口造口失禁专科护士。此外，自 2010 年教育部批准开设专业学位护理硕士研究生教育以来，部分院校设立了伤口造口失禁专科护理培养方向，有助于推动我国高学历伤口造口失禁专科护士的高质量培养。

知识链接

伤口造口失禁专科护士的专业服务与技能

伤口造口失禁专科护士的专业服务领域包括伤口护理、造口护理以及失禁护理。

伤口护理：提供慢性伤口的监管，伤口评估，选择处理方法：局部治疗、敷料、清洁剂以及伤口和皮肤护理产品；压力疗法；减压技术；先进的治疗方式；生长因子；负压创面治疗；低频非接触超声；化学烧灼；伤口清创；伤口培养以确认伤口感染的诊断并指导抗生素治疗；评估营养状况并提供支持。对患者、家庭和陪护人员进行教育，向患者提供有关生活方式改变的咨询，以促进伤口愈合，防止伤口复发。评估伤口愈合进展，需配合其他治疗时及时转诊。

造口护理：术前造口定位、并发症预防/处理及健康教育。造口袋系统和配件尺寸的选择和装配。指导个人和陪护人员如何更换、清空和管理储便袋系统、造口正常的功能、造口及周围皮肤的正常特征，及时发现并发症，治疗造口和造口周围皮肤并发症。指导患者结肠造口灌洗技术、饮食和职业方面的咨询，向造口患者提供获得长期支持的途径。

失禁护理：评估相关病史，以确定大便/尿失禁的风险、促成因素和可逆原因；进行预防措施教育：行为、肠道和膀胱训练，盆腔肌肉再教育，生物反馈。选择合适的失禁护理产品；提供皮肤护理以预防和/或治疗失禁相关皮肤损伤，选择和管理产品或装置。留置导尿管、管理导尿管及提供预防和处理相关并发症的健康教育。提供饮食和体液调整的咨询。制订关于预防和管理导尿管相关并发症的最佳实践方案和规划。评估干预措施的有效性和患者的病情进展，以及转诊给其他专家进行进一步的评估或治疗。

【案例背景】

自人类开始便有伤口的形成，古代人类已有描述伤口的观察、症状以及感染会影响伤口的愈合。20 世纪抗生素的发明及广泛使用，使伤口感染的概率大大降低，因伤口感染而死亡的患者大幅减少。虽然患者因伤口引起的感染率和病死率受到控制，但伤口愈合速度有待提升，同时在处理伤口过程中给患者带来的痛苦也需进一步减轻。1962 年 Winter 博士首先用动物（猪）实验证实，湿性环境的伤口愈合速度比干性环境愈合快 1 倍。1963 年 Hinman 进行人体研究，证实了湿性愈合的科学性。伤口治疗日益发展，更多科学可行的方法运用于伤口的治疗中，例如电刺激疗法、高压氧疗法、伤口负压治疗、生长因子、组织再造、干细胞治疗等。

1954 年 Turnbul 医生为一位患溃疡性结肠炎的家庭妇女治疗，做了永久性回肠造口术，开启了造口护理的先河。1968 年美国造口治疗师协会成立。1992 年造口康复治疗由单纯肠造口护理，扩展至造口护理、失禁护理以及皮肤瘘管和复杂伤口的处理。2003 年 11 月中华护理学会组织成立伤口造口失禁护理专业委员会，明确了伤口造口失禁临床专科护士的主要工作范围是腹部肠造口的护理、预防及治疗肠造口并发症，负责慢性伤口和大、小便失禁的护理，为患者及家属提供咨询服务和心理护理。

随着科学技术的迅猛发展，湿性敷料技术、3D 打印技术、生物技术等在伤口造口失禁护理中的应用，不仅提高了护理效率，也极大地提高了患者的治疗效果和生活质量。同时，随着医学模式的转变，心理支持和社会支持也逐渐成为伤口造口失禁护理的重要组成部分。智能化设备和技术将成为未来伤口造口失禁护理的发展趋势，通过远程监测、自动记录、智能分析等功能，推动伤口造口失禁专科护理向着科学化、专业化、精细化方向迈进。

【案例应用】

（一）案例介绍

王先生，53 岁，自由职业者，2020 年 5 ~ 6 月因糖尿病足坏疽行左足第 1、2、3、4、5 足趾切除术后创面长期未愈合伴疼痛。2020 年 12 月初因高热，血糖控制不佳，左足红、肿、疼痛、溃疡、足趾坏疽，就诊于医院急诊科，化验示白细胞计数 17.66×10⁹/L，血糖 28.88mmol/L，予以抗感染、降糖治疗，现为求进一步诊治入院。

（二）护理评估

1. 健康史　患者于 2005 年诊断为 2 型糖尿病，未规律监测血糖。2016 年出现右足跟皮肤开裂，局部外用药物可缓解，但症状反复。2017 年 2 月因右足足跟皮肤开裂处破溃，有分泌物，诊断为糖尿病足。2020 年 3 月出现左足第 1 足趾坏疽，伴疼痛，于当地医院住院治疗，症状无明显改善；5 月行第 1 足趾切除术 + 左足清创术，后左足第 2、3 足趾皮肤变黑并逐渐坏疽；6 月行第 2、3、4、5 足趾截趾术 + 左足清创植皮术 + 创面密闭负压引流术，术后感染迁延不愈，创面逐渐扩大上移，给予抗感染及多次手术治疗后病情好转出院，院外自行换药。2020 年 12 月 10 日因受凉出现咳嗽、乏力症状，自服感冒冲剂治疗后出现左足疼痛加重，创面发黑伴大量分泌物，于 12 月 28 日就诊于当地医院，行相关化验示血糖 19.29mmol/L，尿常规葡萄糖（+++），予以对症治疗效果差，就诊于我院。

2. 身心评估　T 36.6℃，P 98 次 /min，R 18 次 /min，BP 138/79mmHg。患者神志嗜睡，精神、食欲差。皮肤色泽苍白，弹性较差。双下肢中度水肿，左足远端 2/3 缺失，残端创面未愈合，累及至左踝外侧上 10cm，呈干湿性混合坏疽，创面可见骨质、肌腱外露，残端痛觉缺失，可见大量黑灰色组织伴大量脓性分泌物，异味明显。患者行左小腿保守锐器清创 + 超声清创后，进行局部伤口评估（表 9-2、文末彩图 9-1）。

表 9-2　糖尿病足坏疽清创后创面情况

评估项目		情况描述
伤口位置		左足外踝及踝上 15cm
伤口大小		"J" 形，25cm×7cm
伤口	组织类型	黑色组织＞ 25% 黄色组织＞ 25% 红色组织＜ 50%
伤口边缘		潜行 2 ~ 3cm
伤口渗液		大量
伤口周围皮肤		栗色、肿胀
细菌培养		鲍曼不动杆菌

3. 家庭与社会支持评估　患者及家属对血糖管理方面的知识缺乏了解，并在照护方面表现出明显的不足。

4. 辅助检查　白细胞 17.66×10^9/L，血红蛋白 77.0g/L，血沉 141.00mm/h，C 反应蛋白 96.20mg/L，血糖 28.88mmol/L，糖化血红蛋白 13.00%，血酮 1.1mmol/L，B 型尿钠肽 1 369.90pg/ml，尿微量白蛋白 66.40mg/L，尿蛋白（++++），尿葡萄糖（+++），血液 pH 7.43，$PaCO_2$ 28.1mmHg，PaO_2 73mmHg。

（三）护理问题

1. 皮肤完整性受损　与伤口感染严重有关。

2. 伤口渗液量大　与伤口感染严重，坏死组织多、蛋白丢失，组织渗透压改变、关节腔开放，关节液外渗等有关。

3. 营养失调：低于机体需要量　与伤口感染及机体慢性消耗状态有关。

4. 知识缺乏：缺乏血糖管理、监测的相关知识。

5. 焦虑　与创面迁延不愈、长期慢性疼痛及再次手术治疗有关。

6. 潜在并发症：感染性休克。

（四）护理措施

1. 针对皮肤完整性受损、伤口大量渗液的治疗和护理措施　坏死的失活组织（如生物膜或腐肉、渗出液和碎屑）会导致感染，加剧炎症反应，阻碍伤口愈合。清创术提供了一个窗口期，可以有效地促进伤口愈合过程。外科清创即使用外科器械，例如刀片、刮匙、剪刀和镊子等，快速、高效清除伤口内的异物，切除坏死、失活以及严重污染的组织，清创快而彻底，从而减轻伤口污染，为伤口愈合创造良好条件。该患者创面有大量坏死组织且存在感染，采用外科清创最佳。操作时需注意勿损伤重要的血管、肌腱、神经等。

2. 针对创面迁延不愈、循环差，采取骨搬移治疗及护理　采用微创截骨 – 胫骨横向骨搬移 + 外固定架安置术（利用张力 – 应力原则重建微循环），手术通过生物组织被缓慢牵拉时会产生一定的张力，可刺激组织再生和活跃生长，给予骨骼一个合适的应力性牵拉，骨骼及其附着的肌肉，筋膜，血管，神经就会同步生长。从而可改善组织微循环，最终达到改善足部的血运、促进小腿及足部溃疡愈合的目的。操作步骤：皮肤消毒后，在胫骨中下段内侧做一弧形切口，切开皮肤，皮下组织至筋膜表面，确定胫骨的截骨范围，在截骨范围中间纵行切开骨膜，并向两侧完整掀开骨膜。看到胫骨后，显露截骨区域，按照计划好的截骨范围用小骨刀凿开骨皮质（注意勿伤及骨髓）。开骨窗，形成可活动骨瓣，在骨瓣上下部各置入一枚牵引针作横向搬移作用。安装固定架：在胫骨近端和远端分别平行置入两根 4mm 的牵引针作外固定支架固定，安装支撑外固定架，最后在外固定支架上装两个可活动的横向牵引器。术中留置引流管，包扎后返回病房。实施骨搬移护理常规。

3. 局部伤口治疗　依据 TIME 原则采取相应措施促进伤口愈合。

（1）T（tissue nonviable，清除坏死组织）：浮游细菌与生物膜细菌容易藏匿于失活组织中，增加侵入性感染机会，延长炎症期，使感染迁延不愈。使用低频接触式超声清创或锐性清创清除附着与非附着的非存活组织，降低细菌负荷，破坏并清除细菌生物膜，促进肉芽组织生长，必要时可联合使用表面活性剂清除紧密附着难以去除的失活组织。

（2）I（infection or inflammation，控制感染或炎症）：在清除局部失活组织、破坏细菌生物膜后即刻予以局部抗感染措施，如抗菌敷料（有空腔窦道时使用易填塞能完整取出的抗菌敷料），为了延长换药时间，控制成本，内层使用脂质水胶体硫酸银敷料，中层使用亲水性纤维或藻酸盐填塞，换药频率根据敷料吸收渗液量决定，同时依据细菌培养及药物敏感性试验结果全身应用敏感抗生素。

（3）M（moisture imbalance，湿润平衡）：湿性环境可以调节氧张力与促进血管生长，有利于坏死组织与纤维蛋白溶解，促进多种生长因子释放，从而加快创面愈合。利用密闭的伤口敷料可保持伤口湿润愈合环境，本例患者由于创面渗液量大，外层敷料选择渗液吸收能力强的泡沫敷料进行伤口封闭，继续自溶清创、吸收渗液，保持湿润的愈合环境。

（4）E（edge of wound，重塑伤口边缘）：保持伤口边缘清洁干燥，无浸渍、无红肿、无上皮内卷、无肉芽组织过度增长等，加速创面闭合。

4. 针对患者知识缺乏、血糖管理不良的护理措施 糖尿病患者由于血糖长期升高，影响组织细胞的能量利用，降低了皮肤的防御能力。糖尿病患者因白细胞吞噬率、白细胞吞噬指数与清菌率下降等因素，易导致感染发生。

（1）加强健康宣教：指导患者通过饮食调理、运动锻炼、正确用药、健康教育及血糖监测的综合管理措施控制血糖水平。应引导患者正确执行饮食医嘱，合理控制总热量，增加膳食纤维摄入，补充优质蛋白。

（2）运动指导：伤口愈合初期利用辅助步行器具进行适当的运动，可根据个人身体状况和爱好选择适宜的运动方式，如散步、原地体操等，做到三餐后定时定量活动。

（3）用药宣教：指导患者使用不同药物类型应掌握不同的用药方法。口服降糖药的患者应熟悉药物的剂量、服用时间及不良反应，进行胰岛素治疗的患者则应正确掌握胰岛素的用法、剂量、注射部位的选择及注射方法等事项。

（4）血糖管理：血糖监测是糖尿病患者自我管理中的重要组成部分，使用口服降糖药或胰岛素的患者，可以通过监测空腹和三餐后两小时血糖或餐前血糖了解血糖变化情况，调整药物剂量和治疗方案，将血糖长期控制在良好的范围内。除此之外，还应与患者和家属进行充分沟通，了解其疾病相关需求，进行针对性的专业指导，积极为患者答疑解惑，促使其对自身病情及治疗护理措施有一定的认识，同时鼓励其倾诉，引导释放压力，缓解其焦虑、紧张情绪。

（5）其他：教育患者保持健康的生活方式，坚持长期正确的治疗方法，并对病情变化进行自我监测，定期复查。

【案例反思】

通过联合内分泌科、血管外科的多学科协作，采用 Ilizarov 骨搬移技术行胫骨横向骨搬移，重建下肢血管与微循环系统，激发组织自然修复潜能，促进创面原位再生，同时利用负压封闭引流技术联合新型敷料进行伤口渗液管理，最终于治疗 8 个月后实现伤口愈合（文末彩图 9-2）。患者的白细胞计数由入院时的 $17.66 \times 10^9/L$ 降至 $5.1 \times 10^9/L$，表明炎症指标控制良好；血红蛋白、白蛋白、血沉等逐步恢复至正常范围，提示基础指标调控稳定；餐后血糖值由 28.88mmol/L 降至 11.00mmol/L，血糖监测结果满意，伤口愈合良好。

【评价指标】

1. 质量评价体系 我国伤口造口护理专科作为新兴专业快速发展，护理队伍逐渐壮大，伤口造口失禁护理逐渐向高级护理实践的方向迈进。构建本专科的护理敏感质量指标体系，可进一步加强伤口造口专科组织管理，以规范化的制度、流程与标准指导临床实践，重视专科护理人力结构配置与能级管理，强化质控意识，提高专科护士实践水平，持续改进专科护理质量，保障患者安全。

现有的伤口造口失禁质量评价指标体系以美国学者 Donabedian 提出的"结构 – 过程 – 结果"质量评价模型为理论基础，从伤口造口专科护理实践现状和管理需求出发，严格遵循 NDNQI 指标构建步骤。整个质量评价指标体系由 3 个一级指标、8 个二级指标和 20 个三级指标组成（附录八）。

2. 质量评价工具 科学、灵敏的护理质量评价工具对规范临床护理活动，提高护理质量，推动护理管理向科学化、规范化、精细化发展具有重要意义。目前尚未检索到国内外权威性机构或组织发布伤口造口失禁高级护理实践的评价标准，因此该部分内容对国内现有研究中的内容进行整理，仅为高级护理实践的质量评价提供参考（附录九）。

笔记栏

第三节　重症监护专科护士

克里米亚战争期间，南丁格尔带领 38 名护士抵达前线，制订重症照护准则救治受伤士兵，使死亡率从 43% 下降至 2.2%。南丁格尔既开创了护理专业，也为丹麦哥本哈根脊髓灰质炎期间建立 ICU 雏形奠定基础。1982 年北京协和医院率先在国内建立第一张真正意义的 ICU 病床，1984 年成立国内第一家 ICU 病房。ICU 是重症医学的临床基地，以重症医学、重症护理理论与实践为基础，是重症患者救治的集中管理单元。40 多年来中国的重症医学得到飞速发展，现已发展成独立的二级学科（学科代码：320.58）。重症治疗与护理的进步，不仅提高了重症患者救治的成功率，而且为其他相关临床专业的发展提供了保障。

ICU 护士具有较高的重症理论知识和临床实践技能水平，为危重症患者提供高质量护理。2002 年，中华护理学会联合香港危重病护士协会、北京协和医学院护理学院首次召开 ICU 专科护士培训。随之，各地护理学会逐步开展 ICU 专科护士培训班，为护理专科化发展奠定了基础。2024 年 4 月，国家卫生健康委等八个部门联合发布的《关于加强重症医学医疗服务能力建设的意见》指出：贯彻落实"十四五"护理事业发展规划，将重症监护专业护士作为紧缺急需人才，进一步推动重症监护专业护士扩容。随着国内重症对护理专业需求不断增加，护理专科发展也不断与国际接轨的同时，完善专科护理队伍的培养体系与加强人员的科学使用，高级实践护士的培养也迫在眉睫。因此，本节主要结合病例深入探讨 ICU 高级实践护士规范培养，以促进重症患者的救治实现高度专业化、精细化。

【案例背景】

重症护理是在重症医学、护理学理论框架的指导下，针对重症患者，以解决危及患者生命的临床问题，改善器官功能及预后，提升患者生存质量，促进患者身心健康为特点的护理学科。近年来，随着重症新理念、新技术的出现，重症护理队伍逐渐涌现了血流动力学、呼吸治疗、血液净化、重症营养、谵妄护理、体外膜肺氧合、重症护理超声等亚专科方向。

1. 血流动力学监测技术　血流动力学监测是重症患者治疗与护理的基本组成部分。血流动力学监测手段从日常的生命体征监测，到有创动脉压力、中心静脉压的测量，再到脉搏指示性持续心排血量监测、肺动脉漂浮导管，以及目前重症超声的广泛普及。每一项监测都为重症患者治疗与护理提供了大量的数据，护士可以根据这些数据评价患者心排血量是否充足，器官灌注是否充分等。高级实践专科护士通过严密的监测数据，缜密的临床分析思维，遵医嘱动态调整治疗强度、密度，实现重症患者救治的目的。

2. 呼吸治疗及监测技术　呼吸支持技术是一系列改善、维持、替代自主呼吸作用的技术手段的总称，主要包括鼻导管吸氧、面罩吸氧、经鼻高流量湿化氧疗、无创正压通气、有创机械通气、体外二氧化碳清除技术、体外膜肺氧合等。ICU 中 1/3 到一半的患者接受机械通气。呼吸支持技术在维护器官功能稳定方面发挥了重要作用，具备充足的器官支持和保护能力，组成 ICU 生命支持系统，可以明显提高急危重症患者的抢救成功率。高级实践护士通过严密监护，对危重病人各器官系统，特别是呼吸系统功能作出全面的动态观察，减少并发症和降低死亡率。

3. 脑功能监测技术　颅内压监测、颅内多普勒监测、大脑微透析、颈静脉球血氧饱和度监测和脑组织氧合监测，脑电波监测等。

4. 肾脏替代治疗及监测技术　10% ~ 15% 的 ICU 患者可能接受肾脏替代治疗。与机械通气、血管升压药和正性肌力药的联合应用，连续性肾脏替代治疗已经成为世界范围内 ICU 中最常见的三种重要器官支持治疗，并且连续性肾脏替代治疗占肾脏替代治疗形式的主导地位。

5. 重症护理超声技术　超声检查具有无创、实时、可重复操作、便捷等优点，可定性和 / 或定量地评估肉眼无法观察的护理指标，有助于解决现有工作中的护理问题、护理难题。如重症超声主导的护理评估：肺部评估、胃残余量监测、血栓筛查、压力性损伤评估等；超声引导的护理操作：血管穿刺、营养管置入等。

ICU 高级实践专科护士在掌握重症疾病变化规律的同时，将规律性与个体性、经验性与科学性、理论性与技术性有机结合，方能提高自身分析与解决重症护理问题的能力。

【案例应用】

（一）案例介绍

患者燕某，男，49 岁，农民，驾驶摩托车时不慎被大卡车撞伤并拖拽，致身体多处皮肤损伤、疼痛、肢体活动障碍。左肩关节正位片示左肩胛骨骨折；骨盆正位片示双侧坐骨支骨折；左股骨干正侧位示左股骨干开放粉碎性骨折。全麻下行左股骨干开放骨折复位外固定架安置、阴囊清创缝合术，臀部皮肤大面积钝挫伤（文末彩图 9-3）择期处理，术中失血约 1 200ml，术后转入 ICU。入科后给予抗感染、镇静镇痛、呼吸支持、液体复苏等治疗。于入科后第 3 日在全麻下行左髋关节离断安置负压封闭（vaccum sealing drainage，VSD）装置，乙状结肠造口术，手术过程顺利；术毕再次返回 ICU，继续给予镇静镇痛，气管插管接呼吸机辅助通气，生命体征平稳，逐渐撤去升压药物，氧合逐渐改善。入科第 6 日留置胃管由全肠外营养开始过渡为肠内营养。第 8 日患者逐渐清醒，行自主呼吸试验后拔除气管插管，改鼻导管、面罩吸氧。第 11 日在全麻下行伤口扩创 VSD 更换术，术后患者生命体征平稳，负压封闭装置吸引满意。入住 ICU 后第 14 日病情平稳，转入骨科病区继续治疗。作为一名重症监护专科护士，应具备以下技能：

（二）护理评估

1. 健康史　气管插管接呼吸机辅助通气，呼吸机模式：SIMV+VC 模式，潮气量 500ml，呼吸频率 18 次 /min，氧浓度 45%，呼吸末肺泡正压 8.0cmH$_2$O；听诊：双肺呼吸音弱，双下肺可闻及湿性啰音。给予多巴胺、去甲肾上腺素维持血压，生命体征：心率 120～174 次 /min，血压 86/64mmHg，脉氧饱和度 96%。左大腿安置外固定架，可见大量淡血性渗出；左下肢肿胀明显，左足背动脉搏动较弱，皮温尚可。左侧臀部有一面积约 20cm×40cm 的环形剥脱伤，伴有大量褐色渗出液，有臭味，渗血较多。入科后第 3 日在全麻下行左髋关节离断术，安置负压封闭装置，乙状结肠造口术。遵医嘱给予抗感染、血流动力学监测、呼吸支持、镇静镇痛等。患者生命体征平稳，氧合改善，逐渐撤去升压药物，拔除气管插管。

2. 身心评估　患者多处开放性骨折，皮肤大面积擦伤，伤口渗血、渗液，病情危重，术后采用 4 级镇静分级，无自理能力。患者术后呼吸功能不全，循环功能不全，代谢性酸中毒，合并多器官功能障碍。患者术后行气管插管，采用静脉内营养、鼻饲管肠内营养。患者左股骨干粉碎性骨折，会阴撕裂伤，大便污染撕脱伤口，伤口臭味严重，感染产气荚膜杆菌，警惕气性坏疽发生；身体背部皮肤擦伤，皮肤潮湿，患者疼痛评分 10 分；行患肢离断、会阴修补、肛门缝合、乙状结肠造口术、VSD 安置术后，创面渗液得到控制（文末彩图 9-4）。患者于入科第 8 日停镇静药，逐渐清醒，清醒后出现焦虑、悲哀、谵妄症状。

3. 家庭与社会支持评估　患者及家属对疾病相关知识缺乏了解，并在疾病照护方面表现出明显的不足。

4. 辅助检查　入科时血红蛋白 86.2g/L，肌酸激酶（CK）7 907ng/ml，肌酸激酶同工酶（CK-MB）58ng/ml，钾离子 3.7mmol/L，钙离子 1.83mmol/L。化验引流液培养结果为大肠埃希菌、奇异变形杆菌，痰培养结果显示为正常菌群。次日晨化验结果：血红蛋白 10.2g/L，肌酸激酶（CK）12 500ng/ml，肌酸激酶同工酶（CK-MB）73ng/ml，钾离子 3.17mmol/L，钙离子 1.85mmol/L。

（三）护理问题

1. 组织灌注不足　与出血、感染性休克有关。

2. 气体交换受损　与多发肋骨骨折、双肺挫裂伤有关。

3. 电解质、酸碱平衡失调　与组织缺氧、缺血及大量输注血液制品有关。

4. 气性坏疽　与会阴撕裂伤、环形剥脱伤处肌肉皮肤坏死、开放性骨折有关。

5. 疼痛 与全身多处损伤有关。

6. 体温过高 与感染、创面损伤大、侵入性导管的置入、机体抵抗力降低有关。

7. 皮肤完整性受损 与外伤有关。

8. 谵妄 与创伤、截肢、生活方式改变有关。

9. 营养失调：低于机体需要量 与不能进食，会阴撕裂、肛管破裂有关。

10. 有引流管效能降低的危险 与引流管堵塞、扭曲、逆行感染等有关。

（四）护理措施

1. 组织灌注不足的护理措施 严重创伤导致患者休克，机体有效循环血量下降，引起组织器官灌注不足、细胞代谢紊乱和器官功能障碍。建立有效的中心静脉通道，根据患者的中心静脉压调节输液的量和速度，以保证最佳的液体复苏。动态血压监测，严密观察患者的意识变化、尿量变化，严格记录患者每小时的出入量、中心静脉压、末梢循环及休克指数变化的情况。血压过低时遵医嘱予去甲肾上腺素维持血压，保证重要脏器的灌注。

2. 气体交换受损的护理措施 多发肋骨骨折、肺挫裂伤导致患者肺换气和通气功能障碍。严密观察患者的呼吸频率、节律、深度的变化，缺氧及二氧化碳潴留改善情况；观察意识状况、双侧呼吸运动的对称性、呼吸音及啰音等情况，监测 SPO_2、血气分析、生化检查结果，调整呼吸机参数及患者吸氧的浓度；病情允许情况下协助患者翻身，通过体位引流、胸部叩拍与振动、高频胸壁振动、气道内振动和肺内叩击通气等技术促使痰液松动，促进其由外周向中央移动，采用负压吸痰技术排出体外；保持床头抬高30°～45°，妥善固定气管插管，做好气道湿化；口腔护理每6小时一次，每6～8小时监测一次气囊压力，气囊内压力维持在25～30cmH$_2$O；每日评估导管的必要性，对机械通气患者每日唤醒，早期开展功能锻炼；尽早脱机或拔除人工气道，严格执行无菌操作，预防呼吸机相关性肺炎的发生。

3. 电解质、酸碱平衡失调的护理措施 去除导致患者电解质紊乱、酸碱平衡失调的原因，积极处理原发病。手术去除坏死组织、炎症介质，监测离子、生化指标、血气分析及出入量的变化。动态调整静脉营养液、电解质，监测呼气末二氧化碳分压，保持呼吸道通气，调整呼吸机参数；必要时，遵医嘱给予5%碳酸氢钠静脉输液纠正酸中毒；使用碳酸氢钠过程中，应严密监测，警惕低钙、低钾血症相应的临床表现。

4. 预防感染性休克的护理措施 患者会阴撕裂，大便液体流出污染创面加重创面感染。早期经验使用抗生素治疗，并行尿液、伤口分泌物、呼吸道分泌物病原微生物培养；一旦获得细菌培养结果，应根据药敏结果结合临床尽快改为靶向治疗，使用有效的窄谱抗生素；密切观察患者有无气性坏疽的临床表现，包括局部：伤肢沉重，"胀裂样剧痛"，水疱，恶臭。体温增高时给予物理降温或药物降温的措施。观察VSD引流管、造瘘口情况，保持造瘘口清洁，定期更换造瘘口用品（文末彩图9-5）。

5. 疼痛、恐惧的护理措施 机械辅助通气期间，在有效的镇痛基础上进行最小化的镇静，动态评估患者的镇静镇痛评分。患者躁动时，采用最小化镇静策略，躁动-镇静评分（RASS）设置在-1～0分，使患者处于清醒状态，能配合进行物理治疗或眼神交流，安静时可逐渐入睡。同时鼓励患者早期活动，重视与患者的语言与非语言沟通，营造良好的睡眠环境，关注机械通气期间患者口渴的情况，最大化地给予人文关怀。每日对患者使用ICU意识模糊评估量表进行谵妄评估，常规监测患者的认知、行为改变，为患者提供舒适的环境、减少噪声等，协助患者被动关节运动，病情允许的情况下鼓励患者早期下床活动；夜间调整灯光强度，尽量将仪器及报警声降低，减少患者的睡眠剥夺。临床实践中，积极执行ABCDEF集束化策略：A——疼痛评估及预防管理；B——每日唤醒及自主呼吸试验；C——镇痛镇静药物选择；D——谵妄评估及预防；E——早期活动；F——家属参与和授权。

6. 预防压力损伤的护理措施 在患者入院后，全面检查患者皮肤；采用Braden评分表对患者进行风险评估；每两小时翻身一次，翻身后将患者调整为 30 度侧卧位；每日更换床单，保持床单位清洁、干燥；骨隆突处给予适当的敷料减压；左肩胛部的皮肤破损处给予每日清洁消毒，防止受压。

7. 营养失调的护理措施　患者从严重创伤、感染、大手术发展到多器官功能障碍，经历了高分解代谢阶段，氧耗和能量消耗增加。早期给予肠外营养支持；妥善留置、固定、中心静脉导管，注意观察置管的深度，防止移位、外渗；使用密闭式的输液器，每 24 小时更换。结肠造瘘术后尽早实施肠内营养，肠内营养制剂现用现配，常温保存不超过 4 小时，超过 4 小时应置入冰箱冷藏，24 小时内未使用应丢弃。肠内营养制剂应与其他药物分开放置，喂养时应抬高床头 30°～45°，喂养结束后保持半卧位 30 分钟，预防胃潴留、腹泻、恶心呕吐、喂养管堵塞、误吸等并发症的发生。

8. 预防负压封闭引流管效能降低的护理措施　VSD 的负压维持在 0.02～0.06kPa，同时确保引流管出口处于低位；易压迫的部位，如骶尾部、踝骨等处，用棉垫将其垫高、悬空，防止负压封闭引流的引流管被压迫或折叠，因而阻断负压源（文末彩图 9-6）。妥善固定引流管，保持引流通畅，准确记录引流液的颜色、性质和量，以防血块堵塞引流管。应选用透明的引流瓶，记录 24 小时的引流量及性质，为医生提供参考。更换时严格遵循无菌操作，为防止引流管内的液体回流，先用卵圆钳夹住引流管的外端，关闭负压源，然后更换引流瓶。负压封闭引流技术一次封闭可以保持有效引流 5～7 天，贴薄膜时应避免过度牵拉及反复粘贴，预防张力性水疱的发生。

【案例反思】

1. 呼吸循环支持　通过及时有效的气管插管，呼吸机辅助通气，患者呼吸功能恢复正常，呼吸平稳。患者神志清楚，言语流利，能配合指令，面罩吸氧 4L/min，生命体征平稳。患者未发生急性肾功能衰竭。补充血容量，患者血压 116/84mmHg、血小板 450×10^9/L，血流动力学趋于稳定。

2. 纠正水、电解质、酸碱失衡　通过对患者电解质、酸碱失衡给予及时纠正，患者血钾 3.73mmol/L、血钠 139mmol/L、血钙 1.83mmol/L 升至 2.53mmol/L、pH 7.39。

3. 清除感染灶　尽早清除坏死组织，积极治疗原发感染性疾病，及时截去失去功能的患肢、闭合肛门行临时肠造瘘，修补会阴部，创面进行生理盐水＋碘伏冲洗消毒，持续负压封闭吸引创面，及时有效的抗感染，患者未发生气性坏疽。随着坏死组织、炎性介质的去除，患者皮肤破损创面得到控制，疼痛程度减轻，疼痛评分下降；患者体温恢复正常，神志清楚，言语流利，生命体征平稳。

4. 营养护理　适时应用肠内、肠外营养，改善患者营养状态，患者白蛋白 23g/L，血红蛋白 101g/L，肾功能基本正常，营养状态恢复到病前。

【评价指标】

重症护理的护理质量成为护理管理的重中之重，并直接影响着患者的救治效果。国内外关于重症监护护理质量敏感性指标的构建已有一定的研究基础，但是不同学者所建立的 ICU 护理质量指标体系有不同的应用范畴。现有的重症监护护理质量评价指标体系以"结构－过程－结局"三维质量管理模型为依据，从基础护理操作技术、医源性相关感染发生率、护理安全质量管理等出发进行指标构建，促进重症护理学科的高质量发展。整个质量评价指标体系由 3 个一级指标、9 个二级指标和 32 个三级指标组成（附录十和附录十一）。

第四节　精神卫生专科护士

精神卫生专科护士是指具有注册护士资格，拥有深厚的精神科护理专科知识，通过精神卫生

笔记栏

专科护士培训（含系统的理论、操作培训及临床实践）并考核合格后，获得证书，在精神卫生护理领域具有解决复杂问题的决策能力及临床实践能力的临床护士，在精神疾病全程管理中扮演着重要角色，能够胜任多种执业环境，致力于为患者提供连续、全面的心理健康照护服务。《中国护理事业发展规划纲要（2011—2015 年）》提到："到 2015 年，在全国建立 10 个国家级重症监护培训基地，10 个国家级急诊急救护理技术培训基地，5 个国家级血液净化护理技术培训基地，5 个国家级肿瘤护理专业培训基地，5 个国家级手术室护理专业培训基地，5 个国家级精神护理专业培训基地。"中华护理学会自 2010 年开始培养精神卫生专科护士，截至 2023 年，中华护理学会精神卫生专科护士培训班共培养了国家级精神卫生专科护士 1 800 余名，目前已经建立了 18 个精神卫生专科护士临床教学（建设）基地。各省市级学会也相继开始培训精神卫生专科护士，加速了精神卫生专科护士的培养。

【案例背景】

根据 WHO 的定义，精神障碍是指表现为一系列认知、情感、行为和意志等精神活动不同程度障碍的总称。精神障碍患者具备症状个体性、复发性、多变性、迁延性及难以预测性等特点。精神分裂症是症状表现、病程及预后变异性都很大的一组精神病性障碍，常有认知、情感、意志和行为多方面的异常及不同程度的整体精神功能损害。精神分裂症患者的护理不仅体现在生活护理及心理护理，也包括了症状护理和安全护理，因此，选取精神分裂症患者的护理作为典型案例更有利于精神科护理思维的建立及专科护理能力的提升。

有调查显示，全球约有 4.5 亿的人口正在遭受各种精神问题的困扰。2013 年，我国首部《精神卫生法》正式实施，对于促进我国精神卫生事业的发展发挥了极大的积极作用。我国精神科护理正处于发展时期，精神科专科护士在精神患者治疗、护理、教育和疾病管理中均起到至关重要的作用。精神科专科护士对精神疾病进行评估、症状护理，以及与医生和其他的健康专家合作，为患者提供全生命周期的教育、咨询、疾病护理和健康管理等。

知识链接

降级技术

降级技术（de-escalation technology）是使用化解精神疾病患者愤怒和降低患者攻击行为的技巧。

十项降级技术：①尊重患者的个人空间。②不要挑衅患者。③与患者建立言语接触。④与患者沟通时使用简洁的语言。⑤明确患者的需求和感受。⑥认真听取患者诉说的内容。⑦暂时同意患者的需求。⑧制订规则，向患者设定明确的界限。⑨为患者提供多种选择。⑩听取患者和工作人员的汇报。

【案例应用】

（一）案例介绍

张女士，25 岁，未婚。于 23 岁起出现无明显诱因害怕，怀疑有人监视她，不敢出门，不敢上班，在家中也觉得不安全。常独自发笑，有时自言自语。患者凭空听到有人在她耳边说话，威胁她和家人。患者无故认为自己被人监视了，担心害怕，觉得单位同事要迫害她，每天带刀子上班，被单位辞退。家人曾带患者到医院住院治疗，诊断为偏执型精神分裂症，予利培酮片 6mg/d 治疗，住院约半年，好转出院。出院后患者否认自己有病，拒绝服药，病情加重，表现基本同前，不能坚持工作，担心有人要害她，经常发脾气，父母不让其出门，便冲动砸门，拒绝服药治疗，认为药物有毒，觉得家中的食物有毒，认为是自己母亲下的毒，跟母亲争吵，家中护理困难，送

笔记栏

186

入医院。患者夜眠差，入睡困难，时睡时醒，夜眠约 3 小时，醒后困倦乏力，既往无其他躯体疾病，二便正常。患者姑姑曾诊断"精神分裂症"。

（二）护理评估

1. 健康史　患者既往有精神疾病病史，但出院后未坚持服药，导致病情反复加重。患者无其他躯体疾病。此次发病无明显诱因，因担心有人害自己、拒绝服药治疗、认为家中药物有毒，认为母亲下毒，发脾气，冲动，砸门，跟母亲争吵，家中护理困难送入医院治疗。患者姑姑既往诊断"精神分裂症"，家族史阳性。

2. 身心评估　患者存在被害妄想，幻听，情感反应不协调，意志活动减退，行为被动、退缩，遇到问题常采用冲动等应对方式。患者拒绝吃药，否认自己有精神疾病，治疗依从性差。患者攻击风险为高风险，自伤自杀风险为低风险，企图私自出走的危险高。患者夜眠差，入睡困难，时睡时醒，夜眠约 3 小时，醒后困倦，乏力，存在严重的睡眠障碍。

3. 家庭与社会支持评估　患者目前工作状态不稳定，无法坚持工作，社会功能受损严重。患者在社会交往和工作适应方面存在显著障碍，与亲属、同事相处关系紧张。家庭支持系统相对薄弱，父母虽尽力照顾，但面对患者抗拒治疗的情况显得力不从心。患者无法工作，无经济收入，主要靠父母支持。

4. 辅助检查　查体无外伤，其他相关检查均无异常。

精神科护士在评估患者时要注意以下几点：①评估患者的感受及需求，如通过与患者交谈发现患者存在幻听，那么护士不能仅仅停留在幻听症状表面，要评估幻听对患者有何影响，患者是如何看待幻听的，对幻听有什么样的感受，患者有了上述感受后会有什么反应等；"想法 – 感受 – 行为"是一个描述人类心理过程和决策制订过程的模型。这个模型通常用于理解个体如何从其内在的思想和感受产生外在的行为。通过了解和分析个体的想法、感受和行为，我们可以更好地理解他们的需求、期望和动机，从而作出更全面的评估及判断。②由于精神分裂症患者对自身所患疾病缺乏自知力，很难正确反映病史，所以要想全面地评估患者，就要全方位地收集患者资料，可以通过患者家属、朋友或同事收集资料，也可以借助于一些心理、社会功能评估量表来测定获取相关资料。

（三）护理问题

1. 有暴力行为的危险　与妄想、幻听症状有关。

2. 有企图私自出走的危险　与患者无自知力、精神症状有关。

3. 睡眠型态紊乱　与失眠及夜间觉醒次数增多，睡眠质量下降有关。

4. 营养失调：低于机体需要量　与患者认为食物有毒，拒绝进食，可能导致摄入不足及营养不良有关。

5. 社交孤立　与严重的精神症状导致患者社会功能受损，无法正常参与工作和社会活动有关。

（四）护理措施

1. 症状管理　密切观察患者的精神病性症状变化，执行治疗方案，观察药物的作用和副作用，了解患者治疗效果及服药后的感受，针对性地开展药物知识宣教。结合认知行为疗法和接纳承诺疗法等个体化心理治疗手段，引导患者掌握识别和应对焦虑、恐惧情绪的方法。以团体形式进行幻听知识教育，开展幻听体验分享，学习幻听干预方法，同时结合认知行为疗法与冥想帮助患者带着症状生活，平静地观察、接受幻听，以获得内心平静。教授患者深呼吸、渐进性肌肉松弛等放松技术，以及面对压力时的心理应对策略。为患者提供具有安全感的睡眠环境，降低光、声等刺激源的影响，建立规律作息时间表，指导其在睡前进行放松活动如阅读、冥想等。指导患者记录睡眠日志，以便分析睡眠状况并调整治疗策略；必要时，按照医嘱给予辅助性助眠药物，并观察效果和可能的副作用。

2. 安全管理　根据风险评估结果，制订相应安全管理措施。入院及探视返回病房时，做好安全检查，防止将危险物品带入病房。每日开展病房内安全检查，避免危险物品，如尖锐物品、绳子、玻璃制品等出现在病房，如病房门窗、锁、桌椅等物品损坏时，及时进行维修。护士办公室、治疗室、活动室使用结束后做到人走锁门，防止医疗器械成为危险物品。掌握患者的病情、诊断、护理要点，做到心中有数并动态评估患者风险。患者攻击高风险，企图私自出走的危险高，将患者安置于重点病室，24 小时实时监护，及时控制患者精神症状，避免患者因受症状支配发生危险。在需要人力支援时，启动紧急呼救设施，掌握沟通技巧，做好人文关怀，建立治疗性信任关系。当患者出现攻击行为时，应站在患者侧面，保持至少一臂距离，通过降级技术降低患者攻击风险。在降级技术无效时，必要时实施医学保护性约束，并做好患者护理。

3. 饮食管理　患者认为饭菜中有毒，拒绝进餐，可采取集体进餐制，也可让患者看到其他患者取走食物的场景或者让患者先挑选一份餐食。与营养师合作，设计个性化的饮食方案，定期监测体重、血生化指标，了解患者营养状况是否改善。

4. 社交功能促进与家庭关系强化　组织并主持小组活动和社会技能训练课程，通过角色扮演、模拟练习等方式提高患者的社交互动能力。邀请精神科医生、心理咨询师共同参与，向家属讲解疾病知识和应对策略，增强家庭成员的支持功能。推荐家属参加家庭支持小组，鼓励他们与其他照顾者分享经验、学习有效沟通技巧；同时，为有需要的家庭提供社区资源链接和咨询服务。推荐患者在出院后可选择宠物领养，动物辅助干预可有效提高患者的社会交往技能以及日常生活能力，促进心理社会功能康复。

5. 康复管理　利用绘画、手工艺制作、舞蹈、戏剧等形式，为患者提供安全的环境，让他们能够通过艺术创作来表达内心感受，提升自我认知，缓解负面情绪，增强心理韧性。运动疗法不仅有助于改善患者的身体状况，增强心肺功能，还能够通过规律的身体活动减轻焦虑和恐惧症状，促进心理健康。

6. 治疗依从性管理　设计并实施药物治疗教育课程，向患者解释药物作用原理，强调坚持服药的重要性，同时解答患者对药物的疑虑和担忧。在保证疗效的前提下，尽量降低给药频次，可选择长效制剂或复方制剂，降低患者用药复杂性。利用智能药盒、手机应用、电子日历等工具，为患者设置服药提醒。此外，通过电话随访、在线问卷、门诊复查等方式，定期评估患者的药物依从性。对依从性良好的患者给予肯定和鼓励；对依从性差的患者，探究原因，调整处置策略，如更换更易接受的药物等。

7. 定期评估与反馈　定期进行全面的生理和精神状态评估，根据评估结果与医疗团队共同讨论并调整治疗计划和护理措施。在整个康复过程中，持续关注患者的需求变化，根据反馈适时优化护理流程和方法，确保护理工作始终围绕患者的最佳利益展开。整合社区资源，实现患者社会功能与职业康复同步提升，联系社区康复机构，为患者定制适应性训练和社会交往活动，逐步恢复其工作能力和社交技能。在病情允许的情况下，协助患者寻找适合的职业康复项目，如志愿者服务岗位，通过实际参与促进其社会角色的回归。同时，持续关注患者的社会功能恢复进展，并适时调整治疗计划。

【案例反思】

1. 症状稳定、情绪平稳　运用认知行为疗法和接纳承诺疗法等个性化心理治疗方法，患者在识别和应对焦虑、恐惧情绪方面取得了显著进步。指导患者将深呼吸、渐进性肌肉松弛等放松技术熟练应用于日常生活中，有效缓解了负面情绪。电话随访和在线平台的心理咨询服务实时关注患者情绪变化，及时提供辅导和支持，患者的情绪稳定性得到了巩固和提升。患者对疾病治疗的理解加深，恐惧感和误解减少，表现为服药提醒系统的有效利用以及用药日记记录的规律性。通过协助患者建立规律作息、睡前放松活动等非药物干预手段，患者睡眠质量明显改善。

2. 患者在住院期间无冲动、私自出走的行为发生　经心理干预、药物治疗及安全管理，患者冲动行为得到有效控制，无冲动及私自出走的行为。医护团队密切协作，动态评估与干预患者病情，营造安全稳定的住院环境，显著提升了行为管理效果，为患者康复与回归社会打下了良好基础。

3. 日常生活能力恢复与自我照顾提升　通过组织个人卫生管理、饮食准备和生活技能的教学活动，患者的生活自理能力逐步提升，实际操作能力和学习成果显著。与营养师协作下，患者饮食习惯得到优化，营养状况良好。定期评估显示，患者已能独立或在一定程度上完成基本生活照料任务。

4. 家庭关系和谐与支持系统完善　通过定期的家庭会议和专业团队的支持，家属对精神疾病的理解度提高，应对策略得以增强，家庭内冲突减轻，形成了积极的家庭支持环境。推荐参与家庭支持小组等活动后，家属与其他照顾者建立了有效的沟通渠道和互助网络，提升了整体的家庭支持功能。

5. 治疗依从性提升　患者的精神病性症状通过密切监测和适时调整药物剂量（如利培酮）得到有效控制，且患者的药物依从性显著提高。

6. 社会功能恢复与职业康复　联合社区康复资源，为患者定制了针对性的社会适应训练计划和社交活动，促进了患者工作能力和社交技能的稳步恢复。在病情允许的情况下，帮助患者找到了适合的职业康复项目，实际参与带来了社会角色的逐渐回归。持续跟踪观察患者的社会功能恢复进展，以此作为调整治疗方案的重要依据，确保康复进程符合预期目标。

【评价指标】

中华护理学会陆续发布了《住院精神疾病患者攻击行为预防》《住院精神疾病患者自杀风险护理》等团体标准，对精神专科护理质量评价起到了指导作用。2022年为规范精神科保护性约束的使用，精神科护理专家推出了《精神科保护性约束实施及解除专家共识》，该共识提出了保护性约束实施前和解除前均需进行评估，并编制出精神科保护性约束实施评估表和精神科保护性约束解除评估表。目前，国内外学者在探索构建精神科专科护理质量敏感性指标体系，现有精神科护理的质量评价指标主要包括结构指标（护患比、床护比、护士不同级别配备、每位住院患者24小时平均护理时数等）、过程指标（患者风险评估执行合格率、患者分级护理合格率、身份识别制度正确执行率、住院患者保护性约束使用率、健康教育知晓率等）、结果指标（给药错误发生率、院内压力性损伤发生率、住院患者跌倒发生率、住院患者跌倒伤害率、住院患者噎食发生率、住院患者自伤发生率、住院患者暴力行为发生率、住院患者擅自离院发生率、护士职业伤害发生率、住院患者满意度等）（附录十二和附录十三）。

第五节　血液净化专科护士

慢性肾脏病是一种症状隐匿且呈进行性进展的疾病，最终将发展成为终末期肾病。目前，对终末期肾病患者的主要治疗方式是血液净化治疗，现有数据显示，目前我国在透血液透析患者已达到84.4万余人，由于年龄、糖尿病、高血压等因素，近些年终末期肾病的年发病率逐年上升。20世纪90年代，国内外学者已经意识到肾病患者的增长速度将远远超过肾科医师的培养速度，为了弥补肾科医师的不足和确保医疗服务的质量，开始探索培养血液净化高级实践护士。近年来，血液净化专科护士的角色越发多元化，专科护士在工作中既是教育者，又是合作者和管理者，需要专业的理论知识和临床能力的培养。在美国、澳大利亚等许多国家，专科护士的服务内容已经不仅局限在血液透析中心，而且包括社区以及居家血液透析服务。

我国关于血液净化专科护士核心能力培养起步较晚。为了推动血液净化专科护士的培训工作，2009年，中华护理学会启动了血液净化专科护士培训项目；2010年，制定了培训大纲和专科护士培训基地建设标准，经评审确定了5个教学基地。2014年，出版了《血液透析专科护理操作指南》；2016 年 12 月发布《国家卫生计生委关于印发血液透析中心基本标准和管理规范（试行）的通知》。其中《血液透析中心基本标准（试行）》明确提出了对相关技术及管理人员经过相关技术规范化培训的要求，并提出血液净化专科护士培训内容包括：血液透析临床工程技师的职责及日常工作、透析设备的消毒与感染控制、血液透析用反渗透水处理系统的常规配制与维护、血液透析中心规范化护理管理、血液透析中心健康管理等 20 项内容，指出要重视学员的循证医学思维及创新思维，培养高水平的专科护理人才。

血液净化高级护理实践专科护士是以血液净化患者为服务对象，并为患者提供系统治疗、监测、支持和帮助等专业性护理服务的工作者，需要具备肾脏病相关理论知识和护理方面的临床专业知识，并取得高级护理实践注册护士证书。作为血液净化高级护理实践护士需要具备扎实的理论知识、实践技能和临床应变能力。目前我国在血液净化高级护理实践护士培养方面，一般综合考虑学历、临床实践能力、决策能力、协调能力、管理能力、自主学习能力、研究能力等，通过培训与考核，使护士在临床、教学、科研等方面的能力均有所提高，能更好地承担专科护士多重角色，在血液透析患者的症状管理、延续护理、健康教育等方面发挥护理人员的作用，提高透析患者的生活质量。

【案例背景】

"透析"一词源于希腊语，原意指"肢体力量的减弱或消失"。1861 年，苏格兰化学家 Thomas Graham 利用一个钟形装置观察溶质的渗透作用，开创性地提出了晶体可以通过半透膜进行弥散运动，并提出了透析（dialysis）的概念，开创了渗透学说，因此，Graham 也被称为"现代透析之父"。血液透析技术首次应用于人类是在 1924 年，德国 George Haas 教授在局部麻醉下将透析管置入患者桡动脉和肘部静脉，进行了持续 15 分钟的透析治疗。自 20 世纪 60 年代起，血液透析进入了快速发展时期。近年来，随着新技术、新设备和新型治疗模式的不断涌现，血液净化中心数量及规模的扩大，血液净化技术已进入快速发展阶段。为了满足尿毒症患者日益增长的透析需求，改善患者生存质量，当下对血液净化专科护理的服务水平也有了更高的要求，血液净化也面临着更大、更高难度的挑战。

作为血液透析高级实践护士需要具备扎实的理论知识、实践技能和临床应变能力，对患者的生理、心理等状况进行全面评估，关注多维度的健康问题，体现的是整体护理观。本案例总结 1 例急性肾功能衰竭行诱导透析治疗患者的高级护理实践。

 知识链接

血液净化专科护理技术

1. **血液净化护理**　血液净化是把患者血液引出体外并通过一种净化装置，除去其中某些致病物质，净化血液，从而达到治疗疾病的目的。随着血液透析患者数量的增加，透析龄的延长，血液净化专科护士的护理内容除了临床护理，还要开展透析患者的会诊、门诊、互联网线上服务，并延伸到家庭护理、公众人群的健康教育与咨询等。

2. **血管通路评估**　血液透析时，需要把患者的血液引出体外，经过透析器净化后，回输体内，该通路为血管通路，包括自体动静脉内瘘、移植物血管内瘘、非隧道式中心静脉置管、隧道式中心静脉置管。血管通路是透析患者的"生命线"，建立和维持一个有效的血管通路是血液净化顺利进行的保障。

美国国家肾脏基金会肾脏病预后质量倡议指南建议每次穿刺之前都应该进行体格检查，所有相关医务人员都应该掌握，共同守护患者"生命线"，评估内容包括：视诊，有无红肿、渗血、硬结、皮肤受损；触诊，摸清血管走向和搏动；听诊，杂音大小，震颤强度。

【案例应用】

（一）案例介绍

郑先生，68 岁，退休，急性肾功能衰竭，为行进一步诊治收入院。患者于 2024 年 4 月无明显诱因出现腹胀、食欲减退、伴尿量减少、排尿痛、尿色发红，逐渐出现四肢水肿，当地医院治疗效果不佳，就诊于我院。入院后完善相关检查，化验示：血红蛋白 79g/L，肌酐 236μmol/L，尿素 28.64mmol/L，白蛋白 28g/L，四肢水肿，行诱导透析治疗。

（二）护理评估

1. 健康史 患者于 2024 年 4 月无明显诱因出现腹胀、食欲减退、伴尿量减少、排尿痛、尿色发红，逐渐出现四肢水肿。患者既往慢性荨麻疹病史 40 年，每逢遇冷遇热出现症状。

2. 身心评估 老年男性，急性肾功能衰竭，需行诱导透析治疗，透析过程中应用肝素钠注射液抗凝，患者 BI 评分为 45 分，自理能力属于中度依赖，需要极大帮助才能完成日常生活活动。患者白蛋白 28g/L、血红蛋白 79g/L，判断为中度贫血；NRS 2002 评分为 5 分，提示存在营养不良的风险。患者尿量减少，急性肾功能衰竭状态。GAD-7 评分 17 分，提示重度焦虑状态。

3. 家庭与社会支持评估 患者首次透析，所以患者及家属对血液透析缺乏了解，在透析护理方面表现出明显的不足。

4. 辅助检查 血红蛋白 79g/L，肌酐 236μmol/L，尿素 28.64mmol/L，白蛋白 28g/L。

（三）护理问题

1. 营养失调：低于机体需要量 与血液透析状态有关。

2. 知识缺乏：缺乏血液透析的相关知识。

3. 焦虑 与患者预后及医疗费用有关。

4. 疲乏 与血液透析治疗有关。

（四）护理措施

1. 营养支持 该患者存在腹胀、食欲减退等消化道症状，影响了营养素的摄入和吸收，患者营养管理意愿下降，应告知患者营养管理相关知识同时，重视维持性血液透析患者的心理护理，评估其心理状态，利用家庭支持、观念纠正等手段缓解患者负面情绪，提高患者自身营养管理意愿。针对目前患者情况，需要请营养科、肾内科、康复科医生进行会诊，为患者制订营养管理计划。

（1）饮食指导：根据患者自身情况，为患者制订个体化的热量摄入计划，患者每日每千克体重应摄入热量 30～40kcal，每日每千克体重应摄入 1.0～1.2g 优质蛋白，每日补充 45mg 锌以改善营养状况。指导患者食用低钠饮食，每日钠摄入量 3～5g。患者两次透析期间超滤量应控制在干体重的 3%～5%，每日体重增长不宜超过 1kg。患者血流动力学相对稳定，指导患者在透析期间适当进食，以防止透析过程当中丢失大量糖分。

（2）营养监测及管理：使用人体成分分析仪结合患者的生化指标和饮食习惯对患者进行系统的营养评估，患者血清白蛋白水平较低，至少每 3 个月监测患者血清白蛋白水平。使用"饮食日记"记录患者饮食习惯，每周 2 次微信随访及每 2 周 1 次电话随访进行饮食知识宣教，通过延续性护理持续督导患者进行自身营养管理。

2. 给予健康指导 患者高中学历，根据患者文化层次，以通俗易懂的语言，向患者介绍疾病的病因、发展过程、治疗方法，使患者认识到血液透析是目前肾衰竭患者的主要治疗方法之一，重点向患者介绍血液透析的目的，血管通路的管理，透析过程中及透析期间的注意事项。健康教育的形式包括口头宣教、图片、视频的展示，并且向患者推荐相关知识网站或 APP，使其了解血液透析的相关知识。

（1）血液透析相关知识宣教：为患者讲解血液透析相关知识，该患者是首次透析，所以为患者讲解血液透析的基本原理：血液透析是利用弥散、超滤和对流的原理清除血液中有害物质和过多水分的最常用肾脏替代治疗方法之一。告知患者血液透析能够很好地替代其肾脏功能。讲解血液透析的频次和时间，一般每周 3 次，每次 4 小时。患者可以根据透析频次和时间做好安排。

（2）血管通路的维护：血管通路是血液透析患者的生命线。血管通路的建立应在充分评估患者全身和血管状况的基础上，个体化选择适合患者的血管通路。该患者之后将面临进行长期维持性血液透析治疗，患者血管情况良好，因此肾内科通路团队为患者建立自体动静脉内瘘，并做好相关通路维护工作。①血管保护，佩戴医学警示手环。②每日进行束臂握球锻炼，每次 5 分钟，每日 3 次。③每日进行动静脉内瘘物理检查：评价标准包括吻合口震颤良好，无异常增强、减弱或消失；瘘体段静脉走行平直、表浅、易穿刺，粗细均匀，有足够可供穿刺的区域，瘘体血管壁弹性良好，可触及震颤，无搏动增强或减弱、消失。④每 3 个月进行血管超声检查：测定自然血流量 > 500ml/min，穿刺段静脉内径 ≥ 5m，距皮深度小于 6mm。

3. 非药物治疗焦虑　告知患者血液透析是代替肾脏功能的必要途径，不必对血液透析产生抗拒感。通过讲解血液透析的过程、方法、目的、费用和成功案例，使其从焦虑、恐惧中解脱出来。该患者因缺乏对医保政策的了解，担心长期透析，可能导致家庭生活拮据，应告知患者当下的医保政策及血液透析相关费用，及时与患者家属进行沟通，做好患者心理健康的保护工作，并通过运动干预及健康宣教等方式，降低患者焦虑。

（1）组建多学科团队：包括肾内科、心理科、康复科医师，进行支持性心理治疗及运动康复训练。根据血液透析患者的治疗周期及整体情况，为患者选择透析过程中进行脚踏车蹬车运动，蹬车运动可以在透析治疗时间段的前 30 分钟 ~ 2 小时进行，每次 30 分钟，并定时评估患者生命体征及透析过程中的并发症。

（2）并发症预防：透析过程中为患者进行健康指导，包括血液透析常见并发症及预防：①低血压：由于血液透析过程中血容量的改变等因素，患者低血压的发生率较高，日常应控制水的摄入量，避免干体重涨幅过大。②贫血：由于肾功能衰竭，促红细胞生成素分泌障碍以及透析过程中管路中失血等因素，贫血发生率较高，可通过加强营养以及透析过程中补充促红细胞生成素来预防贫血。③营养不良：日常应注意摄入充足的优质蛋白质和热量，以满足正常需要量。

4. 疲乏干预措施　透析后疲乏是血液透析患者独有的经历，对于血液透析患者来讲，透析后疲乏在透析结束后会持续几小时甚至持续到第二天，这种状态可通过饮食、睡眠等的合理管理，达到有效缓解。

（1）饮食管理：患者血流动力学稳定，指导患者在透析治疗期间进食少量易消化的食物或者糖果类，以避免透析过程中丢失太多糖分。

（2）体重管理：记录患者液体摄入量，透析间期干体重增长数据，指导患者控制干体重增长率。

（3）睡眠管理：告知患者保持健康的睡眠习惯及作息规律，日常尤其是入睡前应减少咖啡因、尼古丁等的摄入，可采用饮用牛奶，使用温水泡脚等有助于入睡的措施；患者在透析治疗过程中应保持清醒，透析过程中可进行适当有氧运动，不仅能提升透析效率，也有利于改善机体炎症状态。

（4）运动管理：指导患者在透析过程中进行中等强度的有氧运动和抗阻运动，如踏车运动及弹力带，透析过程中根据患者主诉及生命体征来判断强度是否适宜，并进行适当调整，非透析日可以选择步行、骑车、太极拳等运动方式，以减轻患者疲乏感。

【案例反思】

通过联合肾内科、血管外科、营养科等科室进行多学科协作，对患者全方位，整体护理，最终患者顺利完成此次治疗，较入院时身体、生理、心理得到极大改善。患者血红蛋白由 79g/L 升高至 110g/L、白蛋白由 28g/L 升高至 36g/L，均恢复至正常范围，提示基础指标调控稳定。伴随着体内毒素的排出，患者腹胀、食欲减退症状逐渐缓解，食欲较前明显好转。患者肾功能损害无法恢复，之后将进行规律透析治疗。患者及其家属在护士指导下掌握血液透析相关知识、营养摄入及饮食注意事项，控制水、磷、钾、钠的摄入量。患者出院后 GAD-7 评分较住院期间下降，从 17 分降为 10 分。患者出院后简明疲乏量表 BFI 评分下降，从 7 分降为 4 分。

【评价指标】

我国血液透析高级护理实践尚处于雏形阶段，质量评价方面目前主要围绕着护理质量指标、患者并发症等方面展开研究，尚未形成统一的工作质量评价体系和明确的角色界限，众多学者和临床实践者正在探索建立适合我国医院护理服务环境的血液透析护理敏感质量指标，将那些敏感性强且稳定可靠性好的指标列入常规的血液透析护理质量评价中，以推进我国血液透析护理质量持续改善。

1. 通过质量指标控制，提升血液透析患者生活质量　管理者通过监测主要结果指标对质量的优劣作出判断，了解护理质量现状，查找与结果指标相关的结构、过程层面可能存在的问题，进而对这些问题进行预防。通过对血液透析患者敏感指标的监测，可以发现临床护理工作中存在的问题，进而不断改进工作，提高血液透析专科护士的专业素质，最终提高血液透析护理质量，使患者受益。

2. 监测并发症指标，改善血液透析护理质量　在血液透析护理质量管理中，并发症指标是质量监控最应关注的内容，是反映护理结局的重要信息，也是反映患者安全的重要指标，对保障患者安全具有重要意义。血液透析专科护理敏感质量指标与高风险或不良事件的特定因素相关，这有助于管理者以点带面进行重点管理，达到质量管理的目的，最终改善患者结局。

3. 血液透析专科护理质量指标体系　目前国内血液透析护理质量评价，总体来看有以下特点：①血液透析患者管理质量评价指标集中在并发症、容量、干体重等医疗专业领域。②目前国内血液透析护理质量评价大多是根据医院特色自行设置指标及权重来评价护理质量优劣，量化不足，标准不统一。鉴于我国尚无权威性机构或组织发布血液透析高级护理实践的评价标准，该部分内容对国内现有文献中的血液透析护理质量指标进行总结，并以"结构-过程-结果"为框架进行展示，不同研究中纳入的具体指标存在差异，因此仅为高级护理实践的质量评价提供参考（附录十四）。

4. 血液透析高级护理实践的质量评价工具　护理质量评价指标能够规范血液透析专科操作，并以系统、持续、专业的方式提升管理质量，显著提升患者的生存质量，并且能够将透析操作进行细化，避免操作不到位引发不良事件，降低并发症发生率，有利于医护患之间构建良好关系，提高患者满意度。但目前国内外尚无权威性机构或组织发布血液透析高级护理实践的评价标准，因此通过文献检索对国内现有研究中的评价指标和标准进行整理，仅为高级护理实践的质量评价提供参考（附录十五）。

第六节　肿瘤专科护士

随着肿瘤学科不断发展，新理论、新技术和新理念不断出现，肿瘤护理向着专科化的方向迅速发展。肿瘤专科护士（oncology nurse specialist，ONS）的起源可以追溯到 20 世纪中叶，在美国也称为肿瘤科高级实践护士（oncology advanced practice nurse，OAPN）。他们在肿瘤专科护理的临床、教育、管理和研究等方面已形成一定规模，对于癌症患者及其家属作出准确评估后能提供一系列的治疗、照护、营养、心理、适应及健康教育等方面的服务。从 1993 年起，日本护理协会引进了美国的专科护士培养制度，开始了专科护士的培养，日本对肿瘤专科护士的认证始于 1996 年，申请者必须具备护士执照（公共卫生护士或者助产士）、硕士学位、5 年及以上工作经验，并通过日本护理协会的认证考试才能取得由日本护理协会颁发的肿瘤专科护士证书。2009 年中华护

笔记栏

理学会肿瘤专业委员会开始进行肿瘤专科护士培养，并大力发展全国肿瘤专科护士培训基地，以专科基地为依托，提供包括理论课程和操作技能的学习与临床实践，为我国肿瘤护士职业发展带来新的培养模式。

通过系统培训、资质认证的肿瘤专科护士在其专业态度、理论知识、实践技能、专业发展能力等方面具备显著优势。肿瘤专科护士将不再局限于按照医嘱进行临床实践方面的工作，他们可因病施护，因人施护，为患者提供最佳和适宜的护理。

肿瘤专科护士主要承担着临床实践、护理带教、健康教育、科研、管理等角色，其专科职责主要体现在肿瘤预防、癌性疼痛的护理、放化疗护理、开具处方、协助肿瘤患者作出决策、为癌症患者提供心理精神支持、肿瘤患者的随访及临终关怀 8 个方面，ONS 能更好地帮助患者及家属了解疾病相关知识和信息、减轻患者癌症相关症状，在改善肿瘤护理服务质量方面扮演着举足轻重的作用。

【案例背景】

据 WHO 国际肿瘤研究机构（International Agency for Research on Cancer，IARC）统计，2020 年中国新发恶性肿瘤病例 457 万例，死亡病例 300 万例，均位居世界第一。近年来，我国在肿瘤治疗方面进行了积极的探索，不断提高肿瘤患者生存率。据国家肿瘤中心数据估计，我国总体恶性肿瘤 5 年生存率在 10 年内从 30.9% 提高到 40.5%。随着肿瘤治疗技术和理念的更新，肿瘤患者的生存期有了较大的改善，肿瘤已被看成慢性疾病，长期"带瘤生存"给肿瘤护理带来了新的护理问题，肿瘤护理人员应在循证实践的理念指导下，借鉴最佳最新证据的内容，作为临床决策的参考，以提高护理决策的科学性和适宜性。在应用国内外肿瘤护理临床实践指南时，也需要把握循证医学的本质，将证据与临床实践、专业判断和患者需求密切结合，并开展循证肿瘤护理、配合肿瘤精准治疗，组建多学科团队的肿瘤诊疗康复团队，拓展肿瘤护士的工作范畴，在症状管理、延续护理、健康教育等方面积极主动地作出努力，提高肿瘤患者的生活质量。

作为肿瘤高级护理实践护士，需要具备扎实的理论知识、实践技能和临床应变能力，对患者的生理、心理等状况进行全面评估，关注多维度的健康问题，体现整体护理观。本案例总结 1 例新辅助化疗卵巢癌中晚期患者的临床护理实践。

女性生殖道恶性肿瘤中，卵巢癌的发病率仅次于宫颈癌和子宫内膜癌，但死亡率却高居首位。卵巢位于盆腔深部，起病隐匿，70%～80% 的卵巢癌患者确诊时已处于晚期。对于Ⅲ～Ⅳ期广泛转移、一般情况差、合并症多的卵巢癌患者，初次肿瘤细胞减灭术（primary debulking surgery，PDS）常难以获得满意的肿瘤细胞减灭，而且增加并发症的发病率和病死率。新辅助化疗（neoadjuvant chemotherapy，NACT）后行间歇性肿瘤细胞减灭术（interval debulking surgery，IDS），已成为晚期卵巢癌（advanced ovarian cancer，AOC）的初始治疗模式之一。2023 美国国立综合癌症网络（National Comprehensive Cancer Network，NCCN）指南对Ⅱ～Ⅳ期推荐的首选化疗方案为紫杉醇＋卡铂 ± 贝伐的 3 周化疗方案，也是新辅助一线化疗方案。一些合并症多、虚弱、营养不良、高龄等患者实行新辅助化疗，可降低Ⅲc 和Ⅳ期上皮性卵巢癌患者肿瘤减灭术后手术后的发病率和病死率的风险。

> ### 知识链接
>
> #### 肿瘤患者常用的营养筛查和评估工具
>
> 1. 营养风险筛查量表 2002（Nutritional Risk Screening 2002，NRS 2002） 是欧洲肠外肠内营养学会和中国抗癌协会肿瘤营养与支持治疗专业委员会指南推荐采用的营养风险筛查量表，同时也是目前临床使用最为广泛的一种营养风险筛查工具，适用于所有住院患者

 笔记栏

的营养风险筛查。NRS 2002 主要由三部分组成，包括营养状况受损评分、疾病严重程度评分和年龄调整评分，三部分评分之和为总分，总分≥3分，说明患者存在营养不良的风险，其灵敏度＞83%，特异度≥90%。研究表明，NRS 2002 具有循证医学证据，并以改善临床结局为目标，可作为临床患者首选的营养风险筛查工具。

2. 患者主观整体评估（Patient-Generated Subjective Global Assessment，PG-SGA）是目前评估肿瘤患者营养状况和预测临床结局较好的测量工具，被美国营养师协会（American Dietetic Association，ADA）推荐作为肿瘤患者营养评估的首选方法。PG-SGA 由患者自我评估（包括体重、饮食、营养症状、活动和身体功能）和医务人员评估（包括疾病与营养需求、代谢需求、体格检查）两部分组成。总体评估则分为定性评估和定量评估两种。定性评估将患者分为营养良好、中度营养不良、重度营养不良 3 类；定量评估将营养不良根据得分分为 4 类：0~1分——无营养不良；2~3分——轻度营养不良；4~8分——中度营养不良；≥9分——重度营养不良。

【案例应用】

（一）案例介绍

王女士，73岁，教师，卵巢癌中晚期伴腹水，为行新辅助化疗收入院。入院后完善相关检查，化验结果显示：血糖 15.0mmol/L，白蛋白 25g/L，双下肢水肿，红细胞计数 2.81×10^{12}/L，骶尾部出现 1cm×2cm 皮肤发红，双下肢静脉超声示：右下肢肌间静脉血栓形成，D- 二聚体 2.0μg/ml。2020 年 7 月行第一疗程新辅助化疗，贝伐单抗 + 紫杉醇 + 卡铂。化疗后出现恶心及脱发。

（二）护理评估

1. **健康史**　患者于 2020 年 6 月无明显诱因出现腹胀、腹痛、食欲减退、消瘦、乏力。妇科超声示：右附件区囊实性巨大包块，有明显血流信号，形态不规则，盆腔 CT：右附件区占位性病变，大网膜密度高，糖类抗原 CA-125 2 675kU/L，当地医院口服中药，效果不佳。

2. **身心评估**　患者老年女性，恶性肿瘤中晚期伴腹水，需行化疗，BI 评分为 45 分，自理能力属于中度依赖，需要极大帮助才能完成日常生活活动。患者贫血貌，精神欠佳，卧床，查体不能合作。NRS 2002 评分为 5 分，提示存在营养不良的风险；另根据 PG-SGA 评定营养状况为 B 级，属于中度营养不良。腹部疼痛 VAS 评分 5 分，属于中度疼痛。静脉血栓栓塞症风险评估表（Caprini 评分）得分为 7 分，属于高危患者。压力性损伤风险评估量表（Braden Scale）得分为 11 分，属于高危患者。GAD-7 评分 17 分，提示重度焦虑状态，影响睡眠。BFI 评分为 7 分，提示重度疲乏。

3. **家庭与社会支持评估**　患者及家属对化疗和癌痛的知识缺乏了解，并在化疗期间照护方面表现出明显的不足。

4. **辅助检查**　白蛋白 25g/L，红细胞计数 2.81×10^{12}/L，血红蛋白 77g/L，血糖 15.0mmol/L，糖化血红蛋白 11.00%，白蛋白 25g/L，D- 二聚体 2.0μg/ml，双下肢静脉超声示：右下肢肌间静脉血栓形成。

（三）护理问题

1. **疼痛**　与肿瘤生长迅速压迫周围组织、器官及神经等部位相关。

2. **皮肤完整性受损**　与长期卧床，被迫体位，营养失调有关。

3. **营养失调：低于机体需要量**　与肿瘤消耗状态有关。

4. **知识缺乏：** 缺乏化疗不良反应及癌痛相关知识。

5. **焦虑**　与肿瘤治疗及肿瘤威胁患者生命有关。

6. 潜在并发症：感染、感觉异常、便秘、高血糖、出血风险。

7. 疲乏　与肿瘤本身及肿瘤治疗有关。

（四）护理措施

1. 给予疼痛教育　对患者进行有效疼痛评估是护理首要任务，评估时应考虑患者疼痛部位、性质、强度、持续时间以及对患者日常生活的影响。该患者 VAS 评分 5 分，属于中度疼痛，需使用长效止痛药物控制疼痛，向患者强调按时服用止痛药物重要性，可能出现的副反应及注意事项，保证患者正确用药，每日评估患者疼痛情况。建立疼痛评估表，评估患者疼痛部位、性质、强度、持续时间以及对患者日常生活的影响，教会患者及家属疼痛评估方法，遵医嘱给予口服止痛治疗，每日评估患者 24 小时疼痛情况，如大于 3 分，应给予相应处理，及时反馈用药效果；给予患者药物宣教，定时定量服用药物，观察患者有无恶心、头晕等不适主诉；使用通便药物预防便秘。

2. 增强压力性损伤管理意识　对患者及家属进行针对性指导，卧床时增加翻身频次，定期评估患者营养状况及压力损伤风险，并于骶尾部使用泡沫敷料局部减压及使用减压床垫，保持水、电解质平衡，增加营养，提高抵抗压力性损伤的风险。患者压力性损伤风险评估量表（Braden Scale）得分为 11 分，需每 72 小时进行一次评估，以及每周评估患者营养状况。保持患者床单位整洁清洁，皮肤干燥。预防性使用减压敷料，在经常受摩擦力与剪切力的骨隆突处使用聚氨酯泡沫敷料预防压力性损伤，使用预防性敷料时，仍须继续使用其他压力性损伤预防措施。每次更换敷料时评估皮肤情况，或至少每天评估皮肤情况。若预防性敷料出现破损、错位、松动或过湿时予以及时更换。鼓励患者床上及床旁活动，同时注意保护患者安全。

3. 加强营养支持　对肿瘤患者而言，合理营养是维持生命和健康的重要物质基础，是维持免疫力，抵御肿瘤侵害的重要保障，该患者低蛋白血症，贫血，大量腹水及下肢水肿，并伴有血糖升高，评定营养状况为 B 级，属于中度营养不良，应给予联合营养科会诊，制订高蛋白易消化合理饮食，可加用口服肠内营养液，少食多餐，必要时给予肠外营养支持治疗，同时注意监测血糖变化，保证每日营养需求。患者化疗后出现胃肠道反应，有恶心等症状，应少食多餐，给予营养丰富、高蛋白、高纤维的低糖饮食，如瘦肉，鱼类，芹菜，柚子等；每日蛋白质摄入 15%~20%，脂肪 20%~30%，碳水化合物 55%~60%。入院后予监测血糖，内分泌科会诊调整降糖药物。患者存在腹胀症状，饮食中避免易导致胃肠胀气的食物，如豆类，牛奶等，正餐中不要喝太多汤汁和碳酸饮料，两餐中给予加餐，安素口服营养液每日 12~18 勺温水配制，需小口慢服。

4. 加强健康宣教　化疗药物在杀灭癌细胞同时，也可能对正常细胞产生一定的损害，导致一系列不良反应，提前告知患者相关不良反应，增强患者对抗疾病信心。抗肿瘤同时积极控制及监测血糖变化。

（1）化疗后不良反应相关宣教：化疗后会导致骨髓抑制，需每周复查血象，如有异常及时处理。化疗会引起胃肠道反应，恶心呕吐，食欲减退，化疗后一周逐渐缓解。不适期间少食多餐，添加口服营养液补充能量。化疗可导致脱发，鼓励患者佩戴假发或头巾等配饰，减少患者不适感。化疗后可出现周围神经感觉异常，需观察患者安全，预防跌倒及坠床。化疗期间使用激素及靶向治疗可导致血糖血压升高，需监测血糖血压变化及时处理。

（2）疼痛相关知识宣教：告知患者无须忍痛，规律服用药物不会导致成瘾及药物失效。教会患者正确评估疼痛程度，遵医嘱按时服用止痛药物，疼痛无法缓解时及时与医护人员沟通。止痛药物最常见不良反应是便秘，请服用止痛药期间按时服用缓泻剂，保持大便通畅，1~2 日排便一次。可使用按摩、热敷、音乐治疗方法分散患者注意力，缓解疼痛。学会自我管理，记录疼痛时间、程度、位置，有助于患者更好地了解疼痛模式，以便于医生制订更优质的治疗方案。

5. 帮助患者缓解焦虑　经评估患者为重度焦虑状态，应联合心理科会诊，针对性给予心理辅导，减少无助感，增强自信心，帮助患者分析可利用资源的支持系统，减少消极应对方式，缓解其焦虑情绪。必要时给予抗焦虑药物，关注患者睡眠情况。与心理科或安宁缓和团队一起进行支持性心理治疗、婚姻及家庭治疗、人际心理治疗、放松训练等一系列心理治疗技术，来减缓患者焦虑症状，从多方面调动患者积极性，提高其解决问题的能力和应对应激的能力。根据肿瘤患者的治疗周期及整体情况，选择适当的体育锻炼方法，如气功、太极、有氧运动等不同类型的运动方式均可有效地减少焦虑症状，开展健康教育讲座系列活动、心理疏导、社会功能康复指导、意念引导、户外运动指导等方式，促进患者的社会功能恢复，减轻患者的心理负面情绪。

6. 帮助患者缓解疲乏　患者红细胞计数 2.81×10^{12}/L、血红蛋白 77g/L，并且在化疗后可能出现骨髓抑制、恶心呕吐及腹泻等情况，这些都会导致患者出现疲乏。应评估患者疲乏程度，针对性给予干预措施，帮助患者缓解疲乏。加强对患者及家属宣传教育，及时纠正异常化验指标。加强营养支持治疗，改善营养状况，必要时可给予静脉营养支持治疗。保证每日有效睡眠，作息规律，日间午休不大于 1 小时，保证夜间睡眠质量，睡前可听轻音乐，或者泡脚等方式帮助入睡。积极控制疼痛，可加用抗焦虑用药。

【案例反思】

通过联合内分泌科、血管外科、营养科及心理科等科室进行多学科协作，对患者进行整体护理，最终患者顺利完成此次化疗，较入院时身体、生理、心理得到极大改善。患者自述口服止痛药后 VAS 疼痛评分可由 5 分下降为 2 分，疼痛不影响日常生活和睡眠。对患者在院时的关键指标进行回顾分析，结果表明指标控制良好。血红蛋白、白蛋白、D-二聚体等逐步恢复至正常范围，提示基础指标调控稳定；血糖值由 15.0mmol/L 降至 10.00mmol/L，血糖监测结果满意。患者骶尾部压力性损伤得到控制，患者在院期间未出现进一步压疮，局部压红减轻。

【评价指标】

目前肿瘤护理的质量是通过测量肿瘤患者的健康结局指标来衡量，从而评价肿瘤科护士提供的护理服务是否是最适宜的且不断改善的。我国的肿瘤护理质量评价体系尚处于不断完善的阶段，正逐渐形成统一的指标，规范指标收集、分析、反馈和指标使用标准。众多学者和临床实践者正在探索建立适合我国医院护理服务环境的肿瘤护理敏感质量指标，将那些敏感性强且稳定可靠性好的指标列入常规的肿瘤护理质量评价中，以推进我国肿瘤护理质量持续改善。

1. 量化质量指标，为制订决策提供客观依据　肿瘤护理质量评价聚焦肿瘤患者的躯体症状及抗肿瘤治疗的常见并发症等核心要素，定量评价与患者结局最为相关的护理实践，有助于护理质量的监控、测定、分析和改进。目前国际上对护理敏感质量指标的采集均是可测量的，包括若干个满意度指标和护士工作环境指标，也有统一的调查量表。肿瘤护理敏感质量指标的量化，使得这些指标用详细数字说明具体问题，使护理质量评价的表现形式更为直观和清晰。

2. 根本原因分析，规范专科护理实践　管理者在使用肿瘤护理敏感指标时，通过监测结果指标对质量的优劣作出判断，了解护理质量现状并发现临床护理工作中存在的问题，通过根本原因分析，查找与结果指标相关的结构、过程层面可能存在的问题，进而对这些问题进行预防，不断改进工作，提高肿瘤科护士的专业素质，最终提高肿瘤护理质量。

3. 监测不良事件指标，改善肿瘤护理质量　在肿瘤护理质量管理中，不良事件指标是质量监控最应关注的内容，是反映护理结局的重要信息，也是反映患者安全的重要指标，对保障患者安全具有重要意义。肿瘤护理敏感质量指标与高风险或不良事件的特定因素相关，这有助于管理者以点带面进行重点管理，达到质量管理的目的，最终改善患者结局。

4. 肿瘤专科护理质量指标体系　美国在肿瘤护理质量评价标准和指标建立了一系列广泛接受的质量评价体系，如美国国立综合癌症网络、美国临床肿瘤学会（American society of clinical oncology，ASCO）和美国肿瘤护理学会（the oncology nursing society，ONS）等都发布了涉及肿瘤护理的指南和标准。这些指南关注以患者为中心的质量指标，为肿瘤护理提供了全面的标准，涵

笔记栏

盖化疗安全、患者症状管理、心理社会支持、护患沟通、延续性护理、跨学科护理、姑息治疗等方面。化疗安全管理标准中包括成人和儿科肿瘤护理实践标准，强调了化疗过程中安全操作和监控的关键要素。症状管理涵盖疼痛、恶心呕吐、疲乏、应用、口腔健康、感染预防及管理、放射性皮炎等，通过监测患者症状来评价护理质量。心理社会支持的评估对象包括患者及其家属，涵盖焦虑、抑郁、照顾者压力和负担等方面，如卫生保健提供者应在护理过程中的重要时刻收集有关患者及其家属的心理社会和情绪健康状况的信息，进行干预，必要时及时转诊。通过调查患者是否理解所提供的信息，是否对参与决策感到满意等进行评价。延续性护理评价要点包括出院计划和过渡护理，患者教育和自我管理，随访和监测，信息沟通，患者满意度等。如是否为患者提供了详细的出院护理计划，包括后续预约、药物管理和家庭护理指导；是否为患者制订了明确的随访计划。跨学科护理的质量评价涉及多学科团队的协调和合作，以确保患者获得全面的护理支持。如是否定期召开多学科团队会议，讨论患者护理计划和进展；是否有详细的会议记录和后续行动计划，确保讨论内容得到落实。目前国内肿瘤护理质量评价尚无统一标准，总体来看有以下特点：①指标构建方法主要遵循结构－过程－结果质量评价模型，但主要集中在过程和结果指标，结构指标内容较少。②目前国内肿瘤护理质量评价大多是根据医院特色自行设置指标及权重来评价护理质量优劣，量化不足，标准不统一。③指标评价内容不够全面，研究侧重治疗措施和效果、肿瘤症状管理等，在肿瘤康复、姑息护理、延续护理、跨学科护理，儿童肿瘤患者管理、癌症照顾者等管理方面的评价指标较少。鉴于我国尚无权威性机构或组织发布肿瘤高级护理实践的评价标准，该部分内容对国内现有文献中的肿瘤护理质量指标进行总结，并以"结构－过程－结果"为框架进行展示，不同研究中纳入的具体指标存在差异，因此仅为高级护理实践的质量评价提供参考（附录十六）。

5. 肿瘤高级护理实践的质量评价工具　国内外尚无权威性机构或组织发布肿瘤专科高级护理实践的评价标准，多数研究只描述了相关敏感指标，但缺乏指标内涵、收集方法及计算方法等，存在一定使用局限性，并且研究中并未给出质量评价小组如何进行结果数据的收集及评价。因此该部分内容对国内现有研究中的内容进行整理，仅为高级护理实践的质量评价提供参考（附录十七）。

（吴欣娟　郭锦丽　邵　静　薄海欣）

本章小结

　　高级护理实践是护理领域中的一个重要分支，它强调护士具备高级的专业知识和技能，能够独立解决复杂的护理问题，为患者提供高质量的护理服务。本章通过呈现我国比较成熟的专科护士的培养和应用情况，充分体现了高级护理实践专科护士在提升护理质量、优化资源配置、推动专业发展以及满足多样化需求等方面发挥的重要作用。随着医疗技术的不断发展和人们对健康需求的日益增长，高级护理实践的重要性愈发凸显，其发展趋势也呈现出多元化、专业化与国际化等的特点。同时，通过高级护理实践护士的培养，可促进护理学科的专业化和精细化发展，从而推动护理学科的不断进步。未来，高级护理实践专科护士的崛起将成为趋势，他们将在各自的专业领域内提供更为精准、高效的护理服务。同时，高级实践护理的服务范围也将向社区、家庭等多元化领域延伸，以满足不同人群的健康需求。

思考题

1. 高级护理实践专科护士如何全面、准确评估患者的主要护理问题？
2. 高级护理实践专科护士如何运用护理程序对患者实施临床护理实践？
3. 高级护理实践专科护士如何运用整体护理观全面管理患者？
4. 高级护理实践专科护士如何正确认识本专科患者的护理重点及难点？
5. 高级护理实践专科护士如何将证据转化为临床实践？

附录

附录一　高级实践护士实践的支持性策略的具体实施过程

阶段	策略	实施方案	实施人员
启动阶段	确立发展动机	召开启动会，通过分析目前的护理实践模式，调研各专科发展的规模和特色，了解临床实际的发展需要，从内部需求和外部需求明确发展高级实践护士的可行性和必要性	护理部和 / 或科室管理人员
	关键人物参与	确认提供资源和发展机会的相关利益者（包括与高级实践护士工作相关的医疗、护理、管理、辅助部门的人员），与相关利益者确定发展目标，确保关键人物参与高级实践护士的工作	护理部和 / 或科室管理人员
	选择合适人员	确定具体的纳入标准（包括专业思想认识、学历、职称、工作经历等），进行双向选择	护理部、科室管理人员、医院管理部门、高级实践护士
发展阶段	合理设置岗位	根据发展目标，确定具体的工作模式、岗位职责、工作特征和薪酬待遇	护理部、科室管理人员、高级实践护士、医院管理部门
	组织认可	在医院官方层面予以认可，确立高级实践护士的地位	护理部、科室管理人员、医院管理部门
	确定考核指标	制订客观、符合临床实际、符合发展目标的考核指标	护理部、科室管理人员、高级实践护士、医院管理部门
维持阶段	支持	根据高级实践护士开展工作的需求，从各个层面给予支持	护理部、科室管理人员、医疗团队、医院管理部门
	资源	根据高级实践护士开展工作的需求，给予时间、平台、教育和经费等资源	护理部、科室管理人员、医疗团队
	反馈与激励	定期进行工作评价，建立高级实践护士的晋升机制，在评优评先、职务竞选、职称评聘等方面给予优先权	护理部、科室管理人员、医院管理部门
	宣传	高级实践护士定期在医院层面、科室层面、护理团队层面进行工作专题汇报，在医院的官方公众号、媒体等平台定期推出高级实践护士的报道	护理部、科室管理人员、高级实践护士、医院管理部门

阶段	策略	实施方案	实施人员
维持 阶段	培训 与辅导	对高级实践护士进行能力培训（教育能力、管理能力、循证科研能力等），业务培训（与专业相关的新业务、新技术学习），建立导师制度，定期进行交流和辅导	护理部、科室管理人员、高级实践护士
	政策	制订便于高级实践护士提供护理照护的政策	卫健委、护理学会、医院管理部门
	沟通	建立院内院外的沟通机制	护理部、科室管理人员
	合作	高级实践护士参与多学科团队合作	科室管理人员、高级实践护士、医疗团队

附录二　个体化糖尿病护理计划

日期	护理问题	目标	措施			依据	评价
			措施内容	执行者 （普通护士）	执行者 （专科护士）		
9/7	左足部皮肤完整性受损	患者左足部伤口愈合 达标时间： 1 个月	1. 遵医嘱给予抗感染、改善循环等药物	正确给予各类药物	确认护士正确给药，根据患者伤口情况对用药提出合理建议	患者左足第一跖趾关节痛，局部皮肤破溃、肿胀，罹患糖尿病使其局部血液循环，特别是末梢循环较差，伤口的愈合较正常人困难，故必须在控制好血糖的基础上给予扩张血管、改善循环、抗感染的药物	9/7 患者足部第一跖趾关节处可见 3cm×4cm 破溃，周围组织红肿，局部皮温高，少量血性渗出
			2. 左足局部伤口换药	协助观察足部血液循环及伤口敷料渗出等情况	进行伤口换药，记录伤口变化情况，解释分析局部血液循环状况及敷料渗出情况，发现异常及时报告医生并提出治疗调整建议	左足部伤口大小以及渗出液的量、颜色、气味，反映伤口的愈合情况，可为换药间隔时间提供依据；伤口包扎过紧可能导致局部缺血缺氧，不利于伤口愈合	16/7 护士正确有效给予各类药物，局部清创换药，可见伤口渗出物明显减少，渗出液质地稀薄无异味，破溃处无扩大，边缘已有新鲜肉芽组织生长

续表

日期	护理问题	目标	措施内容	执行者（普通护士）	执行者（专科护士）	依据	评价
9/7	左足部皮肤完整性受损	患者左足部伤口愈合 达标时间：1个月	3. 讲解预防糖尿病足复发的相关知识	提供相关教育资料，指导患者每日清洗足部、勤换鞋袜	评估患者及家属足部护理的知识；评估患者足部情况，识别足部溃疡再次发生的危险因素；按计划分次为患者及家属讲解糖尿病足部病变发生的原因、危害，足部日常护理、鞋袜选择及足部外伤预防的方法，说服患者戒烟，确认患者理解	愈合，可引发其他局部组织坏死，故需仔细观察评估	18/7 患者及家人了解糖尿病足部病变发生的原因及足部护理方法，已制订戒烟计划，患者已改穿合适的鞋袜 22/7 破溃处愈合良好，缩小至2cm×1cm，创面湿润，色淡红，患者出院
			4. 进行出院指导，转介患者至糖尿病足部门诊或伤口造口门诊	提供相关教育资料	转介至糖尿病足部门诊或伤口造口门诊，指导患者出院后门诊换药、复查		5/8 患者门诊复查左足第一跖趾关节伤口痊愈，足部其他部位皮肤无受损 目标已达到
9/7	血糖过高	血糖控制达标：空腹4~7.8mmol/L，餐后2小时4.4~11.1mmol/L，HbA1c<7.5% 达标时间：2周	1. 持续动态监测患者血糖	测量血糖，记录结果并告知患者	确认病房护士操作正确；按计划分次解释血糖变化如何反映治疗效果，分析影响血糖的因素，确定患者理解；根据血糖结果指导患者调整饮食的种类、量；分析血糖记录结果，向医生提出用药治疗建议	患者为2型糖尿病，胰岛功能差、血糖高，根据《中国2型糖尿病防治指南》及《中国糖尿病护理及教育指南》，结合患者年龄及合并冠心病等特点，确定个体化的血糖控制目标	12/7 使用胰岛素第4d，测患者空腹血糖8~11.4mmol/L，三餐后2小时血糖9.5~15mmol/L 17/7 胰岛素按时注射，患者空腹血糖5.8~7.3mmol/L，餐后2小时血糖7.8~9.5mmol/L

| 日期 | 护理问题 | 目标 | 措施 | | 依据 | 评价 |
			措施内容	执行者（普通护士）	执行者（专科护士）		
9/7	血糖过高	血糖控制达标：空腹 4 ~ 7.8 mmol/L，餐后 2 小时 4.4 ~ 11.1 mmol/L，HbA1c < 7.5%	2. 遵医嘱注射胰岛素治疗	遵医嘱按时为患者注射胰岛素	评估患者及家属胰岛素注射相关知识技能；确认病房护士能够正确进行胰岛素注射及注射部位皮肤检查；按计划分次解释胰岛素的作用及其保存方法，示范胰岛素注射的操作及注意事项，讲解注射时间、注射部位选择与轮换方法；确认患者理解胰岛素保存方法，可自行注射胰岛素	患者因胰岛素注射操作复杂且家中无人协助注射，曾自行停用胰岛素，提示患者对胰岛素治疗不够重视，缺乏相关知识	18/7 患者与家属正确回示胰岛素注射方法，能够描述胰岛素保存方法及注射部位选择与更换方法
		达标时间：2 周	3. 指导患者合理饮食	提供饮食指导书面资料，督导患者用餐	解释胰岛素注射后保证正常进餐的重要性；与营养师一起制订详细的饮食计划，提供固定热量的一周食谱举例，指导患者及家属能够自己进行食物等份交换，确认其理解食物交换方法，指导出院后合理饮食	患者使用胰岛素降糖治疗的常见不良反应为低血糖；患者为老年人，胃肠功能下降，尤其食欲不佳时如继续原剂量胰岛素治疗，容易发生低血糖	19/7 患者理解胰岛素注射后正常进餐的重要性；患者及家属详细阅读饮食书面资料，正确描述一日三餐的合理搭配，能够对同类食物进行交换

日期	护理问题	目标	措施			依据	评价
			措施内容	执行者（普通护士）	执行者（专科护士）		
9/7	血糖过高	血糖控制达标：空腹 4~7.8 mmol/L，餐后 2 小时 4.4~11.1 mmol/L，HbA1c < 7.5% 达标时间：2 周	4. 指导患者防止低血糖的发生	提供相关教育资料；协助患者准备零食；测量血糖，记录血糖值并告知患者，如患者发生低血糖时及时处理报告	确认病房护士低血糖纠正方法正确及时；观察患者有无低血糖的表现，为患者讲解低血糖的症状、相关危害、预防及处理方法；解释血糖变化，分析血糖变化的原因；指导患者随身携带识别卡以及糖果、甜饼干等纠正低血糖的食物；确认患者及家属理解	在未及时进餐的情况下，易发生低血糖反应，故需加强饮食营养指导与低血糖防护教育	22/7 患者学会识别低血糖症状以及低血糖预防与应对的方法；未出现低血糖反应 目标已达到
9/7	焦虑	患者焦虑情绪消除 达标时间：2 周	1. 讲解血糖控制、足部伤口治疗和护理方法	提供血糖控制、足部伤口治疗和护理相关的教育资料；测量血糖、观察伤口情况，并告知患者	讲解血糖控制、足部伤口治疗和护理的方法（详见上述 2 个护理问题），确认患者、家属及病房护士理解	该患者血糖控制不佳，左足部伤口症状恢复不良，情绪低落、失眠，多次询问护士足部伤口能否愈合，提示患者存在焦虑负性情绪	10/7~22/7 患者血糖控制逐渐达标，足部伤口逐渐愈合
			2. 遵医嘱给药并做好足部伤口护理	同上述 2 个护理问题护理措施		愈合情况评价，详见上述 2 个护理问题	
			3. 指导患者放松方法	提供放松治疗相关的教育资料，关注患者心理变化	评估患者心理状况；教给患者转移注意力、音乐及渐进性放松治疗等方法，提高患者应对技巧，确保患者理解		22/7 患者焦虑情绪消除，自诉睡眠质量满意 目标已达到

日期	护理问题	目标	措施内容	执行者（普通护士）	执行者（专科护士）	依据	评价
9/7	知识缺乏：缺乏糖尿病用药治疗以及血糖监测相关知识	患者了解糖尿病用药治疗及血糖监测相关知识 达标时间：2 周	1. 讲解糖尿病的病因、发病机制及治疗计划	提供相关教育资料	制订教育计划，按计划分次讲解糖尿病的病因、发病机制、规范用药的重要性及治疗注意事项，评估患者学习效果，确认患者理解	患者确诊 2 型糖尿病已有 6 年余，自行购买广告药物进行治疗，擅自更换及停用治疗药物，未进行血糖监测，未定期去医院复查，出现糖尿病足、糖尿病神经病变等并发症，由此判断患者缺乏糖尿病治疗以及血糖监测相关知识	15/7 患者理解遵医嘱规范治疗的重要性，表示今后将严格按照医嘱调整用药剂量，不自行停用或更改治疗药物及其剂量
			2. 指导患者使用血糖仪监测血糖	测血糖后告知患者读数，督导患者实施自我血糖监测	确认护士的指导正确；告知患者测血糖的重要性，讲解血糖监测的时间与频率，示范血糖仪测血糖的操作，确认患者可自行测血糖并正确记录血糖值		19/7 患者理解监测血糖的重要性，可以按要求使用血糖仪测量血糖并正确记录血糖值，提出要买一台血糖仪出院后自己测血糖 目标已达到
9/7	有感染的危险	患者未发生感染 达标时间：2 周	1. 病情监测	测量患者体温、脉搏等生命体征	教给患者及家属体温、脉搏等监测的方法，确认患者及家属理解；分析患者体温、脉搏等变化，发现异常及时报告医生	患者确诊 2 型糖尿病已有 6 年余，机体对细菌抵抗力下降，易发生口腔、呼吸系统、泌尿系统及皮肤感染，感染可加重糖尿病病情，严重的感染可使全身情况恶化，故需注意防护	14/7 患者体温 36.7℃、脉搏 75 次/min，患者及家属正确回示测量体温、脉搏的方法

续表

日期	护理问题	目标	措施			依据	评价
			措施内容	执行者（普通护士）	执行者（专科护士）		
9/7	有感染的危险	患者未发生感染 达标时间：2周	2. 教给患者预防感染的方法	提供预防感染的相关教育资料	按计划分次为患者及家属讲解预防口腔、呼吸系统、泌尿系统及皮肤感染的重要性及其预防方法		15/7 患者及家属理解预防口腔、呼吸系统、泌尿系统及皮肤等炎症的重要性，表示今后将加强防范 22/7 患者及家属能够举例说明预防口腔、呼吸系统、泌尿系统及皮肤等炎症的方法，患者未发生感染 目标已达到

附录三　奥马哈系统在我国应用的随机对照试验研究示例

研究年限	主题	应用方法	应用场所	主要结果
2003—2005年	社区护理	应用奥马哈系统构建了由资深注册护士执行的出院后患者在家庭访视中的评估和干预方案，检验家庭访视是否能降低再住院率。	香港医院转至社区	干预有效改善了干预组患者的护理满意度，但在28天再住院率方面，干预组和对照组差异无统计学意义。
2005—2007年	社区护理	二次研究：检验心血管疾病、慢性呼吸疾病及其他普通内科疾病患者从医院过渡到家庭的社区护理服务。		二次研究：三个疾病组患者均存在奥马哈系统4个领域的问题。家庭访视的最主要目的是监测，其次是治疗和程序以及健康教育。社区护士对呼吸系统疾病组患者健康教育的力度明显高于其他组。慢性呼吸疾病和心血管疾病患者在家庭访视前后的自我报告健康状况有显著改善。
2006—2007年	延续护理	应用奥马哈系统为评估－干预－评价的框架，制订由普通注册护士和高级实践护士合作实施的电话干预方案。检验本方案在终末肾衰期患者疾病管理的效果。	香港医院转至社区	干预提升了饮食依从性、睡眠、症状、护士鼓励、整体健康和满意度。干预结束后在改善不依从性程度、睡眠、症状和肾脏疾病方面呈现持续效果。

研究年限	主题	应用方法	应用场所	主要结果
2008—2010 年	延续护理	以奥马哈系统为框架建立了慢性阻塞性肺疾病的 4C 护理模式。由个案管理护士（经培训的临床护理专家）实施干预，包括：全面的奥马哈健康问题评估；疾病自我管理知识和技能的教育、指导和咨询；居家康复训练和疾病自我管理的治疗和程序；症状和依从行为的监测；护理和医疗转介的个案管理。检验方案对慢性阻塞性肺疾病患者的管理效果。	广州医院转至家庭	干预有效提高了患者的自我效能、活动耐力和生活质量，减少再入院的次数和住院医疗费用，提高患者的满意度。
2012—2013 年	社区护理	建立护士为主导的高血压管理模式。由个案管理护士（经培训的社区护士）执行呈现 4C 特点的干预。研究中以奥马哈系统为框架指导家庭访视和电话随访中的评估 – 干预 – 评价实践以及文档的记录。检验方案对血压控制不良患者的管理效果。	广州社区	干预有效改善了患者的血压控制情况、自我管理行为和患者满意度。干预结束后，在改善血压控制、自我管理行为方面呈现持续效应。
2013—2015 年	延续护理	建立基于家庭的心衰患者的安宁疗护护理计划。由个案管理护士（高级实践护士）为主执行呈现 4C 特点的干预。研究中以奥马哈系统为框架指导家庭访视和电话随访的实践和用以记录文档。检验安宁疗护计划在终末期心衰再入院、改善症状控制的效果以及成本效益。	香港医院转至社区	干预有效改善了患者的抑郁、呼吸困难、生活质量，提高质量调整生命年，呈现良好的成本效益。
2016—2018 年	社区护理	为居住在社区的老年人提供以社区为本的自我保健促进计划。由个案管理护士（注册护士）为主的卫生 – 社会保健小组执行。研究中奥马哈系统指导家庭访视中的全面评估和确定健康问题。检验计划的有效性和成本效益。	香港社区	干预有效提高了老年人的生活质量、药物依从性，并降低了就诊次数，提高了质量调整生命年，呈现良好的成本效益。
2019—2020 年	延续护理	建立以家庭为基础的脑卒中延续护理模式，由个案管理护士（接受培训的资深临床护士）执行家庭访视和电话随访。研究中采用奥马哈系统呈现 4C 延续护理模式中的全面性特点。检验该模式对脑卒中患者的管理效果。	哈尔滨医院转至社区	干预有效提高了患者的生活质量，并在干预结束后呈现持续效应，呈现良好的成本效益。
2020 年	远程护理	建立居家老年人远程护理个案管理计划。由个案管理护士为主的医疗 – 社会合作团队执行。研究中采用奥马哈系统指导在电话随访中开展的评估和问题的分类。检验远程护理计划的有效性。	香港家庭	干预有效提高了患者的药物依从性和生活质量。

附录四 慢性阻塞性肺疾病患者延续护理 – 护理评估与评价表

评估时间	健康问题	认知	行为	状况
出院前	Ⅲ–26. 呼吸：呼吸型态异常（呼吸 22 次 /min，沐浴时气促），咳嗽，咳痰（白色黏液痰 25ml/d），呼吸音异常（双下肺少许细湿啰音）	2	3	4
	Ⅳ–42. 药物治疗方案：服药系统不足（未能正确使用气雾剂和准纳器吸入药物）	2	2	2
家庭访视 1 出院第 1 周	Ⅰ–2. 卫生：居住环境肮脏（家具表面布满灰尘）、传染源 / 污染源（做饭时有油烟）	2	2	3
	Ⅰ–3. 住宅：生活空间杂乱	2	2	3
	Ⅲ–26. 呼吸：呼吸型态异常（呼吸 22 次 /min，沐浴时气促），咳嗽，咳痰（白色黏液痰 20ml/d）	3	3	4
	Ⅲ–34. 传染 / 感染情况：不依从感染控制方案（盛痰液容器未加盖）	3	1	2
	Ⅳ–37. 身体活动：久坐的生活方式（每天上、下午坐着下棋 3 ~ 4h）	2	1	3
	Ⅳ–39. 物质滥用：暴露于香烟烟雾（下棋时，6 ~ 8h/d）	2	1	2
	Ⅳ–42. 药物治疗方案：不遵循推荐的剂量 / 时间（漏服盐酸氨溴索片 2 次），药物储存不当（发现 6 种过期药）	2	2	2
电话随访 1 出院第 2 周	Ⅲ–26. 呼吸：咳嗽（增加），咳痰（增加，30ml/d），呼吸型态 异常（活动时气促），鼻液溢	3	2	3
	Ⅳ–41. 健康照顾督导：未能按医生的要求复诊（药物服完，症状加重）	2	1	2
	Ⅳ–42. 药物治疗方案：药物储存不当（仍存放过期药物），未能得到适当的药物补充（自行购买另一种降糖药服用）	2	2	2
电话随访 2 出院第 3 周	Ⅲ–26. 呼吸：咳嗽（减少），咳痰（6 ~ 8ml/d）	4	4	4
	Ⅳ–41. 健康照顾督导：不能配合治疗计划（因其他社交活动，2 天没做上肢运动，没按速度要求步行）	3	3	3
家庭访视 2 出院第 4 周	Ⅰ–2. 卫生：居住环境肮脏、传染源 / 污染源（仅有时采用无烟主食）（因条件限制未能完全改善）	3	3	3
	Ⅰ–3. 住宅：生活空间杂乱（此问题因条件限制未能改善）	3	2	3
	Ⅱ–7. 角色改变：非自愿的角色逆转（妻子住院，需自我照顾的同时照顾妻子）	3	2	3
	Ⅲ–26. 呼吸：咳嗽，咳痰（白色黏液痰 20ml/d）	4	4	4
	Ⅳ–38. 个人照顾：沐浴困难（气促和怕着凉，多天未沐浴）	3	3	3
	Ⅳ–39. 物质滥用：暴露于香烟烟雾（下棋时，4 ~ 6h/d）	3	2	3
	Ⅳ–42. 药物治疗方案：药物副作用 / 不良反应证据（吸入美沙特罗后忘记漱口，口腔黏膜溃疡）其他：按处方自购药物服用	3	2	3
电话随访 3 出院第 5 周	Ⅲ–26. 呼吸：咳痰（白色黏液痰 6 ~ 8ml/d）	5	4	4
	Ⅳ–41. 健康照顾督导：不能配合治疗计划（2 天忘记做上肢运动）	4	3	4

评估时间	健康问题	认知	行为	状况
电话随访 4 出院第 6 周	III-26. 呼吸：咳痰（白色黏液痰 6 ~ 8ml/d）	5	5	4
	III-27. 循环：血压读数异常［自测血压：160/80mmHg，心率过快（心率 120 次 /min）］	2	3	3
	IV-39. 物质滥用：暴露于香烟烟雾（下棋时，采用了积极措施但未完全避免）	4	4	4

注：表中"I"环境领域、"II"心理 – 社会领域、"III"生理领域、"IV"健康相关行为领域；跟着 I 、II 、III 、IV 后的数字为奥马哈系统 42 个健康问题的序号。

附录五　慢性阻塞性肺疾病患者出院后延续护理 – 干预方案

干预类别	干预导向	具体干预措施
教育、指导和咨询	1. 解剖 / 生理	呼吸系统的功能
	2. 连续护理	出院后随访计划，个案护士 24h 电话热线，《COPD 康复之旅行动计划手册》的使用
	3. 应对技巧	处理疾病过程，何时向医务人员报告和求助（行动计划）
	4. 饮食管理	COPD 的饮食与营养原则，根据患者一天饮食的记录指导饮食计划
	5. 耐用医疗物品	氧气机或压缩氧气的使用（适用者）
	6. 环境	认识和避免环境中的危险因素（香烟烟雾、油烟、粉尘等）
	7. 运动	家居康复训练的意义和方法（步行、上肢运动）
	8. 预防感染	疾病自我照顾的重要性和常识，如预防呼吸道感染，痰液的处理
	9. 医疗 / 牙科保健	按时复诊
	10. 药物作用和副作用	常用治疗药物，遵医嘱服用药物的重要性、目的和益处，及时发现和报告变化
	11. 身体活动 / 转移	日常生活的安排和节省体能的方法
	12. 体位	减轻气喘的方法
	13. 放松 / 呼吸技巧	身心松弛和肌肉松弛练习（适用者），户外和休闲活动，缩唇呼吸，日常活动的呼吸配合
	14. 呼吸护理	避免致敏源，有效咳嗽排痰技巧，症状急性加重及其应对，气雾剂、轻易吸入器、准纳器、旋涡式吸入器的使用，清洁和保养（适用者），体温的自我监测
	15. 安全	安全使用家庭氧疗（适用者）
	16. 症状 / 体征（生理性）	典型症状和体征，呼吸困难，痰液颜色、量和性状的变化

干预类别	干预导向	具体干预措施
教育、指导和咨询	17. 症状 / 体征（精神性 / 情感性）	焦虑和抑郁（适用者）
	18. 终止物质滥用	避免被动吸烟、戒烟（适用者）
	19. 支持系统	照顾者教育，健康服务资源利用
治疗和程序	1. 连续护理	出院计划（出院前 3d 内）和居家随访（为时六周，出院后 72h 内和第四周家庭访视各一次，第二、三、五、六周电话随访各一次，24h 个案护士电话热线）
	2. 运动	家居康复训练：按护嘱步行 30min/d，做上肢运动
	3. 医疗 / 牙科保健	复诊等医疗计划
	4. 护理照顾	运用奥马哈评估 / 评价表对患者环境、心理 – 社会、生理和健康相关行为方面的持续评估与持续评价，运用技能评分表评估患者的吸入药物技巧，现场测量患者运动前后的脉搏血氧饱和度、气促和辛苦程度（Borge 评分）以确定运动量，与患者一起制订康复目标
	5. 营养师护理	营养处方和建议（适用者）
	6. 服用药物	服用处方药物、家庭氧疗（适用者）
	7. 终止物质滥用	执行戒烟计划：＿＿ 月 ＿＿ 日起，考虑戒烟，少抽烟 ＿＿ 支 /d（适用者）
个案管理	1. 连续护理	按患者实际需要执行护理转介试验方案的各级护理转介（一级：追加电话跟进；二级：追加家庭访视 + 追加电话跟进；三级：共同访视；四级：护理会诊，五级：营养师转介、呼吸专科门诊医生转介 + 电话跟进；六级：急诊转介 + 电话跟进；七级：住院转介）
	2. 营养师护理	评估发现体重＜理想体重的 60%、体重指数＜ $16kg/m^2$、血清白蛋白＜ 25g/L 时，转介营养师，跟进营养治疗方案
	3. 医疗 / 牙科保健	就处方药物问题咨询医生、按需转介专科门诊或项目主责医生、急诊、入院，督促、协调安排复诊，建立门诊、急诊的绿色通道
监测	1. 行为修正	奥马哈问题分类系统健康相关行为领域存在问题的证据和改善
	2. 饮食管理	遵循建议的饮食
	3. 环境	奥马哈问题分类系统环境领域存在问题的证据和改善
	4. 运动	家庭康复训练的执行与效果（运动前后气促、辛苦程度）
	5. 医疗 / 牙科保健	接受有计划、足够 / 适当的照顾，遵循医疗计划（按时复诊）

干预类别	干预导向	具体干预措施
监测	6. 症状 / 体征（生理性）	呼吸音，痰的颜色、量和性质，脉搏血氧仪结果，COPD 急性症状加重，其他奥马哈问题分类系统生理领域存在问题的证据和变化
	7. 症状 / 体征（精神性 / 情感性）	抑郁和焦虑等奥马哈问题分类系统心理 - 社会领域问题的证据，应对机制
	8. 药物作用和副作用	药物治疗的依从性、及时报告变化 / 副作用，家庭氧疗的安全执行与效果（适用者）
	9. 服用药物	应用项目的技能评估表评价气雾剂、轻易吸入器、准纳器药物使用的正确性
	10. 身体活动 / 转移	均衡地休息和活动，日常生活中节省体能方法的应用
	11. 护理照顾	接受有计划、足够 / 适当的照顾，遵循护理计划（疾病自我照顾、《康复之旅行动计划手册》的填写等）
	12. 终止物质滥用	戒烟、避免被动吸烟

附录六 静脉输液治疗专科护理质量指标体系

指标代码	指标名称
I	要素质量
I –1	制度与规范
I –1–1	静疗技术各项操作流程
I –1–2	不良事件应急预案
I –1–3	静疗质控计划
I –1–4	静疗团队建设
I –2	人力配备
I –2–1	护患比
I –2–2	静疗专科护士比
I –3	教育与培训
I –3–1	护士每年参加院内培训平均次数
I –3–2	静疗专科护士每年参加院级 / 省市级 / 国家级培训次数
I –3–3	年理论考核合格率

指标代码	指标名称
Ⅰ-3-4	年技能考核合格率
Ⅰ-4	科研与交流
Ⅰ-4-1	年静疗相关论文发表率
Ⅰ-4-2	年外出进修静疗护士比
Ⅰ-4-3	年静疗相关课题立项数
Ⅰ-5	环境与设备
Ⅰ-5-1	PIVAS
Ⅰ-5-2	预冲式给药装置
Ⅰ-5-3	安全型留置针
Ⅰ-5-4	专用 B 超机
Ⅰ-5-5	专用处置室
Ⅰ-5-6	可视静脉穿刺仪
Ⅰ-5-7	专用维护包
Ⅱ	环节质量
Ⅱ-1	评估
Ⅱ-1-1	病情评估正确率
Ⅱ-1-2	穿刺工具选择正确率
Ⅱ-1-3	穿刺部位选择正确率
Ⅱ-1-4	治疗方案执行正确率
Ⅱ-2	穿刺
Ⅱ-2-1	手卫生执行规范率
Ⅱ-2-2	消毒合格率
Ⅱ-2-3	无菌操作合格率
Ⅱ-2-4	无菌敷料使用正确率
Ⅱ-2-5	导管固定正确率
Ⅱ-2-6	PICC 预置长度测量正确率
Ⅱ-2-7	PICC 置管体位摆放正确率

指标代码	指标名称
Ⅱ-2-8	PICC 置管护理记录规范率
Ⅱ-2-9	PICC 置管心腔内电图应用率
Ⅱ-3	维护
Ⅱ-3-1	无菌敷料更换合格率
Ⅱ-3-2	冲、封管合格率
Ⅱ-3-3	导管拔除规范率
Ⅱ-3-4	并发症预防处理正确率
Ⅲ	终末质量
Ⅲ-1	护理效果
Ⅲ-1-1	一次性置管成功率
Ⅲ-1-2	静脉炎发生率
Ⅲ-1-3	药物渗出发生率
Ⅲ-1-4	药物外渗发生率
Ⅲ-1-5	PICC/CVC CRBSI 发生率
Ⅲ-1-6	导管堵塞率
Ⅲ-1-7	PICC/CVC 非计划性拔管率
Ⅲ-1-8	导管相关血栓发生率
Ⅲ-1-9	输液反应发生率
Ⅲ-1-10	患者满意率
Ⅲ-1-11	健康教育知晓率
Ⅲ-2	职业防护
Ⅲ-2-1	护士针刺伤发生率
Ⅲ-2-2	化疗药物外溢处理知晓率

附录七　外周静脉置管环节护理质量评价标准

指标	评价要点	评价方法
病情评估正确率	评估患者病情、过敏史、用药史、年龄、输液方案	实地查看患者和访问护士
穿刺工具选择正确率	（1）根据穿刺部位皮肤情况和血管条件，在满足治疗需要的情况下，尽量选择较细、较短的导管 （2）一次性静脉输液钢针宜用于短期或单次给药，腐蚀性药物不应使用一次性静脉输液钢针 （3）外周静脉留置针宜用于短期静脉输液治疗，不宜用于腐蚀性药物等持续性静脉输注 （4）易发生血源性病原体职业暴露的高危病区宜选用一次性安全型注射和输液装置	实地查看患者，是否根据患者年龄、病情、静脉治疗方案、药物性质选择合适的输液工具，记录科室钢针率
穿刺部位选择正确率	（1）宜选择上肢静脉作为穿刺部位，避开静脉瓣、关节部位以及有瘢痕、炎症、硬结等处的静脉 （2）成年人不宜选择下肢静脉进行穿刺；小儿不宜首选头皮静脉 （3）接受乳房根治术和腋下淋巴结清扫术的患者应选健侧肢体进行穿刺，有血栓史和血管手术史的静脉不应进行置管	实地查看患者，穿刺部位是否避开关节及炎症、硬结等部位，避开手术史、外伤史等部位
治疗方案执行正确率	能根据药物及病情调节滴速，选择正确的输注方法，多种药物选择正确的输注顺序	实地查看患者和病历资料
手卫生执行规范率	操作前后用消毒液洗手，并按六步洗手法规范洗手	实地查看护士操作
消毒合格率	（1）应以穿刺点为中心用力擦拭，至少消毒两遍或遵循消毒剂使用说明书，待自然干燥后方可穿刺 （2）一次性静脉输液钢针穿刺处皮肤消毒范围直径 ≥ 5cm，留置针穿刺处皮肤消毒范围直径 ≥ 8cm	实地查看护士操作
无菌操作合格率	操作中遵循无菌操作原则	实地查看护士操作
无菌敷料使用正确率	选择透明或纱布类无菌敷料固定穿刺针，敷料外应注明日期、操作者签名，敷料塑形正确，无卷边，无渗血	实地查看患者和护士操作
导管固定正确率	采用高举平台法 U 形固定，未压迫穿刺点	实地查看患者和护士操作
无菌敷料更换合格率	（1）每日观察穿刺点及周围皮肤的完整性 （2）无菌透明敷料应至少每 7 天更换一次，无菌纱布敷料应至少每 2 天更换一次 （3）若穿刺部位发生渗液、渗血时应及时更换敷料；穿刺部位的敷料发生松动、污染等完整性受损时应立即更换	实地查看患者

指标	评价要点	评价方法
冲、封管合格率	（1）经PVC输注药物前宜通过输入生理盐水确定导管在静脉内 （2）给药前后宜用生理盐水脉冲式冲洗导管，如果遇到阻力或者抽吸无回血，应进一步确定导管的通畅性，不应强行冲洗导管 （3）输液完毕应用导管容积加延长管容积2倍的生理盐水或肝素盐水正压封管	实地查看护士操作
导管拔除规范率	（1）外周静脉留置针72～96h更换一次 （2）监测静脉导管穿刺部位，并根据患者病情、导管类型、留置时间、并发症等因素进行评估，尽早拔除 （3）静脉导管拔除后检查导管的完整性	实地查看患者和护士操作

附录八　伤口造口失禁专科护理质量指标体系

指标代码			指标名称
Ⅰ			结构指标
	Ⅰ-1		伤口造口门诊护理人力资源配置
		Ⅰ-1-1	伤口造口专科门诊每日平均护患比
		Ⅰ-1-2	每千张床位伤口造口专科护士护床比
		Ⅰ-1-3	省级及以上持证专科护士占比
	Ⅰ-2		感染预防与控制
		Ⅰ-2-1	细菌检测达标率
Ⅱ			过程指标
	Ⅱ-1		患者评估
		Ⅱ-1-1	伤口造口评估合格率
		Ⅱ-1-2	慢性伤口患者营养风险筛查率
		Ⅱ-1-3	伤口相关性疼痛评估规范率
	Ⅱ-2		护理技术
		Ⅱ-2-1	护理用品使用符合率
		Ⅱ-2-2	无菌技术操作规范率
		Ⅱ-2-3	手卫生依从率

指标代码	指标名称
Ⅱ-2-4	伤口相关性疼痛干预有效率
Ⅱ-2-5	慢性伤口愈合过程监测率
Ⅱ-3	延续性护理
Ⅱ-3-1	延续性护理执行率
Ⅲ	结局指标
Ⅲ-1	伤口患者结局指标
Ⅲ-1-1	伤口愈合好转率
Ⅲ-2	造口患者结局
Ⅲ-2-1	造口及周围皮肤并发症护理有效率
Ⅲ-2-2	造口患者自我护理能力
Ⅲ-3	综合性结局指标
Ⅲ-3-1	继发性皮肤或组织损伤发生率
Ⅲ-3-2	操作相关性损伤在继发性损伤中的占比
Ⅲ-3-3	30天内非计划性再入院率
Ⅲ-3-4	健康教育有效率

附录九 伤口造口失禁护理质量评价标准

指标	评价要点	评价方法
伤口造口专科门诊每日平均护患比	单位时间内，伤口造口门诊每日各班次坐诊护士数之和与每日各班次接诊患者数之和的比。该指标反映了专科护士数量与伤口造口门诊患者护理需求的关系，可与同级别医疗机构进行横向比较	档案记录收集法（可通过护理排班系统医院管理信息系统（HIS）获取护士和患者人数，每月计算）
每千张床位伤口造口专科护士护床比	单位时间内，伤口造口专科护士总数与医院实际开放每千张床位数的比例。该指标反映了专科护士数量与伤口造口住院患者护理需求的关系，可在同级别医疗机构中进行横向比较	档案记录收集法（每年调取专科护士人员信息及实际开放床位数量进行计算）
省级及以上持证专科护士占比	单位时间内，经省级及以上的医疗机构或协会认证的专科护士数量在伤口造口专科团队护士中所占的比例	档案记录收集法（每年调取相关护理人员信息进行计算）

指标	评价要点	评价方法
细菌监测达标率	可根据国家标准《医院消毒卫生标准》（GB15982-2012）和卫生行业标准《医疗机构环境表面清洁与消毒管理规范》（WS/T 512-2016）对换药室物体表面、空气及医务人员手消毒的效果进行监测。换药室物体表面细菌菌落总数应≤10CFU/cm²，换药室空气中的细菌菌落总数应≤4CFU/（5min·9cm平皿），卫生手消毒的细菌菌落总数≤10CFU/cm²	档案记录收集法（相关科室可自查或委托院内感染科进行细菌监测，参照国家标准《医院消毒卫生标准》（GB1598 2-2012）附录A：采样及检查方法，每季度对伤口造口专科护士手、专科护士所在换药室的物表、空气采集样本，通过细菌监测结果计算指标数据）
伤口造口评估合格率	"合格"的评估应满足以下条件： ①评估时机合理：伤口患者于每次换药前、后进行评估，造口患者于造口术前、术后及出院前评估 ②评估工具一致：每次进行伤口造口评估使用的方法与工具应保持前后高度一致 ③评估结果准确：专科护士应能对伤口造口进行准确识别与判断 ④评估记录规范：住院患者的评估时间、内容、结果应进行及时完整地记录，术语使用应符合规范门诊患者的评估记录不作要求	现场观察法、档案记录收集法（质量考核小组每月随机抽查10例伤口患者，10例造口患者，按照评估要求和标准现场查看评估情况和/或查看评估记录单，质量考核小组成员中必须包含伤口造口专科临床护理专家）
慢性伤口患者营养风险筛查率	首次接诊慢性伤口患者时，应使用有效和可靠的筛查工具对患者进行营养风险筛查，如 Nutritional Risk Screening 2002（NRS 2002）	档案记录收集法（质量考核小组每月随机抽查10例慢性伤口患者查看其首次就诊时的营养风险筛查记录）
伤口相关性疼痛评估规范率	"规范"的疼痛评估应满足以下条件： ①评估时机合理。每次换药前进行疼痛评估，并按伤口处理流程分步骤评估操作性疼痛。对于自诉疼痛剧烈的患者，留观30分钟后再次进行疼痛评估 ②评估方法正确。通过语言沟通及对患者面色、体态、生命体征的观察评估患者疼痛，评估工具的选择与患者年龄、教育水平、认知等相符，护士能熟练使用评估工具开展疼痛评估 ③评估记录及时。使用统一标准化的疼痛评估工具进行及时记录	现场观察法、档案记录收集法（质量考核小组每月随机抽查10例伤口患者现场查看疼痛评估情况及其伤口相关性疼痛评估记录）
护理用品使用符合率	护理用品的选用应遵循湿性愈合原理，与适应证相符，其使用严格按照操作规范或商品说明进行	现场观察法（质量考核小组每月随机抽查5例伤口患者，5例造口患者，现场查看护理用品使用情况）
无菌技术操作规范率	无菌操作规范可参考中国卫生行业标准《医院隔离技术规范》（WS/T 311-2009）、《病区医院感染管理规范》（WS/T 510-2016）及卫生部《全国卫生系统护士岗位技能训练和竞赛活动护理技术项目考核要点》	现场观察法（由受过专门培训的观察员每月随机观察专科护士无菌技术操作10次且不告知观察对象，一次观察一名专科护士的无菌技术操作情况）
手卫生依从率	护理人员应遵循中国卫生行业标准《医务人员手卫生规范》（WS/T 313-2019）的要求执行手卫生	现场观察法（由受过专门培训的观察员每月随机观察专科护士5例，且不告知观察对象，一次观察一名专科护士的3个手卫生时机执行情况）

指标	评价要点	评价方法
伤口相关性疼痛干预有效率	干预措施实施前、后使用同一标准化的疼痛评估工具对患者进行疼痛评估，若疼痛评分降低，患者主诉疼痛有减轻或缓解，则认为"干预有效"	现场观察法、档案记录收集法（质量考核小组每月随机抽查 10 例伤口相关性疼痛患者，现场观察疼痛干预效果，查看护理记录和疼痛评分记录）
慢性伤口愈合过程监测率	伤口愈合过程的监测可使用科学有效的评价工具（如 PUSH 量表，DESIGN-Rating 量表等）、高清相机等	档案记录收集法（每月随机抽查 10 例慢性伤口患者，查看其伤口愈合过程监测记录）
延续性护理执行率	伤口造口专科护士应对好转出院的住院患者和结束治疗的门诊患者实施延续性护理，延续性护理方式应根据实际情况进行选择，每位患者应至少接受过 1 次延续性护理	档案记录收集法（每月随机抽查 10 例好转出院和结束治疗的患者，查看其延续性护理记录）
伤口愈合好转率	伤口愈合好转率指在统计周期内，愈合及好转的伤口患者例数占接诊的伤口患者总数的百分比	档案记录收集法（每月调取进行持续护理的伤口患者例数，调取结束治疗时伤口愈合、好转的患者例数，进行计算）
造口及周围皮肤并发症护理有效率	以下情况均属于"护理有效"： 造口水肿消退；造口出血停止； 造口狭窄经指扩而缓解； 凹陷、回缩、脱垂造口及造口旁疝选用适宜护理产品而未导致进一步损伤和恶化； 轻、中度缺血坏死的造口恢复正常； 造口皮肤黏膜分离的创面愈合或感染得到控制； 刺激性皮炎、过敏性皮炎面积缩小或患者舒适度增加； 真菌感染、毛囊炎等感染得到控制	档案记录收集法（每月调取进行持续护理的伴有造口并发症和 / 或周围皮肤并发症的患者例数，每月调取结束治疗时并发症好转的患者例数，进行计算）
造口患者自我护理能力	造口患者的自我护理能力可通过张俊娥等研制的造口自我护理量表 – 早期版（SSCS-early stage version）进行评估，包含 10 个条目，采用 Likert5 级评分，从 1～5 分分别代表非常不熟练至非常熟练，得分越高，造口患者的自我护理能力越高	问卷调查法（于住院患者出院前，出院后 1 个月、3 个月进行问卷调查）
继发性皮肤或组织损伤发生率	继发性皮肤或组织损伤是指在处理伤口或造口患者的过程中引起的皮肤或正常组织损伤，如伤口造口的继发性感染、医用粘胶相关性皮肤损伤（MARSI）、潮湿相关性皮肤损伤（MASD）、清创不当造成的大量出血、清创不当造成的神经或组织损伤、使用敷料引起的过敏和色素沉着、敷料包扎不当导致的肢端水疱、青紫或坏死等	现场观察法、档案记录收集法（专科护士每日登记接诊的伤口造口例数、继发性皮肤或组织损伤例数及损伤详细情况，有条件时应保留相应图片资料。不确定是否为继发性损伤的，由质量考核小组现场查看）
操作相关性损伤在继发性损伤中的占比	操作相关性损伤在继发性损伤中的占比是指因各种护理操作不当而引起的损伤在继发性皮肤或组织损伤中的比例	档案记录收集法（专科护士每日登记继发性皮肤或组织损伤例数和护理操作相关性损伤例数，每月汇总计算）

续表

指标	评价要点	评价方法
30 天内非计划性再入院率	为患者首次住院治疗结束后出院，但出院后因无法预测或意料之外的原因，以相同或相关疾病再次入院	档案记录收集法（统计周期内，专科护士每日登记或每月系统调取 30 天内非计划性再入院患者例数和出院、结束治疗的患者例数，每月汇总计算）
健康教育有效率	专科护士应从伤口发生原因、促进创面愈合、造口产品选用、预防复发、社会功能适应、自我形象维护、心理康复等方面开展健康教育，并根据健康教育内容从知、信、行三个维度设计调查问卷，评估健康教育效果	问卷调查法（每月于各临床科室及门诊随机抽查共 20 例患者，门诊患者于就诊结束前、住院患者于出院前进行问卷调查）

附录十　重症监护专科护理质量指标体系

指标代码	指标名称
I	结构指标
I –1	护理人员配置
I –1–1	护患比
I –1–2	每位患者平均每日护理时数
I –1–3	工作 3 年及以上护士占比
I –1–4	ICU 专科护士占比
I –2	科室仪器配置及患者疾病基础
I –2–1	基础生命支持仪器配比
I –2–2	危重症和急危重症患者占比
II	过程指标
II –1	基础护理操作技术
II –1–1	口腔护理措施完全执行率
II –1–2	吸痰护理措施完全执行率
II –2	护理评估及预防性护理措施
II –2–1	疼痛评估符合率
II –2–2	护理文书填写规范率

指标代码	指标名称
II-2-3	呼吸机相关性肺炎的预防措施执行率
II-2-4	导尿管相关尿路感染的预防措施执行率
II-2-5	中心静脉置管相关血流感染预防措施执行率
II-2-6	监护仪器警报设置正确率
II-3	药品及物品管理
II-3-1	高危药品管理合格率
II-3-2	基础生命支持仪器管理合格率
II-4	环境及手卫生检测
II-4-1	空气培养合格率
II-4-2	物品表面培养合格率
II-4-3	手卫生培养合格率
III	结局指标
III-1	护士结局
III-1-1	护士离岗率
III-1-2	护士职业伤害发生率
III-1-3	护士工作满意度
III-1-4	护士执业环境测评
III-2	医源性感染发生率
III-2-1	呼吸机相关性肺炎发生率
III-2-2	中心静脉置管相关血流感染发生率
III-2-3	导尿管相关尿路感染发生率
III-3	护理安全质量管理
III-3-1	住院患者院内压力性损伤发生率
III-3-2	失禁性皮炎发生率
III-3-3	住院患者跌倒发生率
III-3-4	非计划性拔管发生率
III-3-5	给药差错发生率
III-3-6	意外事件发生例次数

附录十一　重症监护护理质量评价标准

指标	评价要点	评价方法
床护比	统计周期内,监测单元实际开放床位数与所配备的执业护士人数比例	档案记录收集法,现场查看重症监护护士人员信息及实际开放床位数
不同级别护士的配置	指在 ICU 中不同能力级别护士在科室所有执业护士中的占比	实地查看 ICU 护士人力资源信息档案表
工作 3 年及以上护士占比	单位时间内,工作 3 年及以上护士总数与 ICU 护士总人数的比例	实地查看 ICU 护士人力资源信息档案表
护士离职率	统计周期内,ICU 执业护士自愿离职人数与执业护士人数的比例	查看科室护理人员离职数据记录表
ICU 呼吸机相关性肺炎发生率	统计周期内呼吸机相关性肺炎例次数与住院患者有创机械通气总日数的千分比	查看相关记录
ICU 中心导管相关血流感染发生率	统计周期内,中心静脉导管相关感染例次数与住院患者中心静脉导管留置总日数的千分比	查看相关记录
ICU 导尿管相关尿路感染发生率	统计周期内导尿管相关感染例次与住院患者导尿管留置总日数的千分比	查看相关记录
住院患者院内压力性损伤发生率	统计周期内住院患者院内压力性损伤新发例数与统计周期内住院患者总数的百分比	查看相关记录
住院患者跌倒/坠床发生率	统计周期内住院患者发生跌倒/坠床例次数,(包括造成或未造成伤害)与同期住院患者实际占用床日数的千分比	查看相关记录
非计划拔管(气管插管、胃管、尿管、PICC、CVC、引流管等)发生率	统计周期内住院患者发生某导管非计划拔管例次数与该类导管留置总日数的千分比	定期观察或随机抽查
住院患者身体约束率	统计周期内住院患者身体约束日数与同期住院患者实际占用床日数的比例	查看身体约束评估及使用相关记录

附录十二　精神卫生专科护理质量敏感性指标

指标代码	指标名称
I	结构指标
I –1	护患比
I –2	床护比
I –3	护士不同级别配备

指标代码	指标名称
Ⅰ–4	每位住院患者 24 小时平均护理时数
Ⅱ	过程指标
Ⅱ–1	患者风险评估执行合格率
Ⅱ–2	患者分级护理合格率
Ⅱ–3	身份识别制度正确执行率
Ⅱ–4	住院患者保护性约束使用率
Ⅱ–5	健康教育知晓率
Ⅲ	结果指标
Ⅲ–1	给药错误发生率
Ⅲ–2	院内压力性损伤发生率
Ⅲ–3	住院患者跌倒发生率
Ⅲ–4	住院患者跌倒伤害率
Ⅲ–5	住院患者噎食发生率
Ⅲ–6	住院患者自伤发生率
Ⅲ–7	住院患者暴力行为发生率
Ⅲ–8	住院患者擅自离院发生率
Ⅲ–9	护士职业伤害发生率
Ⅲ–10	住院患者满意度

附录十三　精神专科护理质量评价标准

指标	评价要点	评价方法
风险评估执行合格率	对患者进行风险评估,评估频率符合要求,评估结果准确,主动向高危患者告知跌倒、坠床、噎食、窒息、自杀、暴力攻击、擅自离院风险	采用核查表,抽查科室 10%~20% 的患者风险评估执行情况、时机、措施符合率检查;计算公式为被调查患者风险评估执行合格数 / 被调查人数 ×100%,≥90% 为合格
住院患者保护性约束使用率	约束日数即为约束具使用的天数,统计周期内同一住院患者每天使用 1 次或 1 次以上或者统计周期内同一住院患者约束 1 个部位或同时约束多个部位,约束均计为一天(日数)	根据医嘱、护理记录等统计同期住院患者保护性约束日数 I、医院信息系统提取周期内住院患者实际占用床日数 J;公式为 I/J ×100%;

指标	评价要点	评价方法
住院患者自伤、自杀发生率	住院患者发生伤害自身包括自杀的情况，反映精神科安全管理工作	通过不良事件上报系统或护理记录系统统计同期住院患者中发生自伤、自杀例次数 U、由医院信息系统获取统计周期内住院患者实际占用床日数 V；计算公式为 U/V×1 000‰；说明：同一患者多次自伤、自杀，每次都需要计一例
住院患者暴力行为发生率	住院患者发生暴力行为情况，暴力行为是指患者在受精神症状和精神因素的影响下，突然发生的冲动伤人毁物等行为	通过不良事件上报系统或护理记录系统统计同期住院患者中发生暴力例次数 W、医院信息系统获取周期内住院患者实际占用床日数 X；计算公式为 W/X×1 000‰；说明：同一患者多次发生暴力每次都需要计一例
住院患者擅自离院发生率	住院患者在工作人员不知情的情况下脱离护士视线，离开病区或医院	通过不良事件上报系统或护理记录系统获取同期住院患者中发生擅自离院例次数 Y、医院信息系统获取周期内住院患者实际占用床日数 Z；计算公式为 Y/Z×1 000‰；说明：同一患者多次擅自离院每次都需要计一例
护士职业伤害率	常见精神科护理职业损伤包括被患者打伤、抓伤等	通过病区上报人力资源处报表统计同期受伤护士人次 a、医院信息系统获取周期内护士总人数 b；计算公式为 a/b×100%；说明：一个护士受到两次伤害计为两次

附录十四 血液透析专科护理质量指标体系

指标代码	指标名称
Ⅰ	结构指标
Ⅰ-1	人员配备
Ⅰ-1-1	机护比
Ⅰ-1-2	血液透析专科护士比例
Ⅰ-2	教育培训
Ⅰ-2-1	专科护理培训考核合格率
Ⅱ	过程指标
Ⅱ-1	感染管理
Ⅱ-1-1	血源性传染病标志物检验完成率
Ⅱ-2	风险评估

指标代码	指标名称
Ⅱ-2-1	营养风险筛查率
Ⅱ-3	健康教育
Ⅱ-3-1	血液透析患者健康教育达标率
Ⅱ-4	心理护理
Ⅱ-4-1	心理护理措施达标率
Ⅱ-5	延续性护理
Ⅱ-5-1	患者居家随访率
Ⅱ-6	护理文书
Ⅱ-6-1	护理记录完整率
Ⅱ-6-2	特殊病情变化记录及时率
Ⅲ	结局指标
Ⅲ-1	血液透析通路
Ⅲ-1-1	动静脉内瘘长期使用率
Ⅲ-1-2	动静脉内瘘并发症发生率（感染、假性动脉瘤、血栓形成）
Ⅲ-1-3	动静脉内瘘血管穿刺规划患者百分比
Ⅲ-1-4	中心静脉置管导管相关性并发症发生率（中心导管相关性血流感染、静脉炎、静脉血栓、导管异位、过敏性皮炎）
Ⅲ-2	患者身心状况
Ⅲ-2-1	患者焦虑抑郁发生率
Ⅲ-2-2	患者生存质量
Ⅲ-3	患者依从性
Ⅲ-3-1	患者动静脉内瘘功能锻炼依从率
Ⅲ-3-2	患者中心静脉导管维护依从率
Ⅲ-4	患者满意度
Ⅲ-4-1	患者在院满意度

附录十五　血液透析专科护理质量评价标准

指标	计算公式	评价周期
专科护理培训考核合格率 /%	同期参与培训并考核合格的人次数 / 统计周期内参与培训并考核的总人次数 ×100%	每季度

指标	计算公式	评价周期
知识（并发症、通路管理等）知晓率 /%	同期（血液透析）掌握相关的患者人数 / 统计周期内（血液透析）患者人数 × 100%	每日登记、每月统计
中心静脉导管维护合格率 /‰	同期进行中心静脉导管维护合格的例数 / 统计周期内中心静脉导管留置总日数 × 1 000‰	每季度
焦虑抑郁发生率 /%	血液透析患者发生焦虑抑郁的例数 / 同期血液透析患者总例数 × 100%	每日登记、每月统计

附录十六 肿瘤专科护理质量指标体系

指标代码	指标名称
Ⅰ	结构指标
Ⅰ–1	人员配备
Ⅰ–1–1	护患比
Ⅰ–1–2	肿瘤专科护士比例
Ⅰ–2	教育培训
Ⅰ–2–1	专科护理培训考核合格率
Ⅱ	过程指标
Ⅱ–1	疼痛管理
Ⅱ–1–1	疼痛动态评估率
Ⅱ–1–2	疼痛评估及时率
Ⅱ–1–3	疼痛评估准确率
Ⅱ–1–4	疼痛干预达标率
Ⅱ–1–5	疼痛干预率
Ⅱ–2	风险评估
Ⅱ–2–1	营养风险筛查率
Ⅱ–2–2	静脉血栓栓塞风险评估率
Ⅱ–3	健康教育
Ⅱ–3–1	化疗患者健康教育达标率
Ⅱ–3–2	淋巴水肿预防措施 / 患肢功能锻炼知识知晓率
Ⅱ–4	化疗药物中心静脉输注率
Ⅱ–5	心理护理
Ⅱ–5–1	心理动态评估率

指标代码	指标名称
II-5-2	社会支持评估覆盖率
II-5-3	心理护理措施达标率
II-6	延续性护理
II-6-1	出院患者随访率
II-7	多学科合作
II-7-1	多学科团队照护实施情况
II-8	护理文书
II-8-1	护理记录完整率
II-8-2	特殊病情变化记录及时率
III	结局指标
III-1	患者并发症/结局
III-1-1	患者并发症发生率（静脉血栓栓塞、感染、手术切口愈合不良、患肢淋巴水肿）
III-1-2	化疗/放疗患者不良反应发生率（恶心、呕吐、腹泻、口腔黏膜炎、放射相关性皮炎）
III-1-3	中心导管相关性并发症发生率（中心导管相关性血流感染、静脉炎、静脉血栓、导管异位、过敏性皮炎）
III-2	护理不良事件
III-2-1	化疗药物外渗发生率
III-2-2	化疗住院患者跌倒发生率
III-3	患者身心状况
III-3-1	中重度心理痛苦率
III-3-2	住院患者焦虑抑郁发生率
III-3-3	住院患者生存质量
III-4	患者依从性
III-4-1	患者用药依从率
III-4-2	患者功能锻炼依从率
III-4-3	患者定期复查依从率
III-4-4	患者中心静脉导管维护依从率
III-5	患者满意度
III-5-1	患者疼痛管理满意度
III-5-2	患者住院满意度

附录十七 肿瘤专科护理质量评价标准

指标	计算公式	评价周期
专科护理培训考核合格率 /%	同期参与培训并考核合格的人次数 / 统计周期内参与培训并考核的总人次数 ×100%	每季度
知识（功能锻炼、淋巴水肿、化疗不良反应及预防）知晓率 /%	同期（手术 / 化疗）掌握相关的患者人数 / 统计周期内（手术 / 化疗）患者人数 ×100%	每日登记、每月统计
疼痛评估准确率 /%[a]	同期癌痛正确评估例数 / 统计周期内住院癌痛患者总例数 ×100%	每日登记、每月统计
疼痛干预率 /%	实施疼痛干预患者例数（药物或非药物）/ 同期住院疼痛患者总例数 ×100%	每日登记、每月统计
中心静脉导管维护合格率 /‰	同期进行中心静脉导管维护合格的例数 / 统计周期内中心静脉导管留置总日数 ×1 000‰	每季度
化疗药物经中心静脉导管输注率 /%	单位时间内化疗药物经中心静脉导管输注次数 / 单位时间内执行化疗药物静脉治疗总次数 ×100%	每日登记、每月统计
化疗相关性恶心呕吐发生率 /%	化疗患者发生恶心呕吐的例数 / 同期内化疗患者的总例数 ×100%	每日登记、每月统计
患肢淋巴水肿发生率 /‰	同期发生淋巴水肿患者例次数 / 统计周期内住院患者每季度者人日数 ×1 000‰	每季度
化疗住院患者跌倒发生率 /‰[b]	同期化疗住院患者跌倒发生例次数 / 统计周期内住院患者化疗人日数 ×1 000‰	未描述根据不良事件上报表或观察记录表获得统计周期内化疗患者跌倒或药物外渗的例次数
化疗药物外渗发生率 /‰[b]	发生率 /‰：同期化疗药物外渗发生例次数 / 统计周期内静脉化疗人日数 ×1 000‰	未描述根据不良事件上报表或观察记录表获得统计周期内化疗患者跌倒或药物外渗的例次数
焦虑抑郁发生率 /%	化疗过程中发生焦虑抑郁的例数 / 同期住院化疗患者总例数 ×100%	每日登记、每月统计

备注：[a] 癌痛正确评估例数是指评分 3 分以上的癌痛患者疼痛评估正确的例数，其中包括：8 小时内完成首次疼痛全面评估；病情变化引起疼痛改变时再次全面评估；住院期间每日有一次对过去 24 小时基础疼痛的动态评估；出现暴发痛及时予以记录，同时做到以上四点的例数为癌痛正确评估例数。癌痛患者评估正确率的数据收集可以通过查询疼痛记录单和护理记录单或护理信息系统获取，并通过简明疼痛评估量表及护理记录单对患者疼痛情况进行全面的评估和了解。[b] 例次数：化疗患者多次跌倒次数累积之和；人日数：周期内每天经历过化疗患者例数之和。

中英文名词对照索引

参考文献

［1］胡雁，郝玉芳. 循证护理学［M］. 2 版. 北京：人民卫生出版社，2018.

［2］陈香美. 血液净化标准操作规程［M］. 北京：人民卫生出版社，2022.

［3］姜丽萍. 社区护理学［M］. 5 版. 北京：人民卫生出版社，2021.

［4］黄金月，夏海鸥. 高级护理实践［M］. 3 版. 北京：人民卫生出版社，2018.

［5］李惠玲，钮美娥. 高级护理实践案例［M］. 北京：人民卫生出版社，2020.

［6］李小妹，冯先琼. 护理学导论［M］. 5 版. 北京：人民卫生出版社，2022.

［7］王行环，王强，靳英辉. 临床实践指南的、评价与实施［M］. 北京：人民卫生出版社，2022.

［8］王泠，胡爱玲. 中华护理学会专科护士培训教材——伤口造口失禁专科护理［M］. 北京：人民卫生出版社，2018.

［9］吴欣娟，孙红. 中华护理学会专科护士培训教材——静脉输液治疗专科护理［M］. 北京：人民卫生出版社，2023.

［10］中华医学会精神病学分会. 中国老年期痴呆防治指南（2021 版）［M］. 北京：人民卫生出版社，2021.

［11］吴欣娟，丁炎明. 中华护理学会专科护士培训教材——专科护士培训大纲［M］. 北京：人民卫生出版社，2021.

［12］袁长蓉，蒋晓莲. 护理理论［M］. 2 版. 北京：人民卫生出版社，2018.

［13］李惠玲，杨惠花，张妍，等. 护理部对急重症病人实施全程人文关怀护理的尝试［J］. 中国实用护理杂志，2005，21（3）：68-70.

［14］丁炎明，吴欣娟，肖艳艳，等. 我国53316名专科护士职业发展情况调查研究［J］. 中华护理杂志，2020，55（2）：182-186.

［15］刘雨薇，何凌霄，龚仁蓉，等. 高级实践护士选拔与培养途径的思考［J］. 中华护理教育，2023，20（09）：1147-1152.

［16］任秋平，蒋艳，吴孟航，等. 高级实践护士角色导入的范围综述［J］. 护理研究，2023，37（21）：3857-3862.

［17］蔡壮，许冬梅，高静，等. 精神科保护性约束实施及解除专家共识［J］. 中华护理杂志，2022，57（2）：146-151.

［18］黄金月，王少玲，王钧正. 香港延续护理高级护理实践路径的建立与发展［J］. 中国护理管理，2022，22（7）：965-970.

［19］王怡萱，汪晖，李苏雅，等.《北美国际护理诊断定义与分类（2021-2023）》修订解读［J］. 中华护理教育，2022，19（9）：861-864.

［20］丁炎明，吴欣娟，王秀英，等. 我国地市级以上护理学会专科护士培训的调查研究［J］. 中华护理杂志，2020，55（5）：747-750.

［21］姜安丽. 高级护理实践和高级实践护士的现状及展望［J］. 解放军护理杂志，2002，19（4）：1–3.

［22］严莉，文进，陈永琴，等. 基于改良德尔菲法和复杂网络模型的肿瘤护理质量敏感指标构建［J］. 中国卫生质量管理，2020，27（5）：55–58.

［23］龚仁蓉，刘雨薇，何凌霄，等. 高级实践护士核心能力框架构建［J］. 中国护理管理，2023，23（5）：654–659.

［24］杨青，汪艳，罗迎霞，等，高级护理实践案例报告质量评价指标体系构建［J］. 护理学报，2023，30（15）：38–42.

［25］张倩，李明子，韩世范，等. 国际护士理事会2021年《护士处方权指南》解读［J］. 护理研究，2022，36（16）：2827–2835.

［26］中国医师协会疼痛科医师分会，中华医学会疼痛学分会，国家疼痛专业医疗质量控制中心，等. 癌症相关性疼痛评估中国专家共识（2023版）［J］. 中国疼痛医学杂志，2023（12）：881–886.

［27］中国医院协会血液净化工作组. 中国血液透析用血管通路专家共识（第2版）［J］. 中国血液净化，2019，18（6）：365–381.

［28］中华医学会糖尿病学分会，中国医师协会内分泌代谢科医师分会，中华医学会内分泌学分会，等. 中国1型糖尿病诊治指南（2021版）［J］. 中华糖尿病杂志，2022，14（11）：1143–1250.

［29］中华中医药学会糖尿病基层防治专家指导委员会. 国家糖尿病基层中医防治管理指南（2022）［J］. 中华糖尿病杂志，2023，15（02）：100–117.

［30］American Nurses Association. Nursing administration: scope and standards of practice[M]. 3rd edition. Amer Nurses Assn, 2009.

［31］BUTTS J B, RICH K L. Philosophies and theories for advanced nursing practice[M]. Jones & Bartlett Learning, 2021.

［32］JOEL L A. Advanced practice nursing: essentials for role development[M]. 5th edition. Philadelphia: F.A. Davis Company, 2022.

［33］KLEINPELL R M. Outcome assessment in advanced practice nursing[M]. 5th edition. New York: Springer Publishing Company, 2022.

［34］MARTIN K S. The Omaha system: a key to practice, documentation, and information management[M]. 2nd ed. Omaha, NE: Health Connections Press, 2005.

［35］PENDER N Y. Health promotion and disease prevention: a handbook for nurses[M]. New York: Appleton-Century-Crofts, 1982.

［36］WANG S L. Evaluation of a transitional care programme for patients with chronic obstructive pulmonary disease in China: a randomized controlled trial[D]. Hong Kong: The Hong Kong Polytechnic University, 2013.

［37］BECKER M E. The health belief model and personal health behavior[J]. Health Educ Monogr, 1974, 2(4): 324–373.

［38］RODWELL C. An analysis of the concept empowerment[J]. Journal of Advanced Nursing, 1996, 23: 305–313.

［39］TASTAN S, LINCH G C, KEENAN G M, et al. Evidence for the existing American Nurses Association-recognized standardized nursing terminologies: a systematic review[J]. Int J Nurs Stud, 2014, 51(8): 1160–1170.

［40］CHUN C K, WONG F K, WANG S L, et al. Examining advanced nursing practice in Hong Kong and Guangzhou[J]. Int J Nurs Sci, 2021, 8(2): 190–198.

［41］WONG, A K C, WANG, S L, SO C, et al. Economic evaluation of an enhanced post-discharge home-based care program for stroke survivors. Value in health: the Journal of the International Society for Pharmacoeconomics and Outcomes Research[J], 2024, 27(4), 405–414.

［42］WONG, F K Y, WANG, S L, NG, S, et al. Effects of a transitional home-based care program for stroke survivors in Harbin, China: a randomized controlled trial[J]. Age and ageing, 2022, 51(2), 1–10.

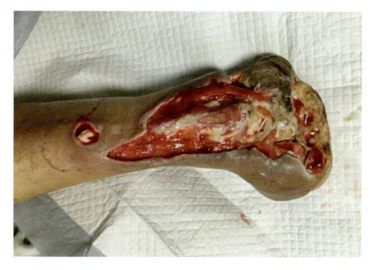

彩图 9-1　糖尿病足坏疽清创后创面情况

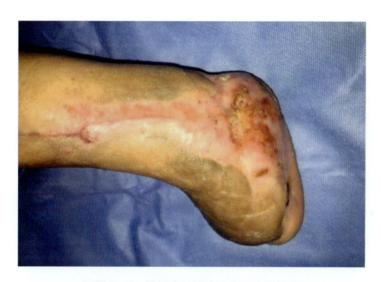

彩图 9-2　糖尿病足坏疽治愈后皮肤情况

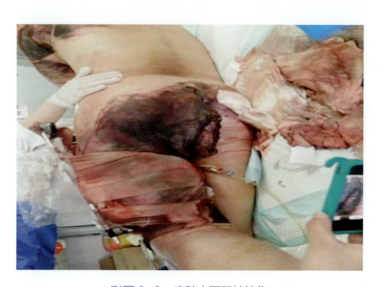

彩图 9-3　皮肤大面积钝挫伤

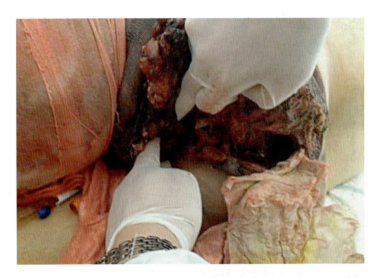

彩图 9-4　会阴部软组织撕裂伤

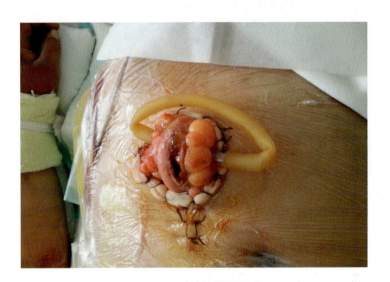

彩图 9-5　乙状结肠造瘘

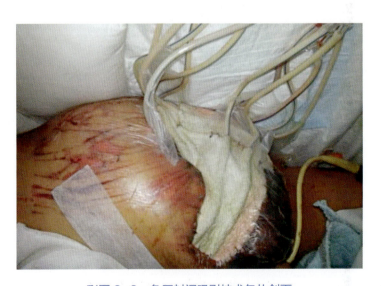

彩图 9-6　负压封闭吸引技术包扎创面